总主编 方剑乔

浙江中医临床名家

何任

徐光星 主编

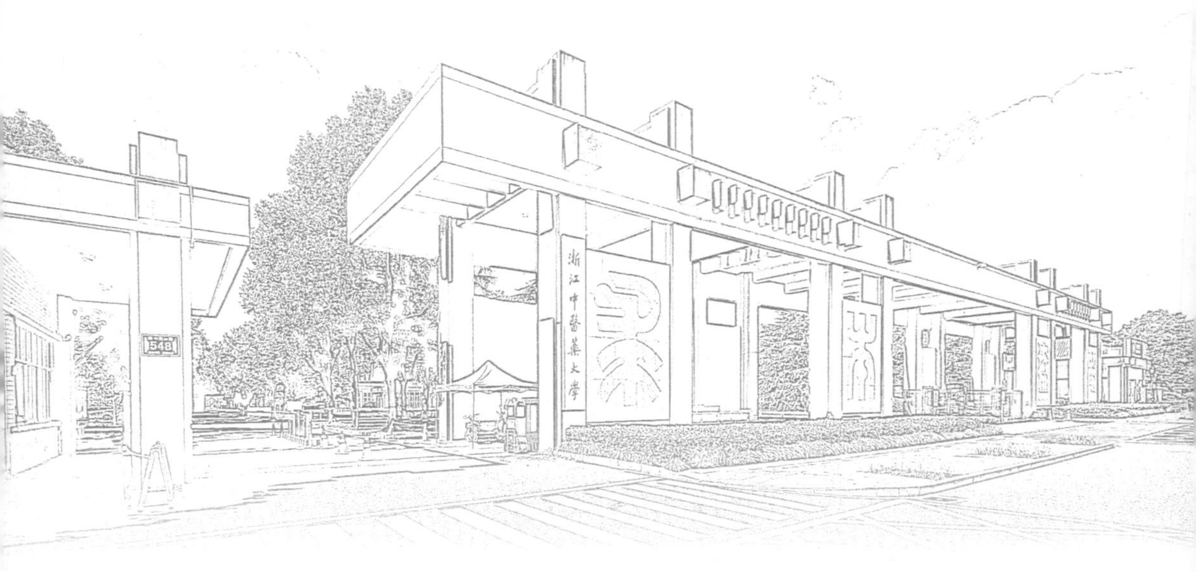

科学出版社
北京

内 容 简 介

本书是“浙江中医临床名家”丛书之一，介绍了全国首届国医大师、浙江名医何任教授。何任教授为当代著名中医教育家、理论家、临床家，首批全国老中医药专家学术经验继承工作指导老师，首届国务院特殊津贴获得者，“中国百年百名临床家”之一，被日本学者誉为“中国研究《金匮要略》的第一人”。本书共分六章，即中医萌芽、名师指引、声名鹊起、高超医术、学术成就、桃李天下。全书重点介绍了何任教授的成长经历及其在中医学术发展史上的卓越成就，并对其在治疗各类肿瘤、妇科疾病、内科杂病等方面的学术思想及临证经验进行详尽论述。全书既有名医的成长故事介绍，又有名医的学术经验阐释，更有名医的经典案例分析，充分展示了名医的成才经验及中医中药的特色优势。

本书可供中医临床、科研工作者及在校学生阅读使用，也可供中医爱好者参考。

图书在版编目（CIP）数据

浙江中医临床名家．何任 / 方剑乔总主编；徐光星主编．—北京：科学出版社，2019.7

ISBN 978-7-03-061559-6

Ⅰ.①浙…　Ⅱ.①方…②徐…　Ⅲ.①何任（1921-2012）－生平事迹②中医临床－经验－中国－现代　Ⅳ.①K826.2②R249.7

中国版本图书馆 CIP 数据核字（2019）第 112560 号

责任编辑：陈深圣　刘　亚 / 责任校对：王晓茜
责任印制：吴兆东 / 封面设计：黄华斌

科学出版社出版
北京东黄城根北街 16 号
邮政编码：100717
http://www.sciencep.com

北京捷迅佳彩印刷有限公司 印刷

科学出版社发行　各地新华书店经销

*

2019 年 7 月第　一　版　开本：720×1000　1/16
2023 年 9 月第三次印刷　印张：15　插页：2
字数：253 000

定价：68.00 元

（如有印装质量问题，我社负责调换）

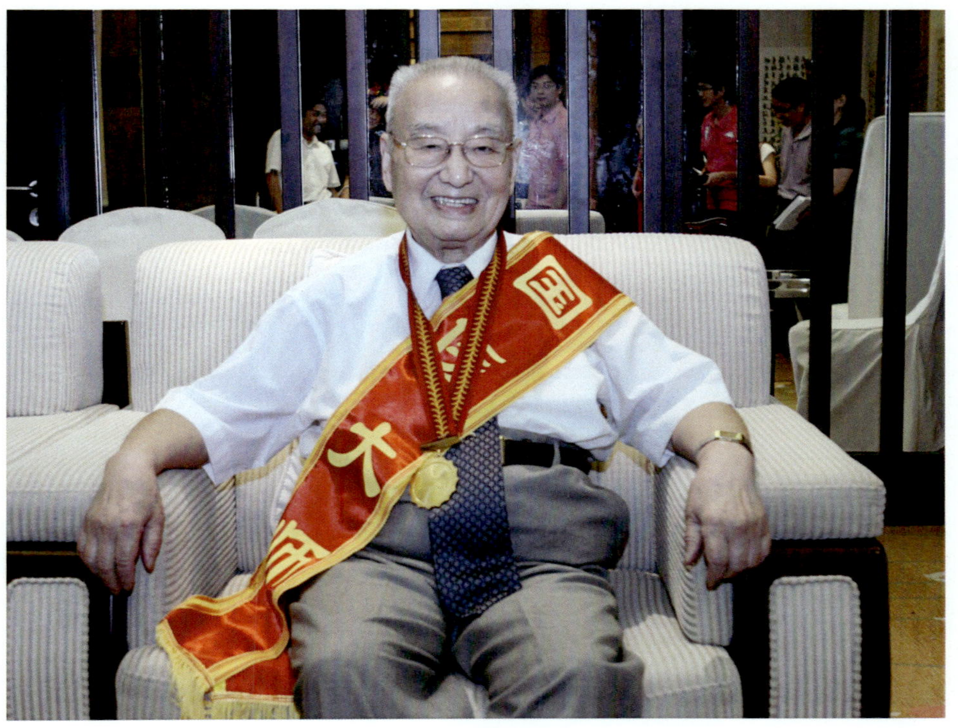

首届国医大师

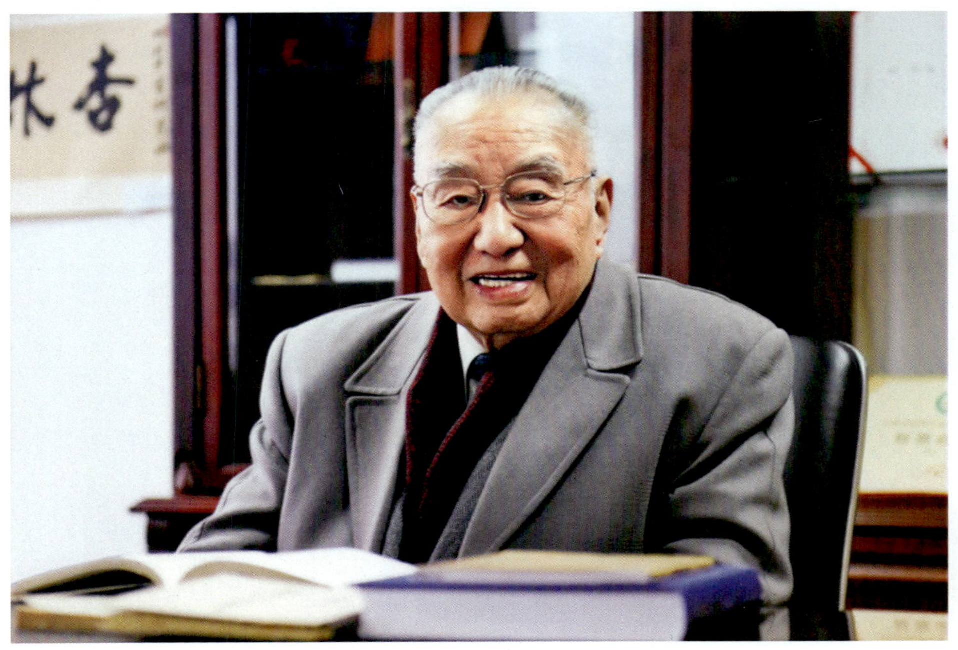

何老在学校研究所

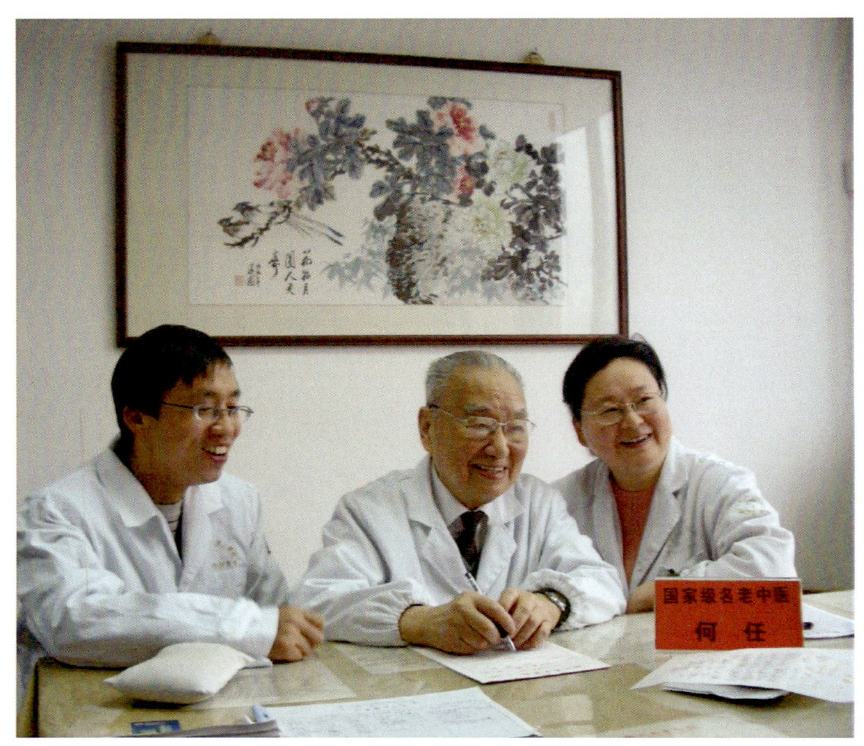

何若苹、徐光星跟随何老门诊

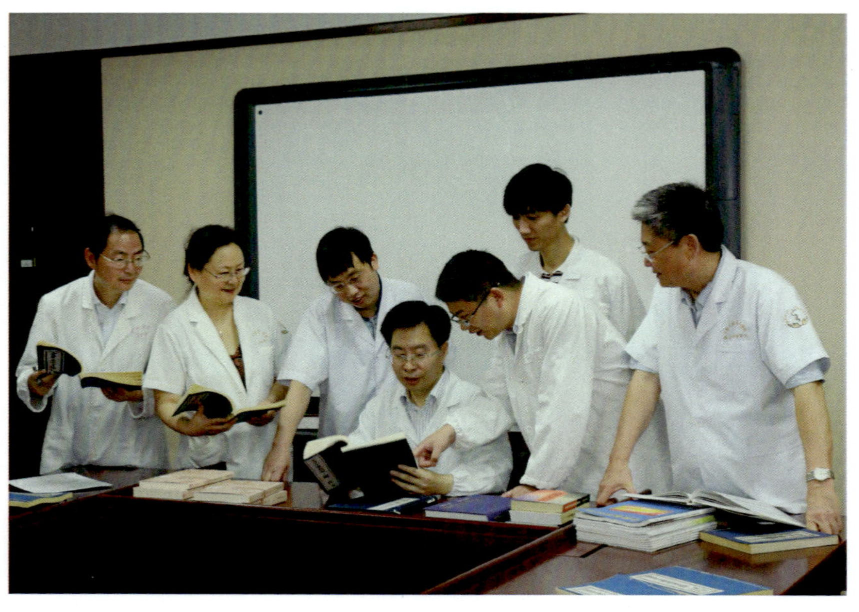

工作室成员在研讨

浙江中医临床名家

丛书编委会

浙江中医临床名家·何任

编 委 会

主　编　徐光星

副主编　何若苹

编　委（按姓氏笔画排序）

杨娇娇　何若苹　范雁沙　赵永胜

顾锡冬　徐　衎　徐光星　黄雪怡

总　序

中华医药，博大精深，源远流长。灵兰秘典，阴阳应象，穷万物造化之妙；《金匮》真言，药石施用，极疴疾辨治之方。诚夷夏百姓之瑰宝，中华文明之荣光。

浙派中医，守正出新，名家纷扬。丹溪景岳，《格致》《类经》，释阴阳虚实之论；桐山葛岭，《采药》《肘后》，载吴越岐黄之央。固钟灵毓秀之胜地，至道徽音之华章。

浙中医大，创业惟艰，持志以亢。忆保俶山下，庠序进修，克艰启幔；贴沙河干，省立学府，历难扬帆；钱塘江畔，名更大学，梦圆宇响。望滨文南北，富春秋冬，三区鼎足，一校华光；惟天惟时，其命维新，一德以持，六艺互襄；部省共建，重校启航，黾勉奋发，踵武增华。

甲子校庆，名医辈出，几代芳华。值此浙江中医药大学建校六十周年之际，特辑撰“浙江中医临床名家”丛书，以五十二位浙江中医药大学及直属附属医院名医为体，以中医萌芽、名师指引、声名鹊起、高超医术、学术成就、桃李天下为纲，叙名家成长成才之历程，探名家学术经验之幽微，期有益于同仁之鉴法、德艺之精进。

方剑乔

时己亥初夏

目　　录

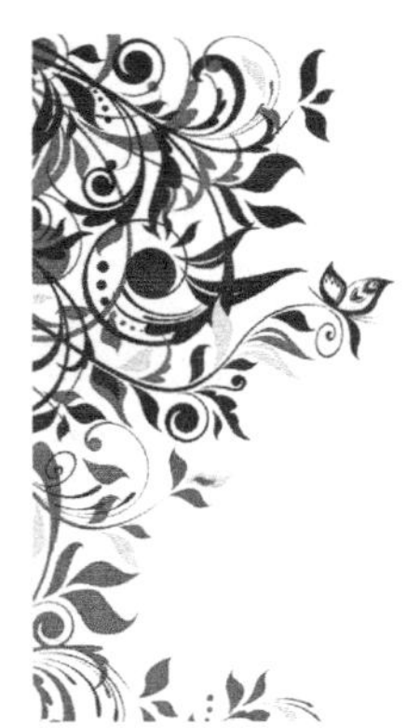

第一章

中医萌芽

中医，一种具有千年积淀的医学，在几千年中华文化辉煌的年岁里，同火药、指南针一样，成为许多西方学者和友邦人士效仿和借鉴的目标。自西学东渐以来，中医与西医、传统与现代产生了各种冲突，又各自具有张力。如今我们已经双脚踏在21世纪的门槛上，理性、从容、宽容地去看过去的百年、千年，就会发现中医的发展虽然历经波折，但至今依然具有顽强的生命力。其原因之一，就在于中医的历代传承，每一代中医人矢志不渝的坚持。身为后辈，我们不仅需要学习中医的相关知识，更需要学习中医人的精神。了解一名当代国医大师的成长史、中医路，对于我们深刻地认识中医、认同中医颇具意义。

何任出生于中医世家，当时正处于中西医竞争交汇的时期，自幼颇受熏陶，中医之种子亦始萌新芽。

第一节　博古涉今勤力行

昔有“业精于勤荒于嬉，行成于思毁于随”之戒，今存“实践是检验真理的唯一标准”之论。医者，以勤为要，以博见长，既须熟读《黄帝内经》《难经》之理，旁征百家，亦须师古不泥古，去粗取精。岐黄之术，历千年而不朽；青囊奥义，传万世而弥新。然“水滴石穿，非一日之功；冰冻三尺，非一日之寒”“求古训，采众长”当为医者之所系。何任以书为基，以业为标，勤于思，乐于行。垂髫时，医心初现，以诵读国学名著为趣；雨梦季，杏林春暖，以立志苍生大医自勉。而医者有德无术，固然沉疴难起；然有术无德，焉能起死回生。何任一生谨记“大医精诚”之古训，处处以“德”为先，时时以“诚”为戒。

一、稚子心岐黄初识

何任出生于庚申之年，旧历十二月初三（即1921年1月11日），出生地为杭州城站福缘巷老屋。

杭州，位于钱塘江下游，京杭大运河的南端，历代名医辈出，形成了极具特色的中医文化。杭州大量的古时药号、医所保留至今，例如“大井巷”先后就有“朱养心丹膏店”（明万历年间）、“胡庆余堂雪记国药号”（清同治年间），“河坊街”有“方回春堂”（清顺治年间），它们都与旧巷相辅相成。而在中国医学史上画着浓墨重彩一笔的“钱塘医派”，亦在此得到长足发展。

何任自幼就对国学充满浓厚的兴趣，夏日晚饭之前，就一边乘凉一边看《儿童史诗》。《儿童史诗》是由中国历史与咏史诗混编构成的，总是让何任爱不释手。诸如张良遇黄石公得兵书、秦始皇博浪沙遇锥、汉光武与严子陵等故事让何任看得如痴如醉，时至今日，“子房未虎啸”“风萧萧兮易水寒，壮士一去兮不复还”“吴王旧国水烟空”的读书声亦时常不绝于耳。当时何任的启蒙老师戴兰伯先生，常常让其背“孟子见梁惠王，王曰叟，不远千里而来……”和“赵氏连城璧，由来天下传，送君还旧府，明月照前川。”等五言诗，还教其读“四书”和《千家诗》，以及临摹陆润庠（据说是清代状元）写的《四时读书乐》，并要熟读《四时读书乐》的全文，从第一句“山光照槛水绕廊”，到最后一句“数点梅花天地心”。几十年过去了，何任依然烂熟于心。

当然，对于中医，何任自小就兴趣盎然，再加上父亲潜移默化的影响，何任很早就开始读《本草备要》和《药性赋》。由于读起来朗朗上口，读几遍就开始背诵。何任喜欢认药，当时的中药，都是按方子一味药一个包，纸包上印有某味药的性味、功效、主治等，每次生病时买完中药，何任都会一味一味地按照纸包对药，这样不仅掌握了药物的形状，还了解了药物的气息，有时甚至还会亲口尝一下。不但如此，每当家人需要拿药，何任都会嚷嚷着去对药，因此认识了很多中药，了解了很多药的性味功效。

在何任家里大厅上有一副黑底金字大对联，上联是“醴泉无缘，芝草无根，人贵自立”，下联是“流水不腐，户枢不蠹，民生在勤”。这副对联，让年幼的何任明白做人要自立，如同甘泉、灵芝那样，做事要勤勤恳恳，用脑用手也要灵活自如，像门户的枢轴不断开启、闭合。传统的“悬梁刺股”“囊萤夜读”等故事，都成了何任幼年自学苦读的榜样，而不停地背诵书籍、吟咏诗词，也使何任积累了更多的知识，这种苦学的品格亦是何任一辈子能博览群书的坚实保障。

二、万卷书本草始读

约在七八岁的时候，何任脱离了私塾教育，踏入学校的大门。何任的国文老师是汪老师，非常“严”，其“严”在于严于盘问，就是所谓的“正学生的心”。在六年级的作文课上，汪老师提出让大家出题目写文章，老师同意后就可以写，相当于现代的话题作文喽！何任就想起《少年》杂志上的一幅彩画：淡淡的蓝天，一个昏黄的满月，旁边一枝垂柳，画的下面题了一句诗：“月上柳梢头”。何任天真地认为境界幽雅，可以用作写夜景的作文，就上交给汪老师。其实这是欧阳修《生查子·元夕》的词，“月上柳梢头，人约黄昏后”，实际上表达的是一对彼此倾心的恋人，在黄昏相约时唯美而伤感的情感。果然，汪老师看到后，就一板一眼慢慢念道：“月上柳梢头，人约黄昏后。啊，啊，你写这个题目？你晓得这是写什么？”弄得何任亦是一头雾水，莫名其妙啊！只得老老实实地说，看到印的画很好，很喜欢这幅画，就想拿出来当题目，最后汪老师让其写了“春游”的题目。也是从这以后，何任开始变得谨慎起来，也愈发地认真。直到若干年后，何任引用文字，必须是了解其来龙去脉，才去引用。何任以严格自律，以谨慎自勉，当为后学者所系。

何任在一次参加“童子军大检阅”时，被查出有心脏病，而平常亦是有头昏、胸闷、面色萎黄等现象，快跑之后就会头晕呕吐，因此辍学在家一年余进行休养。其父何公旦是当地名医，家中有大量的医书，从浅近的《药性赋》《本草备要》到中医各家的典籍都有，因此何任得以在知识的海洋中遨游。首先从自己所服中药的处方入手，观察每味中药的形状，看其纹理；触摸药物，体会质感；品尝药物，体会是酸苦甘辛咸的哪一种。再比对《本草备要》，慢慢地，常用的桔梗、贝母、青蒿、地骨皮……各个中药都认识了。由于何任自幼喜欢文学，家里面的书也是多种多样的。各类的诗词集，笔记小说，如《阅微草堂笔记》《两般秋雨庵随笔》《神驱鬼藏录》，还有《花月痕》《歧路灯》《官场现形记》《老残游记》……此外，早年林琴南翻译的文言文版欧美名著全套，日本的《源氏物语》《空谷幽兰》，以及当时新购进的《高老头》《查泰莱夫人的情人》《茶花女》《鲁滨孙漂流记》等。在生病之时读书，不仅开阔了何任的眼界，增加了知识面，也给了何任很多启示，让其明白身外天地之广、宇宙之宽。

三、万里路人生启蒙

杭州风景自古名闻天下，颇具人文情怀的何任免不了去游玩。西溪以芦花出名，有两处僧庵：一名“秋雪庵”，一名“茭芦庵”。入秋后的一天，何任和家人乘木船去游西溪，沿小溪而行，两岸芦花高低掩映，秋风拂过，显得雅静而萧条。溪边，很多柿子将要成熟，像一盏盏红灯笼似的，随风摇曳，点缀于树枝之间，令人欢愉，就像诗中所写：“遥灯出树明如柿，倦浆投波蜜似饧。”到了秋雪庵，里面只有几间平屋，十分破败，连坐处都没有，何任给了老僧几只银角就出来。接着又来到了茭芦庵，本以为会好一些，可依旧是败颓的旧屋，此情此景，莫不令人感伤。一位僧人拿来一本游客题词的簿子让何任他们题词，只见有人题了一首五言诗：“秋雪本无雪，茭芦花未开……”可曾想这位慕名而来，可是一路只见芦荻疏萧，并不像传颂的那样芦花似雪，真是“观景不如听景，眼中有景不如心中有景”。这两座庵，真有空山古刹的寂寞凄凉。

“黄妃塔影水悠悠，静沐霞光送晚舟”，说的正是雷峰塔。西湖上的雷峰塔是吴越忠懿王钱弘俶因黄妃得子，而于北宋太平兴国二年（公元 977 年）在西湖南岸夕照山上建造的佛塔。何任和同学来到了雷峰塔，这里早已破败不堪，满目疮痍。塔早已倒塌，稀零的塔砖散落在四周，在砖的两侧还有整齐的直径约半寸多的两个圆洞。左右两侧的这两个圆洞是贯通的，据说砖上的两个洞是装放经卷的。何任曾经在母亲的黑漆木橱抽斗中见到很多卷厚纸经卷。看到了这些砖，何任想到母亲的经卷可能就是从这些厚重、有洞的砖中取出的。何任的父亲曾画过一座雷峰塔的原型图，塔顶不尖，有些草和小树生长在塔顶上，而夕照山下面是西湖。其父题诗曰：“黄妃塔上鸳鸯草，又绿西湖一寸波。”

第二节　严父慈母家学真

孟母育儿求适读之地，存三迁之志；曾公教子传诚信之要，留杀彘之行。叶圣陶先生曾说：“身教最为贵，行知不可分。”“身教”无声往往胜过千言万语。“言传”无痕时时发人深省。父母是孩子的第一任老师，是孩子人生历程中影响最为深远的角色。何任之父，浙医前辈先贤之资，践行“医乃仁术，救人危急，不以名利为务”之志，为何任之人生领航，使其具乘风破浪之勇，拥直挂云帆之力；何任之母，春晖沐寸草之心，力担“人生百年，立于幼学”之责，乃何任之心灵港湾，使其迎风霜而不惧，临险滩亦无畏。父爱如山，仰而敬之；母恩似水，亲而恭之。双亲育人之点点滴滴，时时萦绕在何任的脑海中，虽已悄逝数十年，仍回味无穷，受益匪浅。

一、公旦意德艺双馨

何任的父亲何公旦，号项华，为民国期间杭州名医。何公旦生于清光绪初年，幼习举子业，从儒通医。虽纯出自学，而研究精深，临诊多获良效。因此名声大噪，有远自湘、滇、鲁、粤诸省前来求医者。然其不但以医名，诗词、书法亦延誉于时。

何任大约七八岁时起，知道其父是一名中医，每天上午，有二十几到三十几个的门诊病人，午饭以后，就去出诊，到晚上才能回家。何公旦先生的医德相当出色，他认为，身为医生，一定要尽力做到孙思邈所说的“大医”，就是指的道德品质高而且有扎实的医疗技术和优良的服务态度。古人说的“大医”，历来就是医生的规范和楷模。对待病人，要像对待亲人那样，要不计较个人得失，不顾自己的安危，一心一意救治病人。具体来说，“医家五戒十要”是医生切实参学的榜样。所谓“五戒”，大意是：一戒，对病家无论大家、小户，或贫或富，有病请观，都不可延迟，厌恶。取药金无论病重病轻，有钱无钱，都应该同等对待，或是施与方便；二戒，若病人是妇女及孀尼人等，必须有侍者在旁，然后入室诊视。若有不便之病患，亦应以医者之真诚，为之保守隐私，不得对外妄谈；三戒，不得向病家取珠珀珍贵之物，作为合药之用，更不得虚存假换；四戒，作为救世的医生，不可非时离家行乐游玩，以便病人抱病来求治。至处方都要有根有据，不得杜撰；五戒，无正当职业妇女私伙求诊，亦不可怀有他意，以取不正。凡有贫窘之人求诊，医药金可以璧还。这五戒的内容，是指的医生必须有仁心、正心、真诚，凡不合医德的想法都要切实戒除。除了“五戒”，还有“十要”。先生根据“十要”的大意，认为需要做到以下十点：一是通达读书人的道理，然后深探医理。勤读古代贤明医家之确论，做到手不释卷，使得心领神会，那临诊时就无差错；二是选买药品，必按规则炮制修合。若有随证加减的，汤药散剂必须近时制备，丸剂、丹剂都得预先制。总使各药灵验可珍；三是对同道等人，不可轻侮傲慢，应该谦和谨慎。对年尊的要恭敬，对有学问的要师事他，对骄傲的就逊让他，对学识不如我的也应适当推荐提拔他；四是治病应顾惜元气，如丧元气太过，则百病丛生，故治病要固根本；五是轻利远害，以顺客观之理；六是对待亲友人情，除了特殊情况有喜庆之举外，不可求奇好胜。一般便餐一荤一菜即可，广求不如俭用；七是贫窘之人，小员工求诊，如经济不好，不但不要取他钱物，适当的可以奉送药资，当然这些是要尽力而为的。因为贫穷人，有的连伙食钱都无着，哪有钱买药？八是医生若有一些积蓄，不可浪费，更不可做银钱酒会，这些不正当行为都要禁绝；九是医生各种医药物具，要准备完整，不致临用无着。至于前贤书籍及近时明公医刊新理，也都要参看，以资增添学问，这是医生的本务；十是若有政要邀请诊病，无得怠慢，告明医理，开具方药。病愈之后，不得求礼，说项，以守法制。这“五戒十要”是医德的具体做法，这些都对何任产生了深刻的影响。当然，在自学之时，对于历代医家有关医德的教导，如《千金方》之“论大医习业”“论大医精诚”等文章，亦是拳拳服膺。张仲景在《伤寒论》序中指出“感往昔之沦丧，伤横夭之莫救”，亦时时鞭策何任“勤求古训，博采众方”。《褚氏遗书》指出：“夫医者，非仁爱之士不可托也，非聪明理达不可任也，非廉洁淳良不可信也。”《古今医统》提到：“庞安时为人治病，十愈八九，轻财如粪土，而乐义耐事如慈母。”以上这些教导，让何任也决心以他们为自己学习的榜样，为其日后成为一位德行高尚的医生埋下了种子。

另外，何公旦先生诊断的功夫十分高明，立方用药也非常恰当，疗效极好。何公旦治妊娠恶阻，其轻症往往仅见泛泛欲呕，足跗有轻肿者，常以和胃降浊、理气化湿，参以淡渗之品，以平胃散（苍术、厚朴、陈皮、甘草）治之，呕恶甚酌加姜汁黄连、姜竹茹。肢体面目轻度浮肿则以白术易苍术，加生姜皮、冬瓜皮。倘肿势较重，延及足胫小腹，四肢困倦，小便少或不利，胸腹满闷，则常以天仙藤散（天仙藤、香附、陈皮）治之。

在何任的记忆中，历年在其父亲的诊室和候诊室里，病家所送银盾（当时病人感激医生治愈疾病而送的银质纪念牌，类似以前的匾额和以后的锦旗）不下数十架。而何任家门口也没有挂什么医生招牌，只在门楼里挂了“清源何”三字以便识别。其父每天起来，就随手抽出医案底簿，翻查病人的情况，思考复诊时更好地用药。

“做一个医生，要有一颗赤心，道德品行要高，学识要渊博。”这是何公旦先生从小就经常教导何任的。在这样的家庭教育下，何任从上小学起就同时读一些《论语》《孟子》《大学》《古文观止》以及《本草备药》《药性赋》《汤头歌诀》《医学心悟》等书，得空也看一些章回小说和杂书，如《阅微草堂笔记》《两般秋雨庵随笔》《酉阳杂俎》之类的。总之，所看之书庞杂。而何公旦先生亦是以身作则，其对“大医”的理解也十分深刻，他认为“大医”不仅有“普救含灵之苦”的坚定决心，而且一定要有深沉厚重的医学学问和治病方法。何公旦先生对程国彭所说的“医贵专一，不容浅尝者问津，学贵沉潜，不容浮躁者涉猎”非常推崇。他不断提高自己，研究医药方术，精深探索，穷本溯源，对各种书籍，互相参证。一有心得，就随时摘记笔录，而且十分注意摘录重要内容。其对中医重要典籍如何抓住要领，都有一定的心得。曾写道：“仲景作《伤寒论》《金匮要略》，其辨证治病为后代医学作出楷模。全部《伤寒论》有多数条文是教人辨证和知病。论中之三阳病、三阴病及其合病、并病都昭示后人《伤寒论》如何辨识病证。再是《伤寒论》从篇目到条文，对脉的重视仅次于病，且其位置在证与治之前。观诸篇名，即明显例证。《伤寒论》言脉，只谈三部，不提九候，较《内经》直截了当。且诊寸口为平脉辨证的关键，贯穿全书之中。再是《伤寒论》用药配伍既谨严又灵活，一味药不只在一类方中使用，在另一类方中通过配伍也可入选，甚至补药可用于泻剂，寒药可用于温剂。其加减应用，尤见微妙。观察桂枝、人参、黄连等药在《伤寒论》《金匮要略》中的应用，就是例证。”对鲍相敖的《验方新编》，认为用药少而方便易得，它辑录了较多流传在民间的单验方，分科列门。同李时珍的《本草纲目》这一巨著虽不能比，但《本草纲目》收载的数千上万药方，大多也是前贤流传至民间的单方、验方。看似简易，其实同样具有高深中医药理论、独到的学术见解。格调不同，价值是相仿的。因为单验方之所以能长期流传下来，说明这些方子都是经过一再实践而证明确实有效的方法，因此不能忽视它们的价值。

这些点滴都在时刻地启发着何任，砥砺着何任。在这样的家庭陶冶下，何任养成了勤奋读书，每读一本书必深刻专研的习惯。读书之时，除了眼勤、

脑勤、口勤之外，手也很勤快，总是有目的、有选择地抄录一些资料。

何公旦先生仁爱对人，对何任的教育也是鼓励多、指责少，从没有声色俱厉地对待何任。当何任插班考进“上海新中国医学院”时，其父接到他的录取通知书时十分高兴，立刻写信称赞何任，并用两家银行的内部熟人划账，让何任去上海四明银行取款四百银圆，作为自己的学费等开支。曾经有一件事令何任每每想起都会伤心难过。当何任在“上海新中国医学院”读书时，一位同学说他可以教何任吹笛子或吹箫，因此何任买了一只笛子，开始学了起来。偶然和家人写信提及，其父知晓后，以非常严厉的措辞写信给何任，大意是：“你知道你现在读书，是在战乱时家里节衣缩食给你的钱，读一天是一天的钱，寸阴当惜，你为什么不刻苦读书而去学箫笛。”何任看完后，十分难过，痛哭一场后，立刻包好了那支笛子粘上封签，从此再没有吹过。何公旦先生对何任的成长是何等的日夜忧虑，因此千里迢迢的来信，使何任一生难忘。

二、慈母心春晖沐草

“谁言寸草心，报得三春晖”，这句古诗道出了母爱的伟大。而每想起自己的母亲，何任亦是悲从中来，老泪盈眶。何任的母亲吴静个子不大，是一位慈眉善眼的人，待人淳厚真挚。在何任的记忆中，母亲虽没读过书，但她是一位很优雅的人。她常对何任说，喜欢外面是“风凄凄、雨凄凄”的秋天，但家里暖融融地和我们孩子在一起，十分有趣。

何任从小很怕闪电和打雷，有一晚雷电交加，何任不敢睡。其母亲就对何任说：“你睡着，我坐在旁边，你就不怕了。”她一面悠闲地嗑着瓜子，一面轻拍着何任，何任一会就酣睡在母亲的怀抱里了。其母亲不仅待何任好，待其他兄、姐也好。她管衣、管食，还管亲戚往来。特别是穷困的亲戚，她从不嫌弃。她对女佣十分宽厚，每日女佣买菜回来向她报账，她只叫何任的四姐听一下，明明买贵了的菜也不计较。

“一·二八”淞沪抗战在上海爆发后，何任家由杭州城里辗转迁到缙云，到缙云以后，准备全家迁往上海。其母先到上海后，由于何任已考上“上海新中国医学院”，学校在王家沙花园 19 号，因此何任找了一所离校较近的新闸路辛家花园的一个房间，房间狭长，可以在边排放着两张床，空出一长条地方，只能放一张小桌和一只书架而已。由于当时上海租界外面被日军占领，与内地邮汇不通，因此何任与母亲的经济十分拮据，不得不省吃俭用。他们俩人一日三餐很清苦，其母只是吃些素菜，而每餐都会为何任购点荤菜面食，在煤油炉上煮好。当何任要其母亲一同吃时，母亲总是推说已吃长素，不想再吃。这样大概过了半年，其母亲就返回缙云乡间。她为何任的读书和今后出路忧心忡忡，虽然没有讲出口，但从她为何任花钱到上海一个有名的算命先生那里为何任算命，在得到了比较安慰的语言而感到高兴时，何任便感到母亲时刻都在惦念他。当何任大学毕业回到缙云，父亲将其介绍到盐局医务室当医生，他第一次去永康报道，还是其母亲陪同去的。

何任母亲的一生，厚道淳朴，真心实意待人，而何任自认其没有好好地赡养她，因此总是感到遗憾。然而母亲的这种品格，却无时无刻不熏陶着何任。

第三节　梅香寒彻锐剑磨

盖文王拘而演《周易》，仲尼厄而作《春秋》，屈原放逐乃赋《离骚》……千难万险，历来垂千古者，必先苦心志，劳筋骨，以正其身心，方能功当代、利千秋。古有“不为良相，便为良医”之说，今有“阴阳有三，辨病还须辨证；医相无二，治国在于治人”。而医道艰难，唯有立大志，发大愿之人方能不畏艰险，挑重担，经八十一难，而取得医中奥妙。古有张仲景悲亲之切立志学医，孙思邈悯众生发大医精诚，如今何任身处乱世，日军横行，瘟疫四起，唯有一颗恒心，笃志不渝，毅然踏上求医之路，无论寒暑，勤奋学习，“穷且益坚，不坠青云之志”，造就了何任的仁心仁术。

一、海口夜渡志意坚

成长的路总是曲折而艰辛的。1937 年 7 月 7 日，日本侵华战争全面开始，时局开始动荡，也打破了何任平静的生活。几乎每天都会有战局的消息，报童叫喊着“号外”，市面上混乱，老百姓也惶惶然。

当何任 18 虚岁时，已经是该上大学的年龄，由于有父亲的实践传习和自学的基础，因此何任打算去上海报考医学院。由于当局规定壮丁不能出海，恰巧其父曾经教过的学生在宁波防守司令部任要职，因此在去上海之时，何任带上其父写的介绍信，携带了藤编的衣夹，里面装着书籍、替换的衣服，拿着一柄黑伞便远赴上海。由于有其父亲学生的帮忙，年轻的何任便拿着盖着大印的通行证登船出海了。当时何任先乘小货轮，小货轮是运送蔬菜的，没有舱位，票价便宜。此时轮船埠头的人问何任："你乘船去上海吗？现在不太平，非去不可才去，好不去就不必去。"何任顿时感慨这是一位善良的人！在这战火纷飞的局势下，一动不如一静，当然可免些灾祸。但何任说："去看我娘，去考学堂……"何任按照家里大人的嘱咐，出门仔细，慎言慎行，虽然没带多少钱财，但确是一点也不能有意外。而此时天色已晚，轮船虽然没有什么颠簸，但由于船身小，围栏低，常常有阵阵海水溅到甲板上来。何任干脆将藤衣夹当作枕头，和衣躺在甲板中间，把伞打开罩在身上，手握伞柄，以避海水。躺下不久，何任就朦胧睡去了。而不知睡了多少时间，一下子伞倾倒，何任惊醒，睁开眼，而此时只见当头一轮明月，满耳涛声，青天碧海，真不知身在何处。而以前何任见到的月亮没有这样大、这样圆。古人说："海上生明月，天涯共此时。"实在是好景难逢啊！第二天到码头时，何任的哥哥已经在等他。等到了居住的地方，母亲也做了一些好吃的热点心。居住的地方是旧式里弄房子，陈旧不堪，住户也多是较贫苦的居民。灰蒙蒙的墙壁，地板缝中时有臭虫出没，因此在床铺脚下必须套上铁罐，罐中放些煤油，以阻止臭虫攀登上床。但有时臭虫从地板沿墙壁到室顶上方，然后跌下，落在床铺上，便开始大肆噬咬何任。因此何任到上海的第一个晚上，半夜为了捉臭虫，竟忙碌了一个小时。而何任的求学生涯，也算正式开始。

二、十里洋场苦读书

第二天，何任就开始和家人商量考取学校，在考"上海新中国医学院"插班生时，除作文之外，重点是中医专业课的考试，题为《论（伤寒论）六经》，题目极大、极活、极泛。何任深感出题先生的高明，这题目可以真正反映考生的水平，既可以从各方面去论，又可以尽情发挥。因此何任大为高兴，就从六经提纲讲起，讲本病、坏病、正治、反治，各经主方，全面论述，感觉发挥地颇为洒脱。不久，何任接到了"上海新中国医学院"的录取通知，考取了二年级插班生。

"上海新中国医学院"为一代名医朱南山先生出资于1936年创立。院本部设在上海爱文义路（现北京西路）王家沙花园。朱南山先生任院长，其二位公子朱鹤皋任副院长，朱小南为主席院董。师资多是当时上海乃至全国最有声望的中医大家，如谢利恒、丁仲英、祝味菊、徐小圃、秦伯未、章次公、包天白、章巨膺等。实际参加教课的来自三方面的教学力量：一是医学院教师，如包识生、包天白等；二是上海中医专门学校教师，如章次公等；三是聘自社会的如章崇熙、何天禄、黄劳逸等西医和中药研究名家。学制4年，开设中西医课程各十余门。当时一年级课程是国文、医史、国论、医经、中药、方剂等。二年级的课程是国文、医经、《伤寒杂病论》、温热病、中药、方剂等。三、四年级是《伤寒杂病论》、温热时病、医化学、药化学、生理、方剂及中西各门临床课程和见习、实习。教材系主讲教师自己编著，有的铅印，有的油印。“上海新中国医学院”和当时另一二处中医学院（校）都是热心于中医事业的老一辈名中医私人集资创办的，他们在遭受政府当局的摧残迫害下惨淡经营，这种维护中医教育事业的坚毅精神和苦心，至今为何任所崇敬。

进入学校后，何任就下定了“少年辛苦终身事，莫向光阴隋寸功”的苦读决心，每天除上课外，自学必须在十几个小时以上。方法是：①自备参考书读；②到图书馆借阅医书读；③到老师处请教并记录下来。这样起早睡晚，切切实实地过着“三更灯火五更鸡”的学习生活。而何任也积极地编写级刊《砥砺》，除自己写些短文外，也请水平高的同学写些，主要是医学内容，学习体会交流，吟诗作赋，也有针对学校时弊的。而何任痛心国土沦丧，亦曾在《砥砺》刊上写过几句诗，只记得有……喋血旌旗谁砥柱，丹心劲草托长虹……盼望有朝一日，爱国志士能赤胆忠心，抗住侵略，赶走敌人，还我国土。

在很长一段时间里，何任借了大量的中西医书，作为课外自学。在这段时间里，何任读了《伤寒论》各家注，《金匮》校注、衍义、心典，《类经》《脉经》《临证指南医案》《东垣十书》《温病条辨》以及恽铁樵先生的“药庵从书”。另外，丁福保的著作和《肺病指南》、张崇熙的一整套西医基础临床书和西药外文拼读法之类的。何任连寒暑假也不停地刻苦学习，经历了春夏秋冬。春日，只是在行人衣着上看得出春天。夏季，外出学习回亭子间时，偶尔花三枚铜圆购一支棒冰浸入冷开水中，就是杯可口的冷饮。秋夜，都市里听不到虫声，只把小楼窗子打开，看看天空的月色，常常想到古人所说的：“今人不见古时月，今月曾经照古人。”冬天薄暮，这个狭窄的里弄中，就有卖橄榄的叫喊声“檀香橄榄呵！卖橄榄”，其声悲凉幽怨，何任闻之常引起乡思。何任在“上海新中国医学院”求学数年中，除学院上课外，也去请教当时的中医名家，如章次公、徐小圃、王仲奇等先生，以及上海颇负盛名的张聋医家（当时似乎是由张骧云先生的子侄辈应诊），也去

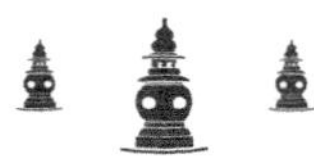

四明医院等西医老师处学习西医注射及诊断技术等。对于何任来说，学习及跟师确是十分艰辛，所幸当时中西医老师非常爱惜学生，有问必答，得益不少。由于感到对传染病知识所知较少，何任也曾在西医内科名医那里亲自侍诊过。记得有一天，一位妇女带来一个三四岁的病孩就诊，孩子发热咳嗽，气急音哑。老师测了孩子的体温，看了咽喉，又让其去化验室做了检查，然后胸有成竹地问何任："你看是什么病？"何任端详了一会，看到小孩咽部有白膜，并气促且有犬吠样咳嗽，发热不是很高，而当时外面又有白喉流行，根据这些情况，何任大胆地回答："很像是白喉。"老师高兴地点了头，自此老师常让何任去那里学习、请教。

在上海这座"孤岛"上，何任忙于学习，很少外出游玩，而上南京路等大马路散步的机会更少，更不知人间的种种世事。只是看到大马路上的仙乐舞厅之类，大而豪华，门前停满轿车，歌鼓之南闻于户外，过路人侧目而视。但严冬早晨一到日升楼大公司的过街楼下，几乎是天天有数具路毙者尸体，这些人中有穿短衣的，也有穿长衫的。到中午的时候就会有普善山庄的前来收殓。这就是从古到今都令人感伤的"朱门酒肉臭，路有冻死骨"的惨状，何任亲眼看到后，心中亦常怀感伤。

第二章

名师指引

古之学者必有师，师者传道授业解惑。今之学者亦有师，三尺高台桃李芬流，名达信木晓通天下。年幼之时，混沌未开，不识物理，不懂礼仪，须师者，定本性，调阴阳，导平衡，论天地之道，解鸿蒙之谜。岐黄之学，经千年依然熠熠生辉，首要原因，当是一代代医家的传承，医理奥妙，自古难懂，须经师孜孜不倦的教导，方可少走许多弯路。何任侍诊之时，神色谦恭，德礼倍至，经寒暑，历冬夏，不教一日闲过，莫敢有所懈怠。前后虽短短数载光阴，然已跟师五六人，深得诸师奥传。最为难得之处在于，何任虽侍诊诸务繁忙，每日必早起，诵读《伤寒杂病论》《黄帝内经》等，日积月累，答背如流，及至鲐背之年，对此仍如数家珍。

第一节　朱徐倾囊传技艺

“读经典，跟名师，多临床”是中医人成长、成才的不二法门。何任倾鹤鸣之学，调肝肾以平五脏，重经络以疗妇疾，阐前人之未发，补先贤之所缺。而鹤皋之得，亦为何任之医海灯塔。鹤皋亦为妇科圣手，认为女子百疾，多由肝脾损伤而起；妇人千难，多因先天亏虚所致。强调用药之道，在于中病即止，既不可药过病所，亦不得自留后患。二人创将军斩关汤，疗血崩如神。徐老幼承庭训，得其父之传，善诊儿科之疾，多解稚子危难，其人谦恭有礼，博学聪颖。何任得诸师之助，受用一生。

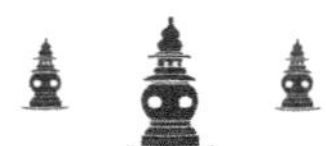

一、皓首童心志未泯

朱小南，原名朱鹤鸣，江苏南通人，中医学家。自幼随父朱南山习医，20 岁至沪应诊。朱小南治病主张务求其本，重视气血、脏腑、经络理论，尤其重视调肝和奇经学说的运用。他在精研《黄帝内经》《难经》的基础上，广收博采李时珍、严西亭、叶天士、吴鞠通等有关奇经八脉的论述，融会贯通，经长期实践而自成一家体系。他指出：因经、带、胎、产诸证皆发于腰以下及小腹部，而奇经八脉也正汇聚于此处，两者区域既同，生理、病理亦息息相关。虽妇科病症中，以冲任督带病变较多，但奇经八脉为一整体，病初则为局部经脉受累，如拖延日久，缠绵不愈，精血亏虚，终于八脉俱病。故他认为，欲提高妇科证治疗效，必加强对奇经八脉的研讨，并与脏腑气血的论治有机地结合起来。这看法，无疑是十分中肯的。而临证多年，针对奇经八脉，朱小南形成了自己独特的用药规律，现总结于下：

（1）入冲脉药：①补冲脉之气：吴茱萸，枸杞子，甘草，鹿衔草。②补冲脉之血：当归，川芎。

（2）入任脉药：①补任脉之气：鹿茸，覆盆子，紫河车。②补任脉之血：龟板，丹参。③固任脉：白果。

（3）入带脉药：①升提带脉：升麻，五味子。②固托带脉：龙骨，牡蛎，乌贼骨，椿根皮。

（4）阳维主药：黄芪，白芍，桂枝。

（5）阴维主药：当归，川芎。

（6）阳跷药：防己。

（7）阴跷药：肉桂。穿山甲、虎骨入阴阳两跷。

这些治病理论以及用药经验，条理清晰，再加上朱小南先生学识颇丰，将经方与各家方融会贯通，不仅让年轻的何任收益颇多，也让何任以此为目标，不断攀越。后来何任在治疗妇科病的时候亦深以此为法，何任强调治疗妇科病应按照“治病必求于本”的总则。在具体治法上除采用一般的调气血、和脾胃、补肝肾方法外，要重视调经、补奇经、和气三法。他说，一者治妇人诸证，总于诊断中注意月经情况，而于治疗中重视调经。宋高宗时太医陈沂曾谓：“女子经血宜弱，一毫不可壅滞。既名月经，自应三旬一下。多则病，少则亦病；先期则病，后期则病；淋漓不止则病，瘀滞不通则病。故治妇人之病，总以调经为第一。”（见《陈素庵妇科补解》）验诸实践，凡月经不调者、则癥瘕痃癖，肿胀烦满，骨蒸劳瘵，诸症由此而生。但先调经，同时治疗诸疾，常能事半功倍。二者诊治妇科病，必通晓奇经之理。奇经八脉为十二经脉以外之任、督、冲、带、阴跷、阳跷、阴维、阳维。奇经具有联系十二经、调节气血之作用。何任以为妇科之经、淋、带、崩漏、产后各证均与八脉有关。叶天士曾谓："八脉隶于肝肾、一身纲维。八脉主束固之司，阴弱内热，阳微外寒矣。"按：正经犹沟渠，奇经犹湖泽，比如雨降沟渠，溢于湖泽。而正经病久，延及奇经。妇科疑难之疾，常为病久入络，气血消耗，渠枯泽竭也。何任治崩久不愈者，常用补奇经而收显效。此治妇科之不可不知也。三者为治妇科应重视和气。妇科诸疾与气血关系至密，而于气尤为重要。妇人多气者，情不能舒，忧思愤怒，肝火时动。朱丹溪所谓："血气冲和，万病不生，一有怫郁，诸病生焉。"气郁血滞，则经不调，胎孕不安，产后腹痛，神情抑郁诸证均现。盖七情失和之气，反为元气之害，和气则能使元气复而脏腑功能正常，故治妇科病，调气血中必重和气，而疏肝、理脾则参在其中也。

此外，朱小南在审证之中注重证乳，以察肝气的条达或怫郁；又注重按腹，以辨胎孕或癥瘕。朱小南常谓："妇人病多隐微，必须详问细查，方能确切诊断，则用药无不中鹄。"临床善治崩漏，痛经，不孕等证。经过长期的侍诊，何任掌握了朱小南对药物使用和配伍规律的心得。如预防滑胎，本证以肾气虚弱，冲任受损者居多。为防微杜渐，应在怀孕兼有腰酸之象时即行服药安胎，以免一旦流血，旋即难免胎坠不及。治疗本证，要掌握三个原则：一是补气益血，凡有小腹重坠感觉，为中气不足，带脉失固，可用黄芪、太子参补气。益血乃是养胎助育之需，可用熟地、阿胶；二是益肾固胎，肾气不足则胎元不固，胎动不安或胎漏下血，应补益肾气以强冲任，使胞胎稳固，杜仲、续断为其常用之品；三是健运脾胃，因脾胃为水谷之海，生化之源，消化吸收、输布津液与母胎的营养和健康关系密切。

朱小南临床上治病辨证准确，医术高超，每每令患者服药后信心大增，病情大减，而这一切何任都看在眼里，记在心里，心里亦暗下决心，成为一个解人病痛，妙手回春的医生。

朱小南的哥哥朱鹤皋亦是"妇科圣手"，他们二人创治严重血崩的将军斩关汤（熟大黄、巴戟天、仙鹤草、茯神、蒲黄、炒阿胶、黄芪、炒当归、白术、生熟地黄、谷芽。另用藏红花 1g，三七末 1g，红茶汁送服）亦流传至今，本方是按"通因通用"原则制方，对虚中夹实的崩漏，效果明显。

朱鹤皋于1903年生于江苏省南通市合兴镇的一个中医世家，在兄弟三人中排行老二，其父南山公是当地的著名医家，擅长妇科。鹤皋从小接受父亲南山公熏陶，习岐黄术，对经典医籍能背诵如流。初到上海的几年，朱鹤皋一边攻读医书，一边随父见习，同时也协助父亲和长兄小南处理一些诊疗事务。由于他天资聪颖，且勤奋好学，未及弱冠已能临证。1925年起，他正式在北京西路94号的南山小筑独立接诊开业。悬壶之初，并无多少病人，但因他对待病人认真负责，诊病时全神贯注，能够继承家学，立方严谨，用药果敢，且常独树卓见，时有创新，往往能效如桴鼓，因此病人一点点多了起来，其医名也渐渐能与其父兄比肩，至20世纪30年代的中后期，朱鹤皋已经成为沪上名医。

朱鹤皋为人谦虚爽直，平易近人，待人和蔼可亲，对病人更是关怀备至，体贴入微。无论严寒酷暑，或深宵黑夜，凡遇病重而急邀出诊者，无不立即前往。不仅如此，他还乐善好施，恻隐为怀，每遇有困难者，必大力相助，常见有贫病无力就医者，则免收诊费，对无力购药者，则施诊赠药。诚如他自己所说："医学为救人之仁术，自当鞠躬尽瘁，全力以赴之。"

何任在朱小南和朱鹤皋两师处都跟诊抄方，颇受其益。他们用药非常注重剂量。主张"药必对症，用必够量，量不中鹄，箭成虚发"，但又强调用药量要恰到好处，指出"过量损正""多遗后患"，在于掌握分寸。而何任之后行医治病亦多有两位老师遣方用药的影子，今试举一例带下病病案：

骆某，女，24岁。初诊：1977年9月23日。流产后已5个月，心悸咽干，腰脊酸楚，四肢酸温，少腹感冷，便溏，带下如水，脉沉苔白，宜益肾为法。菟丝子9克，茯苓12克，潼蒺藜9克，淡苁蓉6克，芡实12克，制附子3克，补骨脂12克，艾叶4.5克，鹿角霜4.5克，知柏地黄丸30克（包煎）。7剂。

二诊：1977年9月30日。上药服后，带下少，神情展，少腹冷感减，自觉诸症均较前为轻，仍循原意进。菟丝子9克，党参9克，黄芪9克，补骨脂12克，茯苓12克，芡实12克，沙苑蒺藜9克，淡苁蓉6克，鹿角霜4.5克，六味地黄丸30克（包煎）。7剂。

三诊：1977年10月9日。诸症明显好转，带下已瘥，再以丸剂巩固之。六味地黄丸500克（每日上、下午各服一次，每次9克）。

另外，他们二人诊病，即使暑天也衣冠楚楚，严肃认真。因此实习学生也衣履整齐，端坐抄方。老师常视学生座位拥满而嘱佣工增加电扇，对学生十分关怀。

朱鹤皋先生于繁忙的诊务之外，还十分热衷于社会公益和中医药事业发展。20 世纪 30 年代，正是中医界的多事之秋，由于民国政府采取民族虚无主义政策，对中医实行歧视打压，称中医为“旧医”，甚至要予以废止，使得国内中医药人士群起抗争。青年朱鹤皋从那时起就积极投入到保卫中医药的活动中，图存求发展。据蒋文芳先生记叙，他认识朱鹤皋是在 1922 年上海商埠督办公署开办中医士登记时，在上海的医界召开的会议中，“嗣见一英俊少年，侃侃陈词，头头是道，警策爽利，有如哀梨并剪，一座尽为倾倒”。其时，朱鹤皋年仅 19 岁。在以后的半个多世纪中，他对于中医事业始终保持着极大的热忱，每在中医事业受到危机的紧要关头，他总能急公好义，挺身而出，勇于任事，不辞劳怨。

而朱鹤皋先生挺身而出的大义之举同以后的“八老上书”是多么的相似。1990 年，国家进行机构改革，何任等 8 位中医研究有所成就者听说中医药管理局要被精简，再次上书，这就是在中医药界著名的“八老上书”（八老指邓铁涛、方药中、何任、路志正、焦树德、张琪、步玉如、任继学）。何任他们认为这反映了传统的偏见和部门的利益，而不利于从整个民族的立场上发展中医中药，弘扬民族瑰宝，并且在国家机构改革中，国家中医药管理局要进一步转变职能，精兵简政，提高效能。但目的只能是加强和完善这个机构，而不是乘此机会把它撤并掉。如果真是这样，这将是一种历史的倒退，不仅可能使中医药事业失去特色并最终导致消亡，而且对全国的中医药界将是一个沉重的打击，前辈们几十年来为中医药事业奋斗的成果将付诸东流，中医药的国际领先地位也将永远丧失，重新陷于从属地位的中医药队伍（包括民族医药队伍）很可能成为一个不稳定的社会因素。中医药学术的丢失，将是全民族无法挽回的损失，只考虑经济效益的人往往不注意这一点。日本明治维新之后，日本的和汉医学被取缔。现在日本想重振东洋医学，实际上已不复可能，这个历史覆辙，我们不能重蹈。中国共产党历来的中医药政策是正确的，中国的中医药应该坚定地走自己的路。为此，就有必要把世界上独一无二的这个管理机构保留和加强起来。在何任他们的坚持下，一个月后信访局回信，同意“八老”的意见。国家中医药管理局得以保留，并相继成立了省、市级中医药管理局。

一个好的老师对人的影响是深远的，而中医药的发展需要每一代人的努力，前有朱鹤皋先生挺身而出，后有何任的大义执言，或许这就是中医师徒

的薪火相传吧！

二、江山代有才人出

徐小圃，上海宝山人。出生于医学世家，幼承庭训，尽得其父杏圃公之传。弱冠时父亡，即悬壶问世，设诊所于上海东武昌路，专业儿科。

徐小圃常言，金元四大家，刘河间主清，张子和主攻，李东垣重补气，朱丹溪重滋阴，各有专长，亦各有所偏。惟仲景一书，辨证谨严，用药果敢，其圆机活法，实医家临证之典范。小儿疾病易虚易实，故审证必须详尽。表、里、寒、热既辨，虚、实既明，则麻黄、桂枝、青龙，或泻心、白虎，或承气、凉膈，或真武、四逆等汤方，宜大胆放手应用，切勿因循畏缩，坐失良机。在长期跟诊摸索以及和同学们交流的过程中，何任对徐小圃先生的用药思想有所领悟，如对于《伤寒杂病论》中的方药加减运用，以小青龙汤为例，此方为外感风寒内夹水气者所必用，虽无表证而见喘咳者亦常用。徐小圃先生用此方于无汗表实者，则取生麻黄而去芍药；表虚有汗者，则用水炙麻黄；但咳喘而无发热者，用蜜炙麻黄，或去桂枝、芍药；表解但咳而不喘者，去麻黄、桂枝。此外，治疗咳嗽时，方中五味子需打透，以期五味俱备，非仅酸收而已；新咳宜散者，重用干姜；久咳宜敛者，重用五味子；邪盛咳不畅者，去五味子；痰多者，加白芥子；顽痰喘咳历久不愈者，加竹节白附。而这些点点滴滴，何任都记在心里，不断地思索，当何任在往后总结治喘要领时，说出了"肺肾虚实"四个字，何任认为，分而言，喘之由于客邪于肺，上焦气塞，呼吸不利，气盛脉实，滑数有力，皆实候也。通治总以疏利为是，如定喘汤。肺感风寒致喘，常用三拗汤；肺寒夹饮，肺脉水停，脉浮，则宜小青龙汤；肺热痰火证明显，则用麻杏石甘汤；肺气不降，浮肿而喘，则可以麻黄汤加桑白皮、茯苓之类；水病喘满，肾邪犯肺，则常以通阳泄浊法，用真武汤合四苓散。此外，痰喘必涤其源；气喘必平其气。前者用温胆汤，后者用半夏厚朴汤等均为治实喘之常法、常方。倘见吸气短促，遇动则剧，气弱脉微，定其外无客邪，内无实热，皆为虚候。其肺虚金燥者，多用生脉饮；肾阴亏虚，肺受其烁则宜六味地黄汤加麦冬之类。肾阳虚气脱而喘，则参麦六味丸、金匮肾气丸酌情而用。肾不纳气，身动即喘，则加沉香、黑锡丹等以导火归源。其重证气欲脱者，则急宜接续真元，用人参、紫河车、五味子、石英之属。治喘大要如此。

由于认病辨证精确，处方善以化裁，配伍灵活，因此，经徐小圃先生起沉疴、愈废疾者，实不遑计之。徐老常谓：“医乃仁人之术，既要有菩萨的心肠，又要有英雄的肝胆。”此语实为绳医之座右铭也。徐氏临证一丝不苟，对每一病儿的口腔都仔细检查，毫不遗漏，而绝不因业务繁忙而求快。先生治学从业，总是虚怀若谷，与祝味菊、朱少坡等相交甚契。凡同道所长，则竭诚请益。他主张学习西医学，与西医师谭以礼、刁心德等亦相互切磋，临床中亦采用西医学诊治手段，如使用压舌板，并予消毒，对白喉等传染病患儿使用过的压舌板则随即焚毁。他遇重病者，即给予提前诊治；贫病交迫者，则免收诊金。热心中医事业，屡捐巨款兴办中医学校和药圃等。这与以后何任设立“何任中医基金会”的初衷是何等的相似。当时由于何任为别人设计动物类营养品而获馈赠十万元，何任认为中医药学有悠久的历史，是我国宝贵的文化遗产，它对中华民族的繁衍昌盛起了重要作用，且现在它正为东西方文化交流不断做出贡献，因此何任就想做有助于发展中医事业的工作。当时何任申请建立“何任中医基金会”，得到了浙江省人民银行、浙江省民政厅的审核批准。基金会于 1993 年 1 月 11 日正式成立，接着又收到了国内外馈赠，基金数目有所增加。“何任中医基金会”通过多渠道筹集资金，将基金利息用于奖励在中医教学、科研、临床、管理和发展中医事业方面有成就的单位和个人的民间非营利性社会团体。

第二节　读书钻研渐扬名

金少陵，江苏吴县人，中医妇科教师。据何任回忆，当年在讲台上时已是两鬓如霜。金少陵讲妇科学，理论上遵《黄帝内经》学术思想为基础，并结合临床实际运用的原则，多有创见。撰有《从热入血室到寒入血室》《读〈陶节庵麻黄汤止吐血案〉书案》《读〈洄溪医案·治莫秀东奇病〉有感》《读〈王肯堂疮闭证〉后之我见》等文章。金先生早年曾事科举业，科举既废，转而学医。他学医非同一般，可以几天不出门外，并探索佛经释典，讲究练功习武。在讲课中常穿插指导呼吸吐纳之法，平时一有闲暇，即对医籍抱卷吟读，直至神昏目倦方始就寝。他在撰写的《病理学讲义》自序中说：“非如此不能掌握医道，不足解除民间疾苦；不如是，不能与世界周旋；不如是，不足深入长沙之室；不如是，不足跻登轩岐之堂。并非钓誉沽名，以术炫人……而他的这种读书法，何任认为不是十分完善可取，但他钻研学术的精神是何任学习的榜样。非但如此，当时何任在求读的“上海新中国医学院”钻研学习的精神，亦让何任受益终身。

“上海新中国医学院”从创建始，就很重视学生的医论习作和方案模拟，几乎每门中医主课都有医论习作，临床各课都有方案模拟。当时作文题目甚多，由学生自由选，如“作文亦如处方说”“六经下利，病同治异说”“疟可用柴胡，柴胡不尽治疟论”“心病难医解”“岁阑读医有感”等。这些题目并不墨守泥古，很有启发性。仅举一例供参考：题目是“疟可用柴胡，柴胡不尽治疟论”。文曰“夫疟之病”，《黄帝内经》云“无痰不成疟”，又云“疟不离少阳”，故国医治疟，或用和解少阳，或用祛湿化痰，各随其宜以与之。盖疟之来临，因夹受外感而湿痰积滞者不在少数，寻常用解表化痰等剂以治之，但今时医之治疟有用大小柴胡汤者，二汤各有擅治。若服大柴胡者，能使其邪由表而达里，一升一降，一上一下，服后治愈。柴胡为泻火之品，行血行气之方，故柴胡擅治疟。但柴胡不尽治疟，亦能治他疾：如肝经邪气由表传里，脏腑相连而作痛，因其邪气内降之故，或邪入于胃而为呕吐，或伤寒十数日不解者，其胸胁满而呕，日晡所发潮热而微利，或伤寒中风等症，皆可予柴胡酌用之。这篇习作的教师评语是：“明白，流利。”像这样不过300字的短文，对题目阐述得很明白，可谓要言不烦。至于模拟方案的选题，是教师或据实际病案，或按所学内容拟题，使学生在未经实际临诊却得到临诊一般的锻炼，颇有裨益。如凭病人脉证：“乍寒乍热，骨节酸楚，鼻鸣咽燥，胸闷便闭，苔白滑，脉弦涩带滑，试拟方案。”或是“秋燥夹食，试拟方案”“急惊风试拟方案”“试拟春温症之主治方案”等。举一则“伤寒夹食试拟方案”：“恶寒发热，旬日不愈，以致周身诸恙，头目昏眩，咳呛胸闷，痰咯不爽，舌苔薄垢而黄，四肢酸楚，脉浮滑，大便五日未行，腹中阵阵作痛，此为伤风夹食滞之证，治宜疏达风邪而导食滞。银柴胡半钱，菊花3钱，川桂枝8分，嫩前胡钱半，全瓜蒌4钱，牛蒡子4钱，郁金钱半，神曲3钱，荆芥穗3钱，夏枯草3钱，青陈皮各2钱。”教师评语曰：“大便五日未行，苔呈黄垢，脉形浮滑，脉证俱有可议处。要知便闭而见苔黄者，邪传阳明，桂枝即不中与也。案未叙明往来寒热，安得妄主柴胡！况桂枝、牛蒡、荆芥、菊花合主一方，则究系风寒乎？抑风热乎？令难索解。”这是一则学生拟案不高明，使教师不满意予以批评的模拟案。

而在上学期间养成的刻苦钻研精神，勤奋好学的品质，对何任产生了很大的影响，在后来何任写《和青年中医谈治学》一文中，何任说道："我们中医工作者，除要树立明确的学习目的、培养高尚的道德情操外，还须有学习的决心与恒心。清代名医陈修园，以医术高、著述多闻名于世。他年轻时家徒四壁，穷困不堪，但嗜学不倦。他找了个僻静的房间，不出庭户，数十年如一日地专攻《伤寒论》等名著，终于探明奥旨。其著作《伤寒论浅注》《长沙方歌括》等之所以能深入浅出，实得力于专攻之恒心，我们比古人学习条件优越千万倍。古人读书，常有书籍求得不易、文具纸张缺少和寻师困难等阻碍。而现在，各种书籍浩如烟海、文具简单易得，名师学校随处可见。抚古瞻今，使我们感到确是身在幸福之中。但是要做学问，先要对读书、钻研学问发生兴趣，养成读书的习惯，久而久之乐趣就产生了。学习得越深越久，兴趣亦越来越高。古人在描写读书做学问到了"入迷"而乐不可言的地步时，有所谓"信手拈来""如探囊取物""落花水面皆文章"等，这些正是古人对读书做学问真正产生兴趣的自白。读书多了、久了，理解能力也由于熟能生巧而提高，对各方面所得的知识自能融会贯通，左右逢源，还能反过来提高研究、思考和认识能力。"

第三节　心系学生愿妙手

中医传承千年而不绝，在于一代又一代中医人的努力，在于师徒之间的殷殷重托，薪火相传。何任的老师包天白先生和沈啸谷先生亦让何任受益良多。

包天白先生戴眼镜，穿长衫，温文尔雅，恂恂然有儒者之风。每次学生编辑出版毕业纪念刊，他均给予指导，而且责无旁贷地撰写发刊词，文采飞扬，深受学生的敬爱。1941 年第 4 届、第 5 届毕业纪念合刊《医林俊秀》出版，刊有包氏撰作的发刊词和诗章《赠别毕业同学》："四载鸡鸣人别离，十年方悔作人师。元元疾苦谁能乐，处处炎内若个知？长觉后生皆可畏，徒追先圣未为奇。入乡问俗应须记，傲骨由来不合时。"表达了对学生的殷切期望和嘱咐；学习先圣，贵在超越古人；服务病人，不可恃才傲物。

当我们的视角回到何任《给六零年级同学的一封信》的时候，总会发现二者是何等的相似。信中写道：

"在实习过程中，极大部分同学能遵守实习单位的规章制度，珍惜实习时间，抓紧自学。在实习中虚心认真，积极钻研，尊敬老师，认真撰写实习报告，

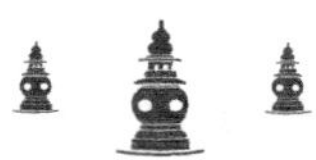

按时完成作业。不仅能学习总结老师的经验，并能把所学到的知识较好地运用于临床。有些同学在老师因忙而讲解不多或实习病种较少等不利的实习条件下，也能主动钻研，想办法搞好实习。

正因为你们绝大多数同学进行了多方面努力，所以据反映，通过实习，你们对四诊八纲、辨证论治在临床上的运用，已有了一定体会，对课堂上学到的理论加深了认识。总的来说，比开始实习时已有了很大的提高。特别是有些同学，由于学习努力，不仅对一般的诊治规律能够掌握，而且还学到老师不少特有的经验，并予以记录加以整理……为了将这次实习搞得更好，收获更大，效果更高，我提出下列一些意见：第一，所有的同学在这次实习接近最后阶段时，要坚持不懈，以善始善终的精神，想尽一切办法，主动积极提高质量。原来实习较好、收获较多的同学，千万不要以此为满足，必须抓紧时间，继续努力，争取更多更大的实习效益，不可停步不前；原来实习收效不大的同学，应该加倍珍惜这最后几周，在前阶段的基础上，不放弃一切有利条件，毫不松懈，急起直追，务必达到预定的实习要求。第二，同学们对各自的老师已经熟悉，你们应该继续虚心向老师请教，按照规定写好实习心得体会，搞好实习总结，严肃认真地对待实习考查。在写实习心得体会时，应将一个学期实习中自己对诊治用药的收获以及学到的老师的经验好好地整理出来，请老师审评。第三，同学们在实习中不能疏忽了对已学过的基本理论课程的复习。我们强调理论联系实际，但在实际工作中也必须不断温习理论。如果你们对经典书籍、方药背诵精熟，下过功夫的话，那么我相信不论是临证实习也好，撰写文章也好，都能信手拈来，毫不费力，否则就会临诊茫然，虽搜索枯肠亦无所施了。我之所以要求你们在实习中不断复习已学过的课程，也就是要使你们达到温故知新的目的。”

何任对后学的谆谆教导，勉励他们刻苦钻研中医，为中医事业作出贡献，这一切的一切与包天白先生教育他们是何等的相似。

令何任记忆深刻的另一位老师是沈啸谷。在何任的印象中，他是一位平易近人、朴质无华的老师。他在讲课中常常结合自己临床经验，非常实际，并且善于帮助学生，当快到毕业实习前，他热心地为几位尚不能落实实习场所的学生，在辽阳路联系房屋，设了一个“平民施诊所”，并且亲自去应诊。但终于因为地处闸北，又是沦陷于战火的环境中，居民少，路途远，交通又不便，不久就办不下去了。虽然沈啸谷先生在当时不是一位大名医，但他的平常、实在、关心帮助学生的长者风范，却久久留在何任的记忆之中。

第四节 医德高尚颂大医

自古以来，作为一名中医，医德显得尤为重要。在何任侍诊章次公和王仲奇先生时，颇受两师教诲。

章次公，名成之，号之庵，江苏省镇江丹徒人，医学家。1919 年就读于上海中医专门学校，师事孟河名医丁甘仁及经方大家曹颖甫，又问学于国学大师章太炎，学业兼优。章次公精研医书经典及诸家学说，于伤寒学造诣尤深。认为仲景之书确系大经大法，为医者不可不读，而明、清温病学说则是《伤寒论》之发展，应汲取两家之长，又认为发扬中医须参合现代医学理论，打破中西医间的界限，力求两者的沟通。临诊主张运用中医之四诊、八纲、辨证论治，兼采现代科学诊断手段，“双重诊断，一重治疗”，提高疗效。用药则博采众方，无论经方、单方、验方乃至草药，兼收并蓄，机动灵活，注重实效，剂量或轻或重，突出重点，击中要害。尤其善用虫类药物，在何任跟诊的过程中，亦记录着诸多章次公先生的用药经验，如：用蜈蚣、全蝎等治头风痛，用蕲蛇、露蜂房等治风痹走注，用䗪虫、蝼蛄、蜣螂、蟋蟀等治积聚肿胀，效果都很好。虫类药物对胃部略有刺激，胃纳不佳的患者，可复入山药、陈皮等健胃调气之品，以解除其不良反应，但大多数患者，服之并无任何不良反应。

章次公热心为贫苦病人看病，用药以验、便、廉为主，深夜出诊常不取酬，有“贫民医生”之誉。这种仁心仁术的精神亦深深地影响着何任，当何任毕业在龙泉行医之时，日军抹杀人性，使用细菌战造成了大规模的鼠疫、伤寒等疾病流行。当时丽水、云和、龙泉除了各种急性传染病流行外，还有鼠疫的流行。何任在小山城里，每日都听到有鼠疫病人死亡的消息，于是就查阅了大量中西资料，拟定治疗方法，与当时驻龙泉的一个国际组织医疗队合作，治好了一些病人。当时卫生界虽有倡导集中隔离的建议，但也多是形式而已。死亡者每日皆有，其中以腺鼠疫为主。当时何任住处有青年何某患腺鼠疫，现录一例何任的验案如下：何某，男，20 岁，居龙泉槐坡社巷。原为体健无病之青年，突感畏寒，全身战栗，体温升高，头痛，四肢酸痛，恶心呕吐，目赤，皮肤有暗色斑痕如瘀血块。小腿腓肠肌部红肿硬实，行动困难，腹股沟淋巴肿痛。在就诊中医之前，此患者曾于当地医院查白细胞 9×10^9/L 以上，初诊为腺鼠疫，欲送进一步检验。而该患者自请中医治疗。何任当时诊患者，亦初步印象疑为腺鼠疫，而鼠疫一证中医仅偶见于清代，有论鼠疫专书。由于疫毒入血，瘀阻不行以致病。何任据此判断，故采用以清热解毒、活血化瘀为治，药用连翘、金银花、板蓝根、蒲公英、生甘草、当归、桃仁等加玉枢丹。小腿肚外敷如意金黄散，每日更调 2 次。内服药量较一般常用剂量略重，服药以后，症情未见加深。后考虑清末医家治该病记载，据《金匮要略》阴阳毒病酌参升麻鳖甲汤意复加升麻、鳖甲及藏红花化裁进治，数日以后，全身症状渐解，又外加小腿外敷药若干日，竟得愈。此外，当时不明原因高热不退、头痛类似重流感等病流行，何任创制了治疗这种头痛、高热不明原因的流行病的经验方“青苏散”，交当地药铺按方制作，价廉效高，治愈了大批病人。而在其《漫话医德》一文中也写道：“采取人道主义的态度，对医德历史遗产批判地继承，这是医学发展和社会主义精神文明建设中一个值得重视的问题。社会主义的新医德，既同以往的旧医德有本质的区别，又具有历史上一切优良医德的共同特点。中医药学这个伟大宝库中，高尚的医德也是它的重要内容之一，也是中华民族灿烂文明的宝贵财富。从中医学文献看，对医生的要求是非常强调医疗技术和医德的。对医生中的优秀者，有“上工”“良工”“大医”等尊称。“上工”是技术精良、能够预见到疾病的发展与归转，并能采取预防措施的医生，他的病人治愈率应是 90%，即所谓“上工十全九”；“良工”即良医，是指看的病人多、阅历深的好医生，所谓“三折肱，知为良医”；“大医”是指道德品质和医疗技术、服务态度都好的医生，很自然的这就成为历代医生的大体规范和楷模。归纳起来，我国医生与传统医德总离不开树立一切为了病人的思想，详细诊察疾病，博采精思提高医疗技术，谦虚恳切，言行慎重等几个方面。从《素问》《灵枢》《伤寒杂病论》《千金方》以及较后的很多医书来看，都有提倡一切为病人的言论。自古称医术为仁术，医生要有仁心，就是说作为医生的唯一目的，是救人的疾苦。这个前提，就是要具有对病人的切实同情，把病人的痛苦看成是自己的痛苦、亲人的痛苦一样。唐代孙思邈《千金方·本序》中说“人命至重，有贵千金”，就是说要把挽救病人的性命，看得比一切都重要。又在《千金方·大医精诚》说：“凡大医治病，必当安神定志，无欲无求，先发大慈恻隐之心，誓愿普救含灵之苦。若有疾厄来求救者，不得问其贵贱贫富，长幼妍蚩，怨亲善友，华夷愚智，普同一等，皆如至亲之想。亦不得瞻前顾后，自虑吉凶，护惜身命。见彼苦恼，若已有之，深心凄怆，勿避险巇，昼夜寒暑，饥渴疲劳，一心赴救，无作工夫形迹之心。如此可为苍生大医，反此则是含灵巨贼。”从这些古人的嘉言懿行里可以看出，古代医家提倡这种牺牲自己为病人解除痛苦的精神，是何等的可贵。

一次实习时，章次公先生用柴胡，用量超过常量很多，章次公先生深恐药铺不能照处方配，就在处方上加注道：“此证柴胡用××，并非笔误。”并盖上自己的印章。章次公先生负责的精神，竟至于此，如此足见其医德之高尚。

王仲奇（1881～1945），安徽歙县人。出身于一个中医世家，自曾祖于履中先生习岐黄始，传至其先人王养涵先生时，名著江、浙、皖、赣间，特被称为“新安王氏医学”（《歙县志》）。王仲奇先生治医治学，遵循早用功、广涉猎、勤实践、贵有恒等原则，博览群书，又一丝不苟，临床数十年，暇时仍不废读。其学术远溯张仲景、孙真人以及诸家之学，近效孙一奎、程杏轩并及叶天士、徐泗溪诸家之书，而于先辈吴谦服膺尤深，曾以《医宗金鉴》一书为治医者根应之学，平日辨证立方，论理引经据典，融医治于一炉；遣药则经方时方并用，反映出博采与灵通的治疗特色。而他的治案，一则处方方案，时有长达500字，脉案约400字，药味约100字。治案不但阐述医理，其文字也是值得读的。由此可见王仲奇对诊治病人认真负责的可贵精神。

在长期的跟诊中，亦使何任养成了此种精神。何任在校之时，常常在上海辽阳路施诊所施诊。所谓施诊所，就是不收诊金，因为就诊者多为当地患病的贫民。有一天，遇到一喉痧病人，身热形寒，肤红肌热，遍体隐隐有斑，咽喉严重腐烂，悬雍垂亦肿腐不堪，咽嗌几不可辨，然舌鲜红如洒朱，不能进食，全赖灌咽米汤，全身极度衰虚，由家属扶持以行。何任认为就病情而论，此为疫毒上攻，于是为其处清热解毒药方，并嘱喉部吹敷局方珠黄散以化毒去腐。但病人家境贫苦，无力购买珠黄散，拿着药方踌躇。何任认为此病应当马上治疗，如此重症再耽误肯定会坏事的，于是便询问病人住处。午间诊病结束之时，何任立即奔赴病人居所，所购冰硼散一包及普济消毒饮数服赠予病人。冰硼散价廉而效逊于珠黄散，何任一介寒医，只能尽力施治。何任在后来亦常强调对病人应用心施治。何任认为，医生诊治病人，与其他工作不同的地方，就是他的工作关系着人的生命，必须慎重细心，不能粗心大意。诊治疾病是一个调查研究的过程，《灵枢·师传》说：“入国问俗……临病人问所便。”这里说的“便”，意思是指先了解病人的周围环境、精神状态、生活习惯、饮食好恶、个人感觉等。接触病人之前了解这些，将大有利于对疾病的诊断。《素问·疏五过论》专门谈到诊治疾病上的五种过错，而这些过错中，尤以忽视对情志变化的了解更应警戒。再是指临证诊治必须结合到天时、人事、藏象、色脉等各个方面的因素，以了解疾病的内外全面情况。何任指出，之所以有这些过错，都是由于学术没有精通，又不懂得社会情况对病人的影响所致。《素问·征四失论》也是专门提及医生工作中的四种过失，而这些过失，都是不能做好临证诊治的主要缺点，提出来作为惩戒。如不懂得阴阳逆从的道理，诊治就要失误；学术不精，说理荒谬，夸耀自己，乱投砭石，就要失误；不分析病人的不同情况、个性、处境，不知道比类异同，心中无数，诊治就要失误；若不问疾病的起因，饮食生活有无异常，有否被毒物所伤，贸贸然就切脉说病，这样粗枝大叶，必然要造成失误等。

中医诊断是结合望、闻、问、切，得到全面情况，所以既要了解四诊，又要了解病人的生活环境、发病原因，然后通过辨证分析，确定治疗原则，再端详方药性能、用量，总要做到“详察形候，纤毫勿失，处判针药，无得参差”才对。《冷庐医话》说：“作事宜从容详慎，为医尤甚，不特审病当然，即立方亦不可欲速怠误。杭州某医治热病用犀角七分误书七钱……某医治暑证用六一散又用滑石，服之不效，大为病家所垢，此皆由疏忽致咎。”这段话足以说明，医生的认真细致诊治是何等重要。另外，书写药方更要字迹端正，经复核无误才交给病人，任何草率不负责任的做法都不应该。

当然在何任的医学生涯中，还有许许多多的医者为何任指明方向，他们或严肃认真，或儒雅风趣，都在培养着中医界一代又一代的人才，他们堪为中医界的脊梁，而一代国医大师何任先生的从医之路才刚刚开始。

第三章

声名鹊起

俗话说，师傅领进门，修行在个人。成为名医并不能一蹴而就，总离不开坚定信心、刻苦学习、增强悟性及不断实践提高等。

在医术上，何任十分注重临床实践。四年级在盐务局的实习阶段，何任已经开始门诊，独自应对临床各种复杂病证，并且尝试攻克鼠疫等传染性疑难杂症。医术的提升，除与实践密切相关外，也不能少了理论知识的支撑。为此，何任除阅读大量中西医书籍外，更是潜心探索我国现存最早的系统论述杂病诊治的专书《金匮要略》长达半个世纪之久，并且不断总结研究成果，出版《金匮要略》相关著作十余部。

在提升自身的同时，何任深知中医的传承与发展需要更多的中医事业工作者作为后备军。作为教育者，何任不仅创办了中医函授社，参与创建浙江中医学院，更是自建校起始终坚守在教学第一线，为培养中医人才不懈努力。

第一节　初学青囊暗定心

何任在“上海新中国医学院”读完二、三年级的课程后，考虑到自己身处中医世家，家传的中医也需要后继有人，再加上其父本身就是杭城著名的中医师，四年级的临床实习何任决定回家随父实习。

一、何氏医庐初成名

实习任务开始后，何任辗转回到缙云家中。时值缙云流行脑膜炎、肠伤寒等急性传染病，没几日时间，何任便病倒在床。当时西医对伤寒也没什么药，只是适时服用、注射药物以补充体力消耗，输液也没有普及。行医经验丰富的何任父亲决定，以服用中药为主，并请当地卫生院护士每日为何任注射葡萄糖以补充体力。一日，何任排出了积便及大量鲜血，随即面色苍白，虚脱昏迷。后何任父亲以传统医术辨证施治，过了一两个月，何任的头发渐渐脱落，面色转常，渐次复元。经过这次死里逃生的经历，何任真实体验到了病痛折磨的苦难，认识到中医辨证治疗的重要性。同时又在家乡目睹日军轰炸后的悲惨场景，使何任对人生、对医术、对病人有了更深感悟。身体渐渐恢复以后，何任急迫地想在父亲处实习或者自己应诊。后经父亲的一位病人即永康的两浙盐务局郭先生介绍引荐，何任进入了永康河东坊盐务局医务室工作。何任进入盐务局工作，可谓是一举多得，既可以使自己谋生糊口，又可以完成自己的实习任务，更能够在诊病实践中提升自己的中医水平。

在盐务局工作的日子里，时逢战乱，急性传染病频发，如天花、麻疹、猩红热、伤寒、副伤寒等居多，此外还有内科、妇科、儿科诸病，何任一人独当，中西结合，治愈了不少病人，积累了不少的效验病案，于是将素材整理提高到中医理、法、方、药上加以探索，写成《中医诊治急性传染病之实践》的毕业论文而顺利毕业。

由于日本侵略军有南进倾向，永康也多次遭到日军飞机的轰炸，战事迫近，盐务局先由永康迁到金华西路村，后再退到龙泉郊外的金沙寺旁。何任到达龙泉以后，就有不少病人钦慕其父的医德医术而来请他看病。由于为人治疗的效果相当不错，治好了数例妇女产后的痉、郁冒、大便难等“疑难杂症”，之后除局里的职工及家属外，龙泉当地的一些机关和商界人士亦常来邀请何任诊治，渐渐地，当地居民也来邀诊。之后业界更是邀请何任定时为城里病人诊病，并提出最好在城里觅一处住处，以便工余时应诊的建议。由于何任本就有离开盐务局自己开业执医的打算，故经人代租了城内槐坡社巷 8 号住屋兼诊所，开设了业余应诊所“何氏医庐”。

是时，正逢日军侵略者在衢州等地开展细菌战，造成龙泉范围内鼠疫流行，不少人染病、病重，死亡的人数每天都在增加，闹得全县人心惶惶。何任一直坚守在疫区，在查阅了大量的中西资料后，成功治愈了一部分病人。《湛园医话》中记载：“某青年之‘腺鼠疫’，按《巢源》‘恶核’以清热解毒、活血化瘀，并参照《金匮要略》‘阴阳毒’治法处理而愈。”细菌战带来的危害除鼠疫外，还有高热不退、头痛等类似于重感冒的杂症。患者大多是贫困山民，无钱医治，而发病时却异常痛苦，时常疼得以头撞墙、满地打滚。何任见此，不仅创制了退热解痛的“青苏散”，亲自掏钱购药，请当地药铺按方制作，不收钱或少收钱地分发，治愈了不少患者。

在龙泉，经过盐务局同事蔡鹿门先生的介绍，何任与在龙泉芳野浙江大学分校师范学院中文系就读的陆景涛相识，之后两人常常往来，在战乱中相互照应，继续艰苦勤奋地工作、学习。1944 年，两人订婚，考虑到各自的事业、学业正处于起步阶段，且世界政局虽日渐明朗，然日本侵略者并未正式投降，再加上年纪尚轻，没有结婚的条件。直到 1945 年 8 月 15 日，日本无条件投降后，何任与陆景涛先后随单位和学校返回杭州，为宽慰长者的伤心与烦恼，两人于 1946 年年初在西湖边的西园望湖亭举办了隆重的婚礼。

二、办学著书名渐扬

孟子曾说：“求则得之，舍则失之。是求有益于得也，求在我者也。”婚后，陆景涛仍在求学，并无收入，整个家庭的担子都由何任挑着，再加上抗战虽然已经胜利，但当时币值多变，物价飞涨，盐务局工资菲薄，每月寅吃卯粮，入不敷出，于是何任着手准备第二职业。针对当时许多中医多为家传，缺少接受正规教育的机会，拜师学习又常得不到老师真传的现况，同时又为了在知识平民中培养一些收费低廉的初级中医，为广大劳苦群众服务，何任于 1947 年着手创办中国医学函授社，向全国招收学员。抗战刚刚胜利，社会并不太平，物价飞涨，想寻些精编讲义的参考书十分困难，再加上盐务局的工作并不算太轻松，何任只能抽出每晚以及假日的时间编写中医的各种讲义。凭借着俭朴的生活习惯和夜以继日的工作，何任陆续编成了《中医内科学》《中医妇科学》《中医外科学》《医摘便览》《中西医病名对照和治疗》等由浅入深的读物。

除了编写讲义外，为了普及、提高中医水平，何任还做了制定教学计划、招生简章等中医函授规范方面的工作。在相关工作准备完毕之后，就在上海新闻报登报招生。起初，何任还在陆景涛的帮助下共同抄刻蜡纸、油印、投寄等，等到函授社出了名，函授学员与日俱增，则聘请专职人员处理日常工作。学员年龄分布广，上至八十多岁的民间中医，下至十几岁的学生，还有不同

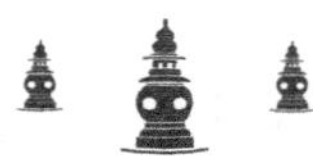

年龄层的中医迷。但学员大都只是“草头郎中”，只识几种草药，只记几个土方子，通过函授学习后，初步掌握了四诊合参的诊断方法以及三焦、六经、阴阳、五行的辨证方法，走上了正规的中医道路。

1947 年，陆景涛毕业于浙江大学师范专科，受聘于杭州弘道女子中学教国文课。同年农历九月，长子何一枫出生。1949 年农历二月，次子何钧青出生。1949 年 5 月，杭州解放，何任为实现中医事业的发展，辞去盐务局“铁饭碗”，专门开办杭州中国医学函授社。不久，因其精湛的医术及良好的医德，何任在杭州市卫生局成立的新中国成立后第一届中医协会上，以第一的得票数由众多中医会员推选为理事，并且在理事会上被公推为主任，时年 29 岁。

为了响应当时政府对分散的个体开业中医联合起来的号召，何任与陈桐封、毛达文等几位年轻中医迅速行动，克服资金短缺等问题，与庆春街德生堂药铺合作，利用德生堂的门面和空余房间，稍加装修，成立了杭州市第一家中医联合诊所——杭州市庆春街中医联合诊所。由于诊所的特殊性，再加上政府的支持，诊所的业务日渐繁忙。为使更多的病人得到有效的诊治，故又与清河坊叶种德堂药店合作，在其内堂设立了庆春街中医联合诊所的分部，由叶耀南、李培玉、唐福安等医师应诊。尽管这些刚成立的联合诊所条件较差，但各位医生都愿意牺牲个人开业的丰厚收入，联合起来走集体的道路，集体诊治、集体收入、集体承担风险，为广大人民服务，在新中国成立初期为中医事业的发展作出了一定的贡献。

由于既要在中医联合诊所坐诊，又要去各大工厂出诊，还要兼浙江卫生人员训练所的中医课程，工作超负荷，进餐不规律，何任于 33 岁那年得了胃溃疡。何任没有接受手术治疗，而是请了一位老西医配合自己中医治疗，休养了半年多，基本痊愈。不过由于何任身处病中，中国医学函授社就不再招生，并逐步缩减，直至停办。

在杭州市卫生局的领导下，中医学会着手协助全国第一次“中医师证书”的颁发工作。由于正处于新中国成立初期，开业的中医大多是祖传、师承及自学而成，有些甚至缺少一定的文化基础，甚少有中医院校毕业的中医开业临诊，这就导致很大一部分中医在颁发证书审查工作中不合格。根据符合资格审查且群众声望较高为颁发“中医师证书”第一位考虑，资历声望欠缺作为第二位考虑的标准，1953 年 4 月，何任获得了卫生部颁发的中医师证书（中字 06437 号）。这是对何任中医技能以及资历声望的一大肯定。

第二节 畅饮橘泉行砥砺

传统中医学是一门系统性的学科，却又具较强的个体性，在学习上本就存在一定的难度。求学时期的何任通过刻苦钻研、潜心研究及尽早临床，习得了一手好医术。然而他不局限于提升自己的能力，更是创办了中医函授社以培养为劳苦群众服务的初级中医。这期间，何任不仅要承受学习、工作上的压力，更要承受恰逢中西医交流碰撞剧烈阶段所带来的社会压力。

新中国成立之后，全国上下开始贯彻中医政策，何任受邀负责浙江中医进修学校的教学工作。在之后的岁月长河里，何任始终未曾离开教学岗位，并坚持中医教学、科研、临床齐头并进，畅饮橘泉。

一、百废待兴初建校

鸦片战争以前，中医作为中华传统文化最优秀的部分，在中国一直处于一枝独秀的地位。列强入侵后，西方医学大规模传入中国，开始了两种医学并存的局面。然而当时相当一部分医学界人士轻视中医，认为中医落后，再加上北洋政府排斥、限制中医的发展，使中医举步维艰。1912 年，北洋政府以中西医“致难兼采”为由，完全把中医药排除在医学教育系统之外，即《中华民国教育新法令》有关医药学教育方面的部分完全没有中医药方面的规定，这就是史称的“民元教育系统漏列中医事件”。1929 年，国民政府的第一届中央卫生委员会议通过了一系列余云岫等西医提出的《废止旧医以扫除医事卫生之障碍案》及《规定旧医登记原则》。“原则”规定，除年龄 50 岁以上、行医 20 年以上者外，由卫生部统一施行“补充教育”，限制中医发展，这即是近代中医史上著名的“废止中医案”。为了挽救中华民族如此宝贵的中医药文化遗产，中医界团结一致，强烈抗议，在全国掀起了一场声势浩大的反废止风潮。同时，社会公众舆论也都支持中医界，提出“取缔中医药就是致病民于死命”“反对卫生部取缔中医的决议案”等声援口号。虽然“规定”被取消，但当时政府反中医的政策并没有改变，通令中医禁止参用西药及器械；中医学校降格为中医传习所或中医学社，不准用学校的名称，以限制中医人才的培养；中医医院改为医室等以变相废止中医。

新中国成立后，在政府的支持下，中医获得新生。1950 年 8 月，在北京召开的第一届全国卫生会议上，毛主席题词“团结新老中西医各部分医药卫生人员，组成巩固的统一战线，为开展伟大的人民卫生工作而奋斗”，为中医发展指明了方向。1954 年，毛主席说：“中医对我国人民的贡献是很大的，中国有六万万人口，是世界上人口最多的国家，我国人民所以能够生衍繁殖，日益兴盛，当然有许多原因，但卫生保健事业所起的作用是其中重要原因之一，这方面首先应归功于中医。”同时强调“今后最重要的是首先要西医学习中医，而不是中医学西医。”从这以后，中医进入了新的发展阶段。同年，毛主席又指示：“即时成立中医研究机构，罗致好的中医进行研究，派好的西医学习中医，共同参加研究工作。”于是，全国范围内调集名医，于 1955 年 12 月成立了中国中医研究院，毛主席还接见了第一任院长鲁之俊。

在全国上下贯彻中医政策的情况下，1954 年，何任第一个被邀请负责浙江中医进修学校的教学工作。在之后的多次任命中，何任始终未曾离开中医教学的岗位，当然这是后话了。

浙江中医进修学校于 1953 年 7 月开办，起初与浙江省卫生人员训练所合并一起，只有一个班，没有单独校址。1954 年，卫生人员训练所改为浙江省卫生干部进修学校。1955 年，浙江省卫生厅又决定将浙江省中医进修学校与浙江省卫生干部进修学校分建，任命何任和蔡鑫培以及当时卫生厅中医处干部王晓春为分建浙江省中医进修学校的负责人。三人首先寻得河坊街的一处民房作为浙江省中医进修学校的临时过渡校舍，1956 年又将校舍迁到四宜亭的一所小洋楼及附属房屋中，同年下半年，买下并迁入浙江大学庆春街大学路旧校址，至此才有了真正意义上的浙江省中医进修学校。同年 7 月，何任加入中国共产党。

迁入浙江大学旧址后，何任以校为家，全家七口人住在校内慈湖旁的慈楼。何任除负担学校全面教学工作、领导工作外，还兼授“中医诊断学”“金匮要略”“伤寒论”“中医内科学”“中医妇科学”等多门课程，还组织编辑各课的教案和备课笔记，晚间还常有辅导课，回家总是在晚间八九点钟。

1957 年，何任被任命为副校长，时年 36 岁。之后，何任先是聘请全国范围内品学兼优的各科老中医作为兼职教员，后又从毕业生中挑选优秀学员留下做专职教员，逐步改变靠兼职教员授课的局面。在全校教员的努力下，学校的教学计划、教材以及场地设施日渐完善，特别是图书馆的建设大有收获。从《黄帝内经》《神农本草经》之类的老版刻本，到晋·王叔和的《脉经》、明·王肯堂的《六科证治准绳》等善本，馆藏达到了几万册之多，为之后浙江中医学院的筹建和发展作出了重大的贡献。现在浙江中医药大学为数不多的中医木版古籍，多数都还是当时购入的旧物。当时教员、学员的人数不多，浙大旧址一百多亩的土地十分宽裕，所使用的仅有和平馆（大小教室）、存中馆（图书馆）、阳明馆（针灸班教学用）、舜水馆（研究室）、梨洲馆（办公室）、健身房（兼礼堂）、求是书院大讲堂以及附属斋房（学生及教员宿舍）。在校内的大丘陵“中山”下，师生还共同开垦了药圃和菜园。在药圃中，学生可以学习和识别中草药；在菜园中，教师、学生共同浇灌蔬菜，其收益也可用来改善学员的伙食，可谓是作风简朴。

1957 年 9 月，浙江省中医进修学校成为全国中医学校最早开办中医函授的学校，开始函授招生，刊出了《函校通讯》，影响波及海内外。所编写的讲义和指导深受各地欢迎，全国多个省、市、自治区有函授学习和购买讲义的需求。之后，中医进修学校又筹办了多期中医师资班以及浙江省第一期西医离职学习中医班，为全省范围内中医业务水平的提高作出了很大的贡献。

二、 两度分合谋发展

在全国范围内建立了北京、上海、南京、成都、广州五所中医学院以对中医进行系统正规的高等教育后，1959 年 9 月，遵照中国共产党浙江省委员会的指示，在原浙江省中医进修学校的基础上，正式成立浙江中医学院，学院的筹建工作由浙江省中医院院长余承勋和何任两位同志负责。院址仍为中医进修学校的旧址，但在师资力量方面，又调入了送去上海中医学院西学中班学习的七位同志、南京中医学院师资班即将毕业的六位同志以及浙江省中医院的两位同志，初步形成了中医各科的师资队伍。何任分管教学工作，为物色中西医、普通科、政治、外语、体育等各科教师而四处联系奔走。同时，何任根据中医学自身的特点，提出中医学生应该争取早临床、多临床。

学院成立不久，即被并入浙江医科大学，何任任中医学院副院长一职，后因中医学院办学条件受到制约，国务院批示恢复浙江中医学院。但不久再次将浙江中医学院并入浙江医科大学，直到 1974 年，国务院再次批示恢复浙江中医学院。在这样并并分分以及“文革”的背景下，各领导人员工作难以展开，学院也难以得到很好发展。直到 1976 年秋季“文革”结束后，学院的工作才渐渐步入正轨，何任也复任副院长并于 1978 年被评定为首批教授。

1979年，何任被任命为浙江中医学院院长。

“文革”时期，何任受到了批判，被迫到转塘乡间、嵊县三界和华堂、青田高湖公社东山大队等地前后劳动3年余。在条件如此艰苦的情况下，何任仍坚持有机会就替病人诊病治病，时刻不忘自己作为一名医生治病救人的使命。但由于劳动强度大、压力大，再加上穷乡僻壤，饮食营养缺乏，对身体多有伤害。何任于1973年4月发现无痛血尿，检查后被诊断为膀胱肿瘤，权衡之下，做肿瘤切摘并膀胱部分切除术。罹患重病之时，何任一度心情暗淡，但在读到陶菊坡《五十度诗》“纵然便死原非夭，若竟长生也听天”后，变得豁达而随遇而安，积极正确地采用局部冲灌化疗药物并服中药和食用薏苡仁进行治疗，果然化险为夷。病休的日子里，何任搜集了各种抗肿瘤的药方，又加上自己亲尝了多种中西药物，探索出了较为完整的治疗膀胱肿瘤的药方，更摸索出了进食薏苡仁的独特方法。

薏苡仁，味甘、淡，性凉，有利水渗湿，健脾，除痹，清热排脓的功效，主治水肿，小便不利，脚气，脾虚泄泻，湿痹拘挛以及肺痈肠痈等。《神农本草经》中将薏苡仁列为草部上品，并有记载：“主筋急，拘挛不可屈伸，风湿痹，下气。久服轻身益气。”《本草纲目》云：“薏苡仁，阳明药也，能健脾，益胃。虚则补其母，故肺痿肺痈用之。筋骨之病，以治阳明为本，故拘挛筋急，风痹者用之。土能胜水除湿，故泄痢水肿用之。”又曰：“日日食米仁，可治久风湿痹，补正气，利肠胃，消水肿，除胸中邪气，治筋脉拘挛。”薏苡仁不仅是中医健脾利湿之良药，更有着抗癌的功效。根据现代研究表明，薏苡仁煎剂、醇以及丙酮提取物对抑制癌细胞的生长繁殖有明显的作用。同时，食用薏苡仁不仅对体虚容易感冒和患有高血脂的人有很好的效果，对动过手术、做过放疗或者化疗的肿瘤患者，还能促进其体力恢复，提高自身的抗病能力，稳定病情。但由于其性凉，脾胃虚寒，大便不成形者应少食；经期及怀孕女子也不宜食用。

病休三个月后，何任又投身于工作中，起初半日工作、半日休息，之后抱病参与教学工作、筹划教学大楼及礼堂的新建等事宜，编审《浙江中医学院学报》的前身《浙江中医学院通讯》，并参与每日的门诊。

第三节　杏林春满誉天下

尽管中医在之前的浪潮中遭受了沉重的打击，却没有因此消亡，反而凭借着各界进步人士的支持以及自身强大而深沉的文化底蕴，排除疑难。在包括何任在内的全国中医界人士的努力以及政府的支持下，中医药事业不仅有了自己专职的政府行政管理机构——国家中医药管理局，多个省市更是相继成立了相应的中医药管理局。随着社会的发展和人们观念的进步，中医在世界范围内掀起传播的热潮。

中医古籍作为千年以来承载和记录中医学理论精髓的载体，作为现代中医学传承发展创新的源头，对中医学的传承与发展起到了推动性作用。认识到这一点之后，何任开启了半个世纪之久的《金匮要略》探索之路，成果显著。除应香港邀请进行学术交流访问外，更是作为中方代表，多次参与中日《伤寒论》学术交流讨论并赴日本进行讲学与考察。

一、赴日访港名远扬

《伤寒杂病论》，中医学第一部辨证论治的专著，东汉时期张仲景所著，经晋朝王叔和整理后分为《伤寒论》和《金匮要略》两个部分。《伤寒论》作为阐述外感病治疗规律的专著，创造性地提出六经辨证体系；《金匮要略》以脏腑论内伤杂病，是我国现存最早的一部系统论述杂病诊治的专书。这两部专著，总结了我国东汉以前的医学经验和成就，确立了辨证论治的原则，记载了多种疗效可靠的方剂，后世医家多尊之为“医方之祖”。清代医家张志聪曾说：“不明四书者不可以为儒，不明本论者不可以为医。”足以看出作为一名医者，学习并研读《伤寒论》的重要性。

10世纪前后，《伤寒论》流传海外，颇受国外医学界推崇，朝鲜、越南、印尼、新加坡、蒙古等国医学的发展都或多或少地受到其影响及推动。国外医家也在研究《伤寒论》上有了一定的成就，其中比较突出的就是日本。

为了使两国的研究成果能有一定的交流，卫生部于1981年10月在北京举办了我国第一次中日《伤寒论》学术交流会。中方任应秋、刘渡舟、金寿山和何任四位教授作为代表发表演讲，与日方发言的松田邦、藤平健、小仓重成、山田光胤等先生做了学术上的交流。何任作了“《伤寒论》的博涉知病、多诊识脉、屡用达药”为题的学术报告，反响巨大。日本访中团团长、医学博士藤平健还曾赞扬何任所著的《金匮要略》专著是“中医学杰出著作”。此后，何任又多次接待了1983年4月下旬及1984年3月下旬等由日本前来我国进行学术交流的客人。

1985年年底，应日本汉方医界及东京医校等邀请，浙江中医学院组成了四人代表团的浙江中医学院第一次访日学术考察团，赴日本东京等地进行讲学和考察，何任也在其中。应日本东京医药专门学校之邀，何任赴东京作了“张仲景方之应用”的讲演，同时为东洋学术出版社作了“《金匮要略》之认识”的学术讲座，深得日方好评。除讲演和考察之外，代表团成员之一的李俊生书记还和东京医校理事长浮舟邦彦先生参加了浙江中医学院与东京医药专门学校校际友好协议的签字仪式，奠定了今后两校长期交往的基础。

除赴日本外，何任还于1997年末应香港卫生护理专业人员协会的邀请，访港进行学术交流，对刚回归祖国不久的香港的中医事业现状、民众对中医的信任程度及前景有了一定的了解。留港期间，何任又应香港医学技术学会等邀约，主持了题为“中医药如何防治肿瘤”的学术讲座，总结性地提出了“不断扶正，适时攻邪，随症治之”的防治肿瘤十二字法则。所谓“不断扶正”，总结于《素问·评热病论》“邪之所凑，其气必虚”及《素问·刺法论》“正气存内，邪不可干”，即治疗过程始终要扶助正气以提高病人的抗病能力，这在临床上又可细化为益气健脾、养阴生津、温阳补肾三种方法。所谓“适时攻邪”，即在扶正的基础上，根据肿瘤的邪正演化，适时用以祛邪药物，达到邪去正安，体平气和的状态，临床上大致可分为清热解毒、活血化瘀、化痰散结、理气解郁四法。所谓“随症治之”，即在扶正和祛邪的基础上，根据患者就诊时出现的症和各项检查指标，辨证论治。这样一番论述，让参与讲座的医疗界人士再次体会到了中医药治疗肿瘤的强大作用，感受到了中医药不断散发的魅力，更对中医药未来的发展充满了信心。

二、南何北刘探《金匮》

中医界素有“南何北刘”之说，“何”即指经方大师何任，主要研究《金匮要略》，“刘”指北京中医名家刘渡舟，主要研究《伤寒论》。东京医药专门学校校长、医学博士桑木崇秀先生曾称何任为研究《金匮要略》的“第一人者”，同时何任也被日本汉方界誉为“中国研究《金匮要略》第一人”。

《金匮要略》又名《金匮要略方论》，简称《金匮》，是东汉张仲景著作《伤寒杂病论》的杂病部分。《伤寒杂病论》原书早已亡佚，经晋代王叔和整理编次为《伤寒论》，即《伤寒杂病论》中论述伤寒的部分，后经宋代林亿从书库中发现“蠹简”，这才发现了其中论述杂病的部分即《金匮要略》。这两本书系统地分析了伤寒与杂病的原因、症状、发展阶段和处理方法，创造性地确立了对伤寒病的“六经分类”辨证施治原则，奠定了理、法、方、药的理论基础，其中的方剂还被后世称为“经方”。

1956 年，何任开始以《金匮要略》为研究重点，开启了自己的探索之旅，着手撰写《金匮要略》的浅译连载稿。同年，何任接到出版社的邀请，请他写一部《金匮要略》通俗读物。1958 年，上海科学技术出版社出版了何任编撰的新中国成立后第一部《金匮要略》读物——《金匮要略通俗讲话》。此书第一次以白话形式对《金匮要略》原文进行全面阐释，极大地方便了初学者，受到读者的广泛欢迎。该书在出版以后再版印了 10 万册，为当时中医专著发行量之最。迄今为止该书已发行 15 万余册。

1960 年，整理出版《金匮要略归纳表》，第一次以图表例示的形式，全面概述了《金匮要略》的学术体系与要点，精要独到。

1979 至 1980 年期间，何任将自己有关《金匮要略》浅释的连载稿，重新整理，在适当的病证后加上实际运用《金匮要略》方的医案。虽然这部连载稿跨度时间较长，但总的行笔紧凑连贯。在文稿写成之前，浙江科学技术出版社的一位老编辑就来约稿，写成以后，考虑到出版社的需要，将书名《金匮要略浅释》改成《金匮要略新解》，于 1981 年正式出版。该书以《金匮要略》历代注解作为依托，并结合何任多年的临床经验，联系《黄帝内经》《伤寒论》等经典，提出了许多新的见解，为《金匮要略》的研究提供了崭新的思路。

1985 年，出版《金匮要略提要便读》《金匮要略讲义》两书，供西医学习中医及短期学习中医者使用，为《金匮要略》的教材编撰探索出了一种沿用至今的范式。

1984 年年初，卫生部确定浙江中医学院为全国《金匮要略》进修基地，并邀约何任主持《金匮要略》整理研究课题，组成了以研究生为主和有一定写作能力的教师若干人的队伍，制订计划，着手工作。这项工作历时数年才完成，撰写成了《金匮要略校注》《金匮要略语译》两部著作，完成了课题。其中《金匮要略校注》获得国家中医药管理局部级科技成果二等奖。并被翻译成日文版，成为日本医生学习中医的教材，为中医药对外推广和交流起到了极大的推动作用。何任本人也被日本学者誉为“中国研究《金匮要略》的第一人”。如今，该书更是成为现代校注《金匮要略》最权威的版本。

之后，何任陆续编撰出版了《金匮要略百家医案评议》《金匮要略临证发微》等。其中，《金匮要略百家医案评议》为学习者更好地将《金匮要略》中的理法方药运用于临床提供了直接借鉴的途径。而《金匮要略临证发微》则以临证运用经方的体会来研究探索《金匮要略》方的运用规律，解答疑惑。

何任笔耕不辍，即使到了耄耋之年，依旧每天抽出时间读书、写作，除撰写并出版著作20余部外，每月更坚持撰写论文，累计发表论文300余篇。《浙江中医药大学学报》从1977年创办至2011年，每期都有何任的学术论文刊出，且常有独到创见，30余年来从未间断。

在学习中医方面，何任反复地强调，做学问“首要的是打好基础”，在《谈治学》和《青年中医治学的五宜三忌》中就提出“打好古文、医经典籍等基础”“坚实基础”这类观点。

除了宗法《金匮要略》外，何任参合诸家。如对湿温之证，辨证论治多用江南温病学派之法则，轻清渗解。对内科杂病，则历代各家，兼收博采。对头痛之治，极为推崇《此事难知·诸经头痛》的辨治心得。对喘证的治疗，又综合诸家：实喘，《伤寒论》之小青龙汤或《金匮要略》之苓桂术甘汤；虚喘，《太平惠民和剂局方》之黑锡丹或《卫生宝鉴》之人参蛤蚧散；寒喘，《医心方》之覆杯汤等。对妇科经带胎产诸证，尤其推崇陈素庵、傅青主的辨治经验。

第四节　悬壶济世垂青史

在传承中医方面，何任非常注重古籍理论、经验的探索，并且对其有自己的思考，曾深入了解《金匮要略》等医经典籍，同时也特别注意临床实践经验的积累，细心整理病案总结经验。但渐渐地，何任认识到继承和发展中医事业仅凭一己之力是难以实现的，依靠全国年过花甲的名老中医们也难以实现。传承和发展中医事业，必须要有更加充沛的后备军力量，即年轻一代的中医学者、中医研究者们的支持。

何任在传承中医时，特别注重三点：继承、发扬传统经验；吸收现代科学，吸收西医的先进成果；提倡、敦促撰写论文、临证体会心得，广泛交流。为培养出综合能力较强的中医事业工作者，何任同样以这样严格的标准来要求学生们。同时，借助各种方法，激励中医事业工作者们不断研究、不断创新。

一、当之无愧大国医

中医药学有着悠久的历史，对中华民族的繁衍昌盛起了至关重要的作用，而现在，它又为东西方文化的交流不断作出贡献。为了做一些有助于发展中医事业的工作，何任以自己的十万元积蓄为基础，申报建立“何任中医基金会”，得到了浙江省人民银行、浙江省民政局的审核批准，于 1993 年 1 月 11 日正式成立。

基金会成立以后，又收到了来自国内外多渠道的捐赠，基金数目不断增加，反映出国内外人士对中医药发展的关注与支持。按照基金会章程规定，每两年评奖一次，奖励在中医药教学、科研、临床等方面取得突出成绩的教师、学生及单位，深得舆论赞许，收到了不错的社会效益，基金会也逐步发展壮大。

由于年过花甲已经多载，尽管精神尚好，头脑清晰，但毕竟体力日渐衰退，再加上曾经历过两次手术，身体不如从前。1983 年，何任决定从学院院长的领导职位上退下来，做一些力所能及的工作。根据《国务院关于高级专家离休退休若干问题的暂行规定》第二条第四款规定：“学术上造诣高深、在国内外有重大影响的杰出高级专家，经国务院批准，可以暂缓离休退休，继续从事研究或著述工作”，何任尽管退离了院长一职，但仍任浙江中医学院终身教授一职，继续从事着研究、著述方面的工作，并把主要精力放在了名中医馆的门诊上。

1990 年，何任被确定为首批全国老中医药专家学术经验继承工作指导老师，招收了两名中医高徒。他竭其所知，倾囊相授，毫无保留地将自己的学术思想、临床经验传授给自己的弟子。如今弟子也已颇具声望，在中医教育、临床、科研上取得了令人瞩目的成绩，同行、病人也给出了“嫡传弟子，名不虚传”的评价。

为有效地传承中医宝贵资源，发扬祖国医学，带动中医药人才队伍建设，激励中医药人才成长，推动中医药事业的发展，并向世界传播中医药文化，作为中医药行业的最高学术组织，中华中医药学会原计划在全国范围内评选 5 名泰斗级的中医大师，为行业树立榜样。在向国家中医药管理局汇报后，得到局领导的充分肯定，并提议将评选规格提高，由政府组织评选。经过多方努力，国家决定由人力资源和社会保障部、卫生部和国家中医药管理局三部门共同组织这次评选，选出从事中医临床工作（含民族医药）的老专家不仅被授予“国医大师”荣誉称号，评选名额由当初的5名增加到30名，并且享受省部级劳动模范和先进工作者待遇。这是新中国成立以来，政府第一次在全国范围内评选国家级中医大师。

由于我国中医药方面专家众多，国医大师究竟该以何种标准评定，这成了摆在面前的第一个问题。2008年4月，国家中医药管理局医政司等部门便开始起草国医大师的评选条件。为了制定一个合适的标准，该局在全国范围进行了名老中医的调查摸底，对各地中医药人才资源有了全面了解，根据调查结果确定了各省区市的国医大师推荐名额，并给少数民族地区增加了民族医名额。根据调查结果，确定了国医大师的评选标准：应是省级名中医或全国老中医药专家学术经验继承工作指导老师，同时具备品德高尚，获得社会广泛赞誉；为发展中医药事业作出突出贡献；中医药理论造诣深厚，学术成就卓越，在全国及行业内具有重大影响；从事中医临床或中药工作55年以上，在群众中享有很高声誉等条件。

做完前期的准备工作，国医大师评选活动于10月正式启动，首先从全国37万多名注册中医医师中推选出86人，再对86人的推荐材料进行了认真审查后，去除重复推荐和不符合条件者，最终确认了74名候选人。之后，由中国中医科学院、中华中医药学会等39家科研单位和学术组织各推荐1位评选专家，于2009年，对74名候选人经过两轮不记名投票，最终选出30名授予“国医大师”的荣誉称号。其中年龄最大的93岁，最小的74岁。当时，89岁的何任被高票评选为全国首届“国医大师”，成为浙江省唯一一位获此殊荣的名老中医。

喜讯传来的时候，何任刚刚在医院动过手术，记者们纷纷赶去采访，何任特意换上正装，在病房里接待他们。一个小时左右的谈话，何任耐心地倾听并回答记者的问题，脸上始终保持着亲切的笑容。记者面前的茶水稍喝几口，何任便会起身给他们续上热水，并且还双手捧到他们的面前，真可谓是温润如玉的谦谦君子。

为了号召全行业学习“国医大师”的高尚医德和精湛医术，继承发扬祖国医学，培养造就创新人才，促进中医事业发展，浙江省卫生厅除发布《关于向国医大师何任教授学习的决定》文件外，还与浙江省中医药管理局、浙江中医药大学于2009年9月9日隆重召开了何任教授当选“国医大师”的表彰大会，并由浙江省委常委、省军区司令员王贺文为何任教授颁发“国医大师”的证书和奖章。当时，省长吕祖善、副省长郑继伟、副部长王国强更是去何任家中亲切地看望了何任教授。

何任在发表感言时说，“国医大师”不只是个人的荣誉，更是浙江中医事业的成就，今后也将继续修德敬业，弘扬大医精诚的医德医风，传授经验，培养继承人，为提高全民健康水平和传承中华医学作出贡献。同时明确指出，别人名声在其之下的，自己会多想想别人，从医术、医德、医风等各个方面去协助别人、帮助别人；别人名声在其之上的，自己应多想想如何从医术、经验、阅历等各方面不断充实自己、提高自己。这番话体现了“国医大师”何任的宽阔胸襟。

二、医者仁心重传承

尽管何任已是耄耋之年，仍应邀到浙江名中医馆进行门诊，每周坐诊两个上午。精湛的医术，高尚的医德，使得很多患者慕名而来，每当何任门诊之日，门诊大厅都门庭若市，患者有的讲杭州方言，有的操东北口音，有的说着广东话，还有的是归国华侨说着不太流利的普通话。按照规定，他的号一上午只有 20 个，很多人凌晨一两点就过来挂号，也有很多人提前一天到杭州才能挂上号。但 20 个号完全不能满足患者的需求，在助手婉拒病人加号请求时，何任总是说：“加号吧，这些病人有千里迢迢来的，有山区海岛来的，在杭州多待一天，就要花不少钱，而且病情还会加重。我们辛苦点算了，再说病人让我们做好事，多积德，我们还应该感激他们呢。”于是，加 5 个号不够，就再加 10 个，往往到了下午一两点才能休息。在遇到患者药费不够或实在困难时，何任还亲自掏钱，接济他们的药费及路费。

何任曾对医德做过阐释，主要包含四个方面。其一，仁心仁术，为了病人。即医生要有仁心，把病人的痛苦看成自己的痛苦，救病人于水火之中，不能因病人的贫富贵贱、长幼妍媸而差别对待；其二，详细诊治，切忌草率。即不仅要望、闻、问、切四诊合参，还要认真辨证分析，确定治疗的原则，细细端详方药性能，万不能不分析病人各方面情况，不问清疾病起因等妄下诊断；其三，博采精思，提高医术。即作为一个高明的医生，不仅应学习经典医籍，博习名家论著，还应精熟脏腑、脉法、药物及针灸等，不断提高自己的医术；最后，要谦虚诚恳，谨言慎行。医生所为目的是希望病人好，切不能以不利于病人的言辞对待病人，而应帮助病人树立战胜疾病的勇气和信心。毕竟心理因素不仅能影响疾病的转归，更能成为诱导疾病发病的原因，良好的心态是疾病向好的方面发展的重要因素。

何任对治病始终抱着实事求是的态度，他总说："病人找你看病，就等于把他的生命完全交付给你。医生的任何一点轻率或自负，都有可能使病人付出痛苦乃至生命的代价。在这个问题上，容不得一点私心和粗心！"行医多年，何任也始终牢记孙思邈"大医精诚"的教诲。在开处方时，总是为病人着想，采用药效显著而价格较低廉的药。他曾说："中医自古讲究'验、便、廉'，还要注意安全。我们做医生的，既要治效明显，还要让病人少花钱。"此外，何任还经常想到如何避免病人的麻烦，对于许多病情稳定的病人，在看诊一次后，常告诉病人下周接着服用就可以，这样做的目的是让病人省点挂号费。古人说"不使人间造孽钱"。何任解释，这个"造孽"也包括了索取不义之财。2012年，何任在住院前一天也不顾家人的劝阻，坚持出诊，他说："病人花了好几个月的时间约到了一个号，我不去的话，他们会多么失望。"于是坚持拖着病体为病人诊治，用自己的方式，默默坚定地实践着"心诚行正"的人生信条。

有着高超的医术，再加以高尚的医德，也无怪何任赢得社会普遍的敬重与尊崇。除本章介绍的几个关键成就外，何任还曾任第四届浙江省政协委员，高等中医药院校教材审编委员会副主任委员，全国中医学会常务理事，浙江中医学会会长，浙江省第五、六届人大常委，第七届全国人大代表，浙江省名中医馆馆长，《中医杂志》第四届编委会顾问，《中华现代中医学杂志》专家编委会常委，中国中医科学院首届学术委员会委员，浙江省名中医研究院名誉院长、专家学术委员会主任委员，浙江省中医院首席学术顾问，浙江省第六次党代会代表，浙江中医药大学终身教授等，并且是首批全国老中医药专家学术经验继承工作指导老师，首届国务院政府特殊津贴获得者。除此之外，1990年被评选为浙江省省级四十三位老中医学术经验继承优秀奖。1997年获美国世界传统医学科学院"传统医学荣誉博士"证书。1999年获中华中医药学会"国医楷模"称誉，事迹载入《剑桥世界名人录》。2006年获中华中医药学会首届中医药传承特别贡献奖。2009年在"迎接新中国成立60周年"庆典活动中被评选为"2009推动中国医学发展最具影响力人物"，并获中华中医药学会终身成就奖等奖项。

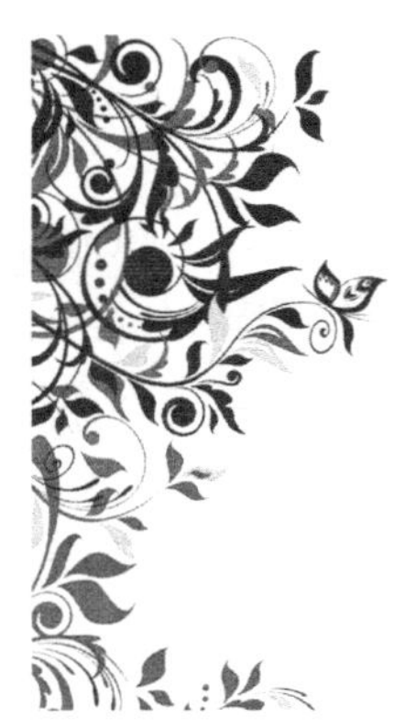

第四章
高超医术

博采诸家，精研《金匮》，专于教研，勤于临证，让何任在临证辨治方面拥有了丰富的经验和独到的见解，足资后学效法。如对湿温之证，何任辨治则多运用江南温病学派之法则，轻清渗解。何任认为："湿温乃湿热之邪所致的热病，故其辨证，亦以卫气营血与三焦为要点。一般同温病辨证，即疾病初起，邪在上焦和卫分，尚属轻浅；随着病证演变，则入中焦与气分，其病情渐见转重；若病邪进而深入下焦或营血分，此时病已深沉。""初起内外合邪，湿遏卫气时，宜芳香宣透以化表里之湿。表证解除后，则宜宣化气分湿浊，并视症状兼佐清热。"

对于内科杂病，何任则历代各家经验兼收博采。如对头痛之治，何任极为推崇《此事难知·诸经头痛》的辨治心得。何任说过："头痛之治，余认为《此事难知·诸经头痛》之说虽嫌笼统，但颇可作临诊用方用药之参考。"而对喘证的治疗，何任则又综合诸家：实喘，用《伤寒论》之小青龙汤或《金匮要略》之苓桂术甘汤；虚喘，用《太平惠民和剂局方》之黑锡丹或《卫生宝鉴》之人参蛤蚧散；寒喘，用《医心方》之覆杯汤等。

对于妇科经带胎产诸证，何任则尤其推崇陈素庵、傅青主的辨治经验。何任认为："而概论妇科各病者，始于宋·陈自明《妇人大全良方》。是书承袭前代医家学说，博采诸善，附以家传验方，为后世妇产科奠定了基础……其后颇为闻名之妇科佳著，当推《傅青主女科》。其立论定方，均不落古人窠臼。用药纯和，无一峻品；辨证详明，易于了解。对后世妇科临床，影响深远。"

第一节　清疏渗解愈时病

时病，即时令病，是指感受四时六气的病证。可包括春天的春温、风温、伤寒等，夏天的中暑、泄泻等，秋天的痢疾、秋燥、湿温等，冬天的冬温、伤寒等，以及四时都可见的外感风寒、风热等。就湿温为例，亦统名于伤寒，为《难经》的伤寒有五之一。辨时病，谈六经者，从其横而言；谈三焦者，从其纵而言；卫气营血者，内外之进序；外感伏气者，病类之鉴别。何任尊奉《黄帝内经》《伤寒论》等各大经典，并通习温病诸家之作，遇时症一般以卫、气、营、血的主证作为辨证依据，实为执简驭繁之法。诊治时病，力求以治疗有效、迅速为标准。何任多运用江南温病学派之法则，即清疏渗解之。若使用温热病各家之方，一般全方投入，其认为这些方剂的结构是基本完善的，不必做过多增减。

一、感冒

验案举例　陈某，女，19岁。1975年5月16日初诊。外感一周，身热形寒，咳嗽有痰，咽痛口苦，胸闷纳滞，骨节酸楚，以疏解为治。处方：炒牛蒡子9克，银花9克，生甘草6克，薄荷（后下）4.5克，连翘9克，半夏曲9克，桔梗2.4克，前胡6克，杏仁9克，浙贝9克，苏梗4.5克。3剂，水煎服，日1剂。

1975年5月19日复诊：身热形寒均解，骨亦不楚，咳嗽尚见，苔白脉浮。以化痰治咳续。处方：浙贝9克，制半夏9克，桔梗4.5克，茯苓12克，炒牛蒡子9克，前胡6克，陈皮6克，杏仁9克，生甘草6克。4剂，水煎服，日1剂。

按：本案系外邪袭表，内合于肺所致。外邪犯表，营卫不和，则身热形寒、骨节酸楚；肺失宣降而见咳嗽有痰、胸闷；邪热蕴结成毒，侵及肺系门户，则咽痛；凡患外感多伴有或轻或重的消化不良症而见纳滞；表里不和，枢机不利，胆火上炎，则口苦。该例为风热咳嗽，因有恶寒，邪尚在表，故以银翘散加减治之。《医门法律》曰："凡邪盛咳频，断不可用止涩药。咳久邪衰，其势不锐，方可涩之。"所以外感咳嗽直宜宣肺达邪，邪去则咳自止，不必投较多的镇咳药，以疏解为主加宣肺化痰之品。3剂药后，身热形寒均解，骨亦不楚，咳嗽稍见，苔白，脉见浮，后以前方合二陈汤加减，化痰治咳，疏解调治而愈。

二、风温

验案举例　胡某，男，40岁。1972年2月4日初诊。身热面赤，齿干唇焦，目瞑嗜卧，神昏谵语，大便未下，手足扰动，脉数，以清热开窍为主。处方：连翘12克，黄芩9克，焦山栀9克，郁金9克，银花12克，甘草4.5克，鲜生地30克，滑石9克，安宫牛黄丸2颗（分两次研送）。2剂。

1972年2月6日复诊：4日药后身热除，神志已清，大便下一次，扰动亦安。唯小便赤，脉数，唇舌干，以清热解余烬而滋育。处方：连翘9克，黄芩9克，鲜生地15克，银花9克，玄参9克，淡竹叶9克，百合12克，金石斛9克，益元散（包煎）12克。4剂。

按：冬春之交，感受温邪，内传营分，耗伤津液，而见身热面赤，齿干唇焦；邪入心包，故神昏谵语，目瞑嗜卧；津伤风阳鸱张，而见手足扰动；津液少，使胃干，结热在内，故大便不下。处方以银花、连翘、栀子、黄芩清热，鲜生地生津，滑石利尿而引热下行，再以安宫牛黄配郁金宣窍清心。2剂而神清热退，改用生津为主，清热为辅，佐以益元散（滑石、甘草）利尿以清余邪，充分体现了叶天士“炉烟虽熄，灰中有火”的治疗原则。本案用药灵活，丝丝入扣，所以疗效非常显著。

三、湿温

验案举例　齐某，男，19岁，学生。1942年暑假返乡，旅途劳顿，饮食不洁，始则微寒身倦，头痛，食欲不振，一周不解，其时未加治疗。一周后感身热，初时37℃，逐日递次升高，头疼肢重不解，纳呆，口渴，胸闷，舌苔厚腻，脉象濡数，睡中易醒，大便数日未下，小溲黄少。乃以淡豆豉、桑叶、柴胡、葛根、焦六曲、山楂肉、鸡内金、滑石、通草、郁李仁、大豆卷等药进服。既解表邪，又消导利湿。以上方药，加减出入，共服四五日。

二诊：药后虽得微汗而身热不解，朝轻而入暮热重达39℃，头痛、少言、夜不安寐、口渴、腹胀，数日来得大便一次，量甚少而稀溏，小便黄短。苔厚，脉数。乃以葛根芩连汤酌加焦六曲、大腹皮、薏苡仁、杏仁、厚朴、鲜芦根及益元散等药加减进服三日。

三诊：因前后服药十余剂，身热不除，乃延请西医同时诊治。某西医诊为肠伤寒，每日注射退热药，并静脉注射葡萄糖数日。其时除身热不除外，大便秘结不下，口中气秽，胸部红疹隐隐，烦躁，夜寐妄语，苔厚燥，脉数无力。此阶段数日中，曾以葛根芩连汤、苍术白虎汤、三仁汤、益元散、酌加玉枢丹等，逐日更迭进服。

四诊：自患病至今，已近3周余。午前身热稍有下降，入暮又高，红疹见退，颈下胸前见有白痦。舌苔渐化，舌质露红，唇口干裂，脉缓无力。唯神志时清时昏，喂以炒米汤（民间习俗，对发热病人，喜把米炒后，煮成稀粥作饮食。但米炒后性偏温，对温病患者未必尽善）。时感腹胀，思大便而终不能得。乃以竹叶石膏汤、增液汤、安宫牛黄丸、玉枢丹，辨证进服，又二三日。

五诊：神志昏蒙，至第3日午后，突然急呼欲大便，家中数人缓缓扶病人于净桶上，即闻泄泻之声，病人口说："大便解出了，舒服，舒服"，语声方落，随即闭目，手足厥冷，全身微战，家人惊扶之卧床上，面如白纸，呼之不应。转视便桶中有鲜血小半桶并夹稀粪。按脉细如丝，急以别直参汤冲童便灌之。约经一小时后，病人张目，魄汗淋漓。遂继以黄连阿胶鸡子黄合犀角地黄汤加西洋参、童便进服，以后连续2日均有血便。

六诊：三四日以后，便血止，神志渐转清，唯闭目少语、唇干、手足抖动、苔少、舌质红、脉虚细，乃以三甲复脉汤加鸡子黄、五味子，加减进出，共服三日。

七诊：身热渐退，神志转清，疲顿甚极，脉缓弱、舌苔微干，随以养阴生津之西洋参、炙甘草、天花粉、五味子、石菖蒲、麦冬、生地、石斛、玉竹、茯神、白芍等善后。

八诊：病入坦途后，胃纳渐展，乃以健脾益气血，防其食复。后又曾患每夜盗汗透衣，病后脱发几尽，全身皮肤落屑，又数月，始转壮健。

按：本案系湿温重证，能于便鲜血大量、虚脱之险境中挽救过来，尚取决于患者为未婚之青年，平素体健。而在当时有患湿温证未到肠出血程度，因平时体虚欠健而死亡者亦有之。因而益信《素问·玉版论要》所谓"病温虚甚死"，盖其人阴气先虚，邪热内讧，阴精先涸，一发燎原，是难治愈也。该案患者，发病时值暑热炎蒸，因旅途劳顿、饮食不洁，感而为病，初起症见微寒、身倦、头痛、食欲不振，乃湿热之邪阻遏卫气所致。因未及时就医，病情发展，则见身热、头疼、肢重不解、纳呆、胸闷、苔厚腻、口渴、脉濡数等湿热蕴脾、气机不利的证候。何任处以淡豆豉、桑叶、柴胡、葛根清热解表，焦六曲、山楂肉、鸡内金消食导滞，滑石、通草、郁李仁、大豆卷等利湿化湿。药后虽得微汗，而气分湿热逐渐转盛，身热十余日不解，兼口渴、腹胀、大便秘结、夜不安寐甚现妄语等症，治拟清热为主，兼及利湿。乃以葛根芩连汤、三仁汤、苍术白虎汤更迭进服，酌加大腹皮、厚朴消胀，鲜芦根清热生津止渴，玉枢丹辟秽开窍。热病伤阴，热扰心神，五诊方以竹叶石膏汤、增液汤生津清热，安宫牛黄丸、玉枢丹开窍醒神。病势不见转圜，出现大便下血、神昏厥逆等变证，急以别直参汤冲童便灌之，补气固脱，患者于药后约1小时苏醒。后续治疗以滋阴清热、凉血止血为主，方拟黄连阿胶鸡子黄汤合犀角地黄汤加西洋参、童便进服。便血止，神志转清，为顺象。热病后期，见阴虚风动、气阴两虚等证候，乃以三甲复脉汤、石斛、麦冬等养阴生津之品，辨证进服。热病初愈，胃纳渐展，仍须调养后天之本，以防食复。

四、痢疾

验案举例 余某，女，24岁。1971年8月28日初诊。腹痛下痢，日夜达20余次，小便甚少，苔垢厚。以清肠胃渗湿为治。处方：马齿苋24克，白头翁9克，炒银花9克，佩兰6克，薏苡仁12克，苍术9克，藿香6克，黄连4.5克，焦楂炭12克，秦皮6克，焦六曲9克，广木香4.5克。3剂。

1971年8月31日复诊：腹泻次数明显减少，日仅两次，腹痛减轻，苔较前退，续以清渗进之。处方：马齿苋24克，白头翁9克，薏苡仁12克，苍术9克，藿香6克，扁豆12克，川楝子9克，焦楂炭12克，白术9克，香连丸9克（两次吞）。3剂。

按：本例为湿热下利，湿热滞于肠道，清浊不分，湿热下注则泻下急迫，下利频作。据药测证，当有肛门灼热。施治中以白头翁、马齿苋清热解毒，凉血止痢；黄连、秦皮、银花等助白头翁解毒止痢；木香、焦楂炭理气和血导滞，亦即古人“调气则后重除，行血则便脓愈”之意；藿香、佩兰、苍术芳香化湿；薏苡仁淡渗利水，分清别浊。全方有清热解毒、化湿止痢的作用。3剂后下利好转，接以解毒止痢加调养脾胃之品治之告痊。

第二节 广搜妙用起杂病

仲景先师之于杂病，《金匮要略》之言最详，实千古不朽济世活人书也。何任精研《金匮要略》，以《金匮要略》为学术之核心，兼收博采历代各家之长，乃效张长沙之“勤求古训，博采众方”，王叔和之“穷研方脉，精意诊切”也。中医之论内科，范围甚广，概指外感时病与内科杂病两者而言，然二者病机有异。外感者伤寒、温病之类，其以六经、三焦、卫气营血分证；内科杂病则多以脏腑分证。《素问·至真要大论》曰：“内者内治，外者外治。”内科杂病自以内服药为主，谨遵“微者调之，其次平之，盛者夺之，汗之下之，寒热温凉，衰之以属，随其攸利，谨道为法”之基本原则。以下，按肺系、心脑系、脾胃系、肝胆系、肾膀胱系、气血津液之序，列述何任对咳嗽、喘证、肺痈等三十余种疾病的治验，以飨后学。

一、咳嗽

验案举例 程某，女，38岁。1966年1月13日初诊。咳嗽，咯痰不爽，历时已久，宜润肺蠲痰为治。处方：麦门冬12克，天门冬15克，炙甘草4.5克，川贝母9克，陈皮4.5克，泡远志4.5克，炙百部4.5克。1剂。

1966年4月18日二诊：3个月前咳嗽颇甚，曾进药1剂而愈。现在咳痰不多，夜寐盗汗，入暮喉中有水鸡声，舌苔薄白。以顺理为治。处方：川贝母6克，麻黄6克，射干4.5克，穞豆衣12克，杏仁9克，瘪桃干6克，炙百部4.5克，生甘草6克。2剂。

1966年5月11日三诊：服药后喉中水鸡声消失，盗汗亦解。前几日在田间劳动，遇暴雨淋湿，后即周身发热，轰灼难受，欲呕，不能站立，唯躺在地上感觉凉快。测体温37℃。以化湿清热为治。处方：绵茵陈12克，生山栀9克，蒿梗9克，薏苡仁12克，薄荷4.5克，黄芩6克，淡竹叶9克，蔻仁2.4克，藿香梗6克，猪茯苓各9克。2剂。

按：本案是三个病程，三种处方，各有各的症情和治法。初诊是痰热阻肺咳嗽，治以润肺化痰法而愈。二诊喉中有水鸡声，伴盗汗，正是《金匮要略》所谓“肺有寒饮，上入喉间”，被呼吸之气所激则作声如水鸡，故选用射干麻黄汤治之。麻黄温肺化饮，射干化痰利咽，杏仁、百部、贝母化痰止咳。寒散饮化，故水鸡声随之而除。方中穞豆衣、瘪桃干乃为盗汗而设。末次由于淋雨感湿，湿郁化热，留著于三焦所致。郁于肌肤则身热，蕴结于中焦则心烦而呕，停于下焦则足重而不能行。治以清热利湿，乃当务之急。按照“气化则湿化”之说，故理气不可偏废。处方以茵陈蒿汤意清热化湿；二苓、薏苡仁淡渗利湿，使湿热从小便而出；薄荷、藿香梗、蔻仁芳香化湿；淡竹叶一味清心火而利小便；因患者正值哺乳期，故加用蒿梗，既有化湿之能，又有通乳之功，一举两得，可谓配方精密。2 剂大瘥，后调理而愈。

二、喘证

验案举例 患者，男，58 岁。1996 年 11 月 20 日初诊。自诉患“老慢支”已多年，咳嗽，每年入冬即开始咳嗽喘息，甚则夜间不能平卧，喉间痰鸣，痰如稀涎，胸背作冷，四肢不温，胃纳不展，大便偏溏，苔白满，脉弦滑，拟温阳祛饮。处方：桂枝 10 克，茯苓 30 克，白术 20 克，炙甘草 10 克，葶苈子 15 克，大枣 30 克，姜半夏 10 克，苏子 10 克，淡附片 10 克，白芥子 6 克，炒谷麦芽各 30 克，橘络 10 克，丝瓜络 10 克。5 剂。

复诊：上方服后，气喘渐平，夜能平卧，背寒已减。处方：桂枝 10 克，茯苓 30 克，白术 20 克，炙甘草 10 克，葶苈子 15 克，大枣 30 克，淡附片 30 克，白芥子 6 克，橘络 10 克，丝瓜络 10 克，炒谷麦芽各 20 克，另金匮肾气丸 1 日 2 次，每次 10g 吞服。7 剂服完，哮喘基本缓解，咳嗽已少。续以肾气丸温补肾阳。

按：本案为年老脾肾阳虚，又以时会转寒为外寒所侵引发宿疾，饮邪阻肺，肺气不得宣降，而咳喘作，甚则夜间不能平卧。即《金匮要略·痰饮》所说“咳逆倚息，短气不得卧，谓之支饮。”喉间痰鸣，痰如稀涎，为支饮证。脾肾阳虚，火不暖土，则胃纳不展、大便偏溏。阳虚不能温养于外，则四肢不温、胸背作冷。观其舌脉，亦是饮证。此例病人本虚标实，阳虚饮盛，治宗“病痰饮者，当以温药和之”法则，选用苓桂术甘汤合葶苈大枣泻肺汤温阳祛饮，加制附子补火助阳治其本，姜半夏、白芥子、苏子辛温消痰下气，橘络、丝瓜络疏其胸背壅滞，炒谷麦芽消导健胃。药进 5 剂气即渐平，背寒见减，效不更方。寒饮渐化，去半夏、苏子，并以金匮肾气丸温补肾气，标本兼顾而获显效。

三、肺痈

验案举例 金某，男，28 岁。1971 年 12 月 13 日初诊。肺痈，咯痰黏稠夹血，胸闷，晨起咳嗽较甚，咽喉有阻塞感，脉大无力，苔薄白。以清解为治，略兼滋益。处方：麦冬 12 克，北沙参 9 克，炙百部 6 克，玄参 9 克，蒲公英 15 克，干芦根 12 克，薏苡仁 12 克，炒银花 12 克，冬瓜子 12 克，浙贝母 9 克，甘草 6 克。4 剂。

1971 年 12 月 20 日复诊：痰量大有减少，仅夹血丝，咽喉阻塞感已消失，晨起咳嗽亦有减轻，续用原法为治。原方加炒谷芽 15 克，神曲 9 克。5 剂。

按：肺痈乃是痰热聚于肺，日久化脓而成。肺热而壅，热熬津液为痰，瘀热壅阻成痈，热伤肺络，故咯痰黏稠夹血；邪毒蕴结于肺，肺失清肃，气机不利，故胸闷、咽喉阻滞。肺痈本是实证，然缠绵不愈，正气耗损，亦可渐成虚证。该病人虽咳吐脓痰，但脉大无力，已见虚象，证系虚实相兼。实为蓄热未解，虚乃肺津不足。何任在治疗上根据多年临床治验，用自拟方银花大贝散。方中以千金苇茎汤去桃仁，加银花、蒲公英清肺蠲痰，贝母、百部化痰散结止咳，佐以沙参、麦冬、玄参、甘草润肺生津解毒。合而成方，使蓄热清泻，浊痰蠲化，肺润津复而肺痈自愈。该例病人复诊后，用原方调治而愈。

四、肺痨

验案举例 韩某，男，43 岁。1965 年 2 月 22 日初诊。肺疾十余载，咳痰量多，喉间受热、冷等气刺激即痒作呛。咽干而痛，胸闷气急，伴轻度潮热，体易疲乏，苔白，脉细。以滋理先进。处方：北沙参 9 克，干地黄 12 克，海浮石 9 克，糯稻根 9 克，代赭石 9 克，川贝母 4.5 克，炙百部 4.5 克，天麦冬各 12 克，旋覆花（包煎）9 克。5 剂。

1965 年 3 月 10 日二诊：上方先后共服 10 剂，症有好转。咳嗽及咯痰量均减少，咽痛已除，寐安纳佳，二便调匀。唯胸闷气急、喉痒咽干尚存，治以原法加减。处方：北沙参 9 克，代赭石 9 克，玄参 6 克，海浮石 9 克，五味子 1.5 克，安南子 6 克，仙鹤草 12 克，川贝母 4.5 克，天麦冬各 12 克，旋覆花（包煎）9 克，炙百部 4.5 克。5 剂。

1965 年 4 月 3 日三诊：3 月 10 日方连服 15 剂，咳嗽及咽干喉痒均除，偶有干咳，天气变化时略感胸闷，续用原法收功。处方：党参 9 克，代赭石 9 克，野百合 12 克，诃子 3 克，干地黄 12 克，炙兜铃 6 克，川贝母 6 克，旋覆花（包煎）9 克，五味子 1.5 克，炙百部 4.5 克，炒阿胶珠 12 克，黛蛤散（包煎）12 克，三七粉（分两次冲）2.4 克，天麦冬各 9 克。5 剂。

按：该病人于 1954 年患肺结核及支气管扩张而行左肺上叶切除术。1957

年以来经常吐血，或痰中带血，到1964年底才止。长期服用抗结核药异烟肼。因症状加剧，来杭就医。由于肺疾十多年，又加上反复吐血，而使体力逐渐消耗。其咽痛、潮热、咳呛、脉细乃是肺阴不足，肃降无权；冲气上逆，则咳呛更剧；而久咳肺气发泄，中气亦虚。辨证论治，据叶天士"有年久咳，都从脾肾子母相生之治。"肺为娇脏，宜润宜养，然化痰理气也不可偏废。何任在施治中初以润肺降逆化痰，接方略加敛肺之品，末以润肺理脾，化痰止咳，并摄纳肺肾之气为治。立法仿《金匮要略》麦门冬汤、旋覆代赭汤、生脉散之意，收到满意的疗效。值得注意的是，患者过去长期失血，方中用仙鹤草、黛蛤散、三七粉之类，乃防患于未然，此亦深得"上工治未病"之旨。

五、咯血

验案举例 卢某，男，40岁。1981年4月12日初诊。咳嗽有年，初有脓痰，量多，近年来每月均有气促，咯血，初时夹痰，继则咯整口血，有时身热，苔黄，脉细滑。某医院X线摄片示两肺有卷发样阴影，诊断为支气管扩张。治予清肺热止血。处方：旋覆花（包）9克，代赭石12克，海浮石12克，仙鹤草20克，茜草炭15克，白茅根18克，蛤粉炒阿胶12克，藕节12克，炒丹皮9克，浙贝9克，淡竹茹15克。5剂。

1981年4月19日二诊：4月12日服药后，咯血渐止，服药至今，咯痰中已无血，咳嗽亦减，气促渐平，神情舒如，苔白，脉细滑，以原方旨加减。处方：旋覆花（包）9克，代赭石12克，海浮石12克，仙鹤草20克，炙百部15克，白茅根18克，冬瓜子30克，炒丹皮9克，浙贝9克，蒲公英18克，干芦根20克。5剂。

二诊后服药5剂，自血止以后，连续数月未见咯血。病者以后见有咳嗽发作时，即自行配服本方，气平咳减，未曾有过大出血。

按：支气管扩张，乃由于支气管及其周围肺组织的慢性炎症损坏支气管壁所致。主要症状为长期咳嗽，大量咯痰及反复咯血。多为肺部感染和炎性分泌物阻塞支气管，削弱管壁弹性而致扩张。中医属咯血范畴。本例患者，病程较长，以前均于发病时用抗生素及止血药，症状减而未能痊愈，故每月均有气促咯血，痛苦不堪。分析其脉证为肺热而络伤，故初诊以清肺止血为先，并降逆顺气。方中旋覆花、代赭石降逆化痰；海浮石咸寒，有清肺化痰止血之功；茜草（藘茹）苦寒止血，并有凉血、活络、止咳、祛痰之作用；丹皮、茅根、藕节、仙鹤草、浙贝，或止血或平嗽；阿胶用蛤粉炒有补肾纳气之意、化痰止血养阴之效；淡竹茹原有和胃、止呕、清热、化痰之功，其于止血尤能得心应手，故合而用之。此方为何任治咯血常用方，支气管扩张出血之偏于肺热气不降者，投之甚验。主要是止血平逆。一般不过四五剂，即有显效。二诊时血已止。考虑此病人若干年来，屡屡瘥而复发，故着重于清除病之余邪。乃酌减止血药，略取千金苇茎汤意加入干芦根、冬瓜子，以去肺内余恋邪热。添蒲公英者，亦是清热解毒，防其复燃之意。

六、心悸

验案举例1 陈某，女，29岁。1975年4月20日初诊。今春1月间感泛呕，心悸怔忡，烦躁，呕恶，动则明显，睡眠欠安，大便干燥，入暮嗌干，头昏，发热，医院诊断为心肌炎，住院已3个月。处方：枳实6克，柴胡6克，炒白芍9克，陈皮4.5克，姜竹茹12克，姜半夏9克，瓜蒌仁9克，郁金6克，茯神12克，焦山栀6克，大枣3枚。5剂。

1975年5月6日复诊：药后泛呕、便燥等见瘳，心悸渐平，热退，嗌亦不干。尚有胸闷，睡眠欠安，晨起口苦，平时目眩而糊，以原方加减。处方：枳实6克，白芍9克，陈皮4.5克，姜竹茹12克，姜半夏9克，焦枣仁9克，郁金6克，合欢皮6克，生甘草6克，茯神12克，黄连1.5克，大枣9克。7剂。

1975年5月20日三诊：口苦、咽干、目眩见除，胸闷泛恶亦减，唯睡眠欠安、头昏。处方：合欢皮6克，北沙参9克，茯神12克，夜交藤9克，枳实6克，白芍9克，橘红4.5克，姜竹茹12克，姜半夏9克，郁金9克，黄连1.5克，瓜蒌仁7.5克，焦枣仁12克。7剂。

1975年6月4日四诊：近日感心悸怔忡，晨兴时尤明显，其他诸症亦随之波动，原方意增损。处方：炙甘草9克，北沙参9克，辰麦冬9克，辰茯神12克，枳实9克，白芍12克，姜竹茹12克，百合12克，干地黄12克，姜半夏9克，淮小麦30克，大枣9克。7剂。

1975年6月20日五诊：药后诸症均瘳，原方再续。处方：前方去淮小麦、大枣，加丹参9克。7剂。

按：本例先后诊治五次，将前后症状作一归纳，有泛呕、心悸、发热、胸闷、咽干、头昏、大便干燥、心烦不眠、晨起口苦、目眩等。《伤寒论》有“少阳之为病，口苦，咽干，目眩也”及“……胸胁苦满…心烦，喜呕……

或渴……或心下悸……身有微热……”之文，《千金方》温胆汤条云：“主治胆虚痰热上扰，虚烦不得眠，惊悸不安，口苦，呕吐涎沫。”再综合以上各症，本案可辨为少阳病。良由肝失条达，郁而化火，火性炎上，上冲则为泛呕；肝胆同宫，肝郁则清净之府岂能无动，挟胆火以上升，故口苦、咽干、目眩、头昏为必有之象；肝郁则脾弱，湿聚而成痰，痰热内扰，胸中清阳不展，影响心神，乃心悸、胸闷、烦躁不眠之所由生；津伤肠燥，传导失司，故大便干燥而艰。何任用四逆散合温胆汤加减，疏肝郁，清胆府，化痰开结。方中柴胡疏肝解郁；枳实消痞导滞，升清降浊；白芍、甘草和血柔肝；陈皮、半夏和胃理气，降逆止呕；瓜蒌仁化痰开结而润肠道；竹茹清胃降逆；郁金清心宁神，利气解郁；栀子泻热除烦。服药后泛呕止，大便润，心悸亦平。唯胸闷而寐不安，口苦目眩，内火尚炽，故以原方加黄连泻火，清心除烦；枣仁、茯神、合欢皮养心安神。四诊时，心悸怔忡等症状仍有波动，改用沙参、麦冬益气滋阴，百合、地黄养阴清心，甘、麦、大枣润肠燥以养心，竹茹清胃降逆，半夏和胃化痰止呕，枳实开痞，白芍柔肝，茯神宁心安神。服药7剂，诸恙均瘳。最后去小麦、大枣，加丹参以活血养心。

验案举例2 韩某，女，67岁。1976年8月23日初诊。心悸胸闷，耳鸣腰酸，血压略高，苔腻而糙，以疏理为治。处方：夏枯草9克，郁金6克，丹参9克，制香附9克，佩兰6克，厚朴4.5克，焦六曲12克，薏苡仁12克，藿香6克，苍白术各6克，鸡苏散（包煎）12克。4剂。

1976年8月28日复诊：药后诸症见瘥，唯腰酸耳鸣，自感有烘热，仍宜疏渗清解。处方：夏枯草12克，连翘9克，丝瓜络9克，薏苡仁12克，黄芩9克，杏仁6克，焦六曲9克，蔻仁2.4克，藿香6克，桑叶枝各6克，六一散（包煎）12克，佩兰6克。5剂。

1976年9月7日三诊：寒热净后诸症解，唯腰乏耳鸣尚见，以渗解并益理。处方：夏枯草12克，杏仁6克，平地木12克，焦六曲9克，藿香6克，蔻仁1.5克，桑叶枝各9克，川断6克，佩兰6克，杜仲叶12克，六一散（包煎）12克。7剂。

1976年10月8日四诊：诸症瘥解，以五味异功散善其后。

按：高年心悸胸闷，耳鸣，血压略高，腰酸，一般多从肾阴不足、肝阳上扰辨证。本案着眼点在苔腻而糙，就医时值夏末秋初湿热郁蒸之际。以方测证，湿热内蕴为患。虽在高龄，当作实治，不作虚治。何任治拟疏理，切中病机。初诊方以疏气郁、化湿滞立法，服药4剂而病情得到控制；复诊以芳香化浊、苦寒清热佐淡渗疏理，仿《温病条辨·上焦》湿温病立法，5剂后，湿温渐解，唯耳鸣、腰酸尚见；三诊方仍以疏化余湿为主，佐桑枝、川断、杜仲、平地木以疏滞健腰；最后以五味异功散扶脾化湿收功。整个治疗过程，认证无误，用药中的，不因于高年，察舌以定诊，使湿热证不误作肾虚肝旺证来治疗，卓见心明眼亮之一斑。

七、胸痹

验案举例 患者，男，40岁。10月8日初诊。因风湿性心脏病住院，胸中有窒闷感，体位改变时尤甚，大便溏泄，脉濡而数，苔厚腻，宜通阳宽胸。处方：全瓜蒌12克，姜半夏9克，薤白9克，藿梗6克，炒枳壳6克，佩兰6克，薏苡仁12克，杏仁9克，炙甘草5克。3剂。

10月14日二诊：患者服药3剂后，症情好转，又自购原方服3剂，胸部窒闷已瘥，苔转薄腻，大便较前为常。续予益心宽胸治之。全瓜蒌12克，姜半夏9克，薤白12克，藿梗6克，佩兰9克，白芍9克，柴胡6克，枳实6克，炙甘草6克，桂枝6克，生铁落30克。

按：本例患者胸痹，苔中厚腻，脉濡，病机为痰浊壅盛，内阻胸阳，故以瓜蒌薤白半夏汤为主，除痰化浊通心阳，辅以枳壳、藿梗、佩兰理气化湿，薏苡仁淡渗利水，杏仁宣肺以展胸宇，则湿化痰消，心阳复振，营卫贯通。药服6剂后，胸部窒闷即瘥，苔转薄腻，大便较前为常。二诊治宗原法，因大便转常，于前方去淡渗利湿之薏苡仁，将枳壳易为枳实，加白芍、桂枝以养心通阳、调和营卫，柴胡解胸膈之郁，生铁落镇心安神。生铁落这一味药，何任常用之于心悸重证及精神分裂症等神志病，对于风心病、冠心病等引起的脉搏不齐，脉率偏数，均有显著疗效。

八、心衰

验案举例 钱某，男，58岁。1971年11月3日初诊。患冠心病多年，血脂高，血压低，曾发心绞痛多次，昨晚饭后突感胸闷心慌，全身软乏（医院诊为急性心肌梗死）。汗多，脉细欲绝。气阴两虚，宜益气敛阴为主。处方：别直参（浓煎）9克，制附子6克，五味子4.5克，桂枝6克，麦冬12克，煅龙骨12克，煅牡蛎12克，远志4.5克，丹参12克，神香苏合丸1粒（捣冲）。2剂。

按：本例突然胸闷心慌，全身软乏，乃心气不足，胸阳被痰浊所阻，血液流行障碍，心失所养；汗为心之液，气虚则肌腠不固，津液外泄，故汗多；心主血脉，血虚则脉细。今汗多，脉细欲绝，乃气阴两虚、阳无所附而欲脱之危象。药用别直参、附子、桂枝甘辛而温，大补元气而固元阳；麦冬、五味子酸甘敛阴；龙骨、牡蛎收摄敛汗；丹参、远志和血养心；苏合香丸芳香开郁，使正气固，汗止脉起，转危为安。

九、失眠

验案举例 患者，女，31岁，2007年1月24日初诊。头晕心悸、胸闷多痰、口苦泛呕，夜不安寐，舌黄，脉数。辨为阴虚阳亢，痰热中阻证，以清热和胃为主。处方：陈皮6克，姜半夏9克，茯神12克，枳实6克，北秫米12克，姜竹茹12克，生甘草6克，远志5克，红枣6克，生姜2片。4剂。

2007年1月27日二诊：药后呕泛已平，夜寐较安，头眩胸闷减轻，唯痰尚多，原方加减续进。处方：陈皮6克，姜半夏9克，茯苓12克，枳实6克，北秫米12克，浙贝9克，生甘草6克，生姜2片。4剂。

按：本例不寐病，舌黄、脉数，并见多痰、口苦泛呕等症，乃痰热扰心所致。痰热阻滞心脉，则心悸胸闷。痰热上蒙清窍而头晕，所谓“无痰不作眩”也。痰热中阻，胃失和降而欲泛呕、口中苦感。《素问·逆调论》：“胃不和则卧不安”。故以清热化痰和胃为治，方取半夏秫米汤合温胆汤加减，4剂即泛呕平，夜寐转安，效果明显。半夏秫米汤为《灵枢·邪客》方，又名半夏汤。认为不眠是内脏受邪气的干扰，卫气独卫其外，行于阳不得入于阴，行于阳则阳气盛，阳气盛则阳跷陷，不得入于阴，阴虚，故目不瞑。治用半夏秫米汤“补其不足，泻其有余，调其虚实，以通其道而去其邪，饮以半夏汤一剂，其卧立至。”本案合温胆汤之理气化痰、清胆和胃，治痰热内扰之不眠、呕吐、呃逆或惊悸不宁等，具有祛痰、镇吐、镇静的作用。

十、多寐

验案举例 黄某，女，成人。1962年12月7日初诊。嗜卧，夜寐多梦、呓语，入夜口干，溲频，记忆力减退，面浮肢肿，时时畏寒，须得厚衣始解，腰背酸楚，骨节亦然，经来量多，色紫暗有瘀块，七天始净，脉弱软，苔光。治以调补心肾，兼以益脾。处方：生酸枣仁9克，党参9克，枸杞子6克，炒白术9克，知母6克，补骨脂6克，炙龟板12克，炙黄芪9克，菟丝子6克，泡远志3克，石菖蒲4.5克。5剂。

1962年12月12日二诊：嗜卧已有改善，夜寐口干及溲频见瘥，畏寒亦减。诉牙龈浮起已久，循原意为治。处方：上方去远志，加炒白芍6克。5剂。

按：本例嗜卧，并有畏寒、面浮身肿，入夜溲频口干、腰背骨节酸楚、龈浮等一派肾中阴阳两虚之象，同时还有寐则呓语、多梦、健忘等心虚证候，故诊为心肾并虚。肾虚阴寒内盛，故血行瘀滞，经色紫暗，夹有瘀块，经量多而期长。其脉濡软为气血虚象，舌光苔净则纯系内虚之证。李东垣说："脾气虚则怠惰嗜卧"。故一般嗜卧之证，多兼脾虚，肾虚亦能及脾。故在治疗上以调补心肾为主，兼扶后天之脾气。所用生酸枣仁，系仿五代史后唐刊《石药验》及《图经本草》"睡多生使，不得睡炒熟"及《济众方》酸枣仁散之意，养心益阴，醒寐安神；菟丝子、补骨脂温煦肾阳；枸杞子、龟板滋养肾阴，佐知母泻肾之阴火；参、术、芪补中元之气，滋生化之源；石菖蒲、远志，仿《千金方》定志丸及镇心省睡益智方，以舒心气、畅心神而醒神。合而用之，心肾得补，五脏之阳亦振，嗜睡随之获愈。

十一、痴呆

验案举例　患者，女，87岁。于上海某医院诊为血管性痴呆。神情迟钝，记忆丧失，沉滞不话，眠多食少，年来日见加深，脉沉细。宜养心灵神、醒脑填髓，并益气血。处方1：石菖蒲60克，炙龟板60克，煅龙骨30克，远志60克，西洋参60克，黑芝麻60克，以上6味研细末。处方2：麦冬30克，当归30克，枸杞子30克，生地黄100克，甘菊花30克，黄连10克，制首乌100克，上药煎浓成稠液后，和入处方1各药粉，焙干，制成胶囊。每日3次，每次5粒。病人原来每天起床后，立即呈嗜睡状，又在沙发上熟睡。经服本方数天以后，晨起唯静坐，并不嗜睡，再继续调治。

按：此处方1为孔圣枕中丹加西洋参、芝麻。处方2是养血、清心脑及选用延寿丹药味。两方合而用之。

十二、癫痫

验案举例 方某，男，33岁，1995年3月22日初诊。今年2月2日突然发作抽搐，继则神志不清，口吐白沫，五六天后始苏醒，但不知身在何处，心悸头昏，夜有盗汗，不寐，肝区作痛，胃纳一般，苔根黑垢，脉濡而涩。予宁心为治（某医院诊断为癫痫）。处方：丹参12克，茯神12克，炙甘草9克，淮小麦30克，石菖蒲4.5克，桂枝4.5克，煅龙骨9克，煅牡蛎9克，陈胆星4.5克，生铁落60克，大枣7枚。10剂。

1995年4月3日复诊：盗汗解，能入寐，神志亦平稳，至今未发作，纳佳便调，唯感脘腹胀，苔根黑转灰。原方加减：丹参12克，炙甘草9克，淮小麦30克，降香3克，神曲12克，鸡内金9克，茯神12克，石菖蒲4.5克，玫瑰花4.5克，大枣3枚。14剂。

1995年4月17日三诊：眠已安，神志平静，腹胀已解，灰苔亦除，再续下方：丹参12克，北沙参9克，炙甘草9克，淮小麦30克，降香3克，神曲12克，茯神12克，石菖蒲4.5克，大枣5枚。7剂。

按：本例病起到就诊，为时一个半月，但痫厥之作五六天始苏醒，可见病程虽短而病势实凶。据脉证则虚实夹杂，初诊以桂枝龙牡汤、甘麦大枣汤加生铁落以滋养镇静，加胆南星、石菖蒲、丹参、茯神以涤痰宁心。治虚不碍实，祛实不妨虚。寓疏化于镇摄滋养，10剂而痫症控制，余症亦好转。续方去桂枝、龙骨、牡蛎，加神曲、鸡内金以芳香降疏以解其腹胀。至于用风引汤治痫症，亦有使发作间歇拉长之效。《金匮要略》风引汤（大黄、干姜、龙骨、桂枝、甘草、牡蛎、寒水石、滑石、赤石脂、白石脂、紫石英、石膏）为“除热癫痫”，是既除热又治癫痫。所谓风引，顾名思义是用治风痫掣引病证之方。以治风痰内蕴、略偏热之痫症较为适宜。

十三、中风

验案举例 杨某，男，59岁，退休职工，1982年7月30日初诊。素患头眩，月前因操劳受风，始则手麻木抖动，不能持筷。昨起口歪斜，右侧半身不遂，略有寒热（某医院诊为脑动脉血栓形成、脑栓死）。苔白腻，脉浮滑。先予祛风化痰和络。处方：秦艽9克，全蝎4克，炙甘草9克，川芎12克，当归12克，羌独活各9克，防风9克，黄芩9克，白芍12克，白芷9克，生熟地黄各12克，北细辛3克，炒天虫9克，茯苓12克，白附子6克。7剂。

1982年8月13日二诊：7月30日方服7剂后，又自行续服7剂，感口歪手抖略轻，流涎亦减少，寒热已无，大便日下略干，苔白，脉浮滑，仍以祛风化痰和络为续。处方：豨莶草18克，桑寄生12克，络石藤15克，秦艽9克，全蝎4克，川芎12克，当归12克，白附子6克，炒天虫9克，羌独活各9克，防风9克，白芷9克，生熟地黄各12克，北细辛3克，石菖蒲9克。7剂。

1982年8月27日三诊：药后证情日渐轻舒，仍原旨进。处方：豨莶草18克，桑寄生12克，络石藤15克，全蝎3克，川芎12克，当归12克，白附子6克，炒天虫9克，桃仁9克，羌独活各9克，白芷9克，生熟地黄各12克，石菖蒲9克，另小活络丹14颗（每日上下午各服1颗）。7剂。

本案经治1个多月来，半身不遂渐见活动，可以自行移步。后又每日上下午各服小活络丹1粒。并适当活动肢体，而渐渐复元。

按：本例患者，因操劳受风后，仅见手麻木抖动，邪尚浅。就诊时症见口眼歪斜，言语不清，右侧半身不遂，伴有寒热之表证，属中风之中经络也。一般言之，中风之在经络者，有风痰阻络、肝阳上逆、气滞血瘀之分。本案从舌苔白腻，脉象浮滑合而辨之，应属风痰阻络证。故选以大秦艽汤去石膏、白术，酌加牵正散之白附子、炒天虫、全蝎，功在祛风痰、止拘麻、纠正面口歪斜。复诊治宗前法，于前方中增豨莶草、桑寄生、络石藤者，促其患肢恢复。药治后证情日见轻瘥。三诊时已可自行移步，故于原方加减，并入小活络丹日服2次。小活络丹出自《太平惠民和剂局方》，用药精炼，只川乌、草乌、地龙、南星、乳香、没药等数味而已。其功能温经通络，搜风除湿，祛痰逐瘀。方名活络者，《素问》所谓“留者攻之”“逸者行之”之谓欤！

或谓，中风入经络，半身不遂，何不用王清任补阳还五汤？何任认为辨证使然耳。上文议及中风中经络者，大致有风痰阻络、肝阳上逆、气滞血瘀之分。此例是风痰阻络故用以上方，倘属肝阳上逆者，症状必多头晕痛，耳鸣目糊，半身不遂，手足重滞，舌质红，脉弦数，则宜滋养肝肾，潜阳息风，当采天麻钩藤饮、镇肝息风汤之类。至于气滞血瘀者，其证气短倦怠，唇绀指甲青紫，肢痛不遂，舌胖有瘀斑，脉濡细。方宜益气祛痰，则补阳还五汤宜矣。同是中风入经络之半身不遂，而辨之不可不细者如此。

十四、眩晕

验案举例 患者，84 岁，1997 年 1 月 5 日初诊。数人扶持病人而来，入座后，目不能睁，谓张目则觉屋宇旋转，即思呕吐。经诊视，病人虽属高年，素体尚较健常，略丰腴。平时血压基本正常（在 18.7/10.7 千帕左右），偶有波动亦不大。素有痰饮证，眩晕时时发作，一年中发作多次，发则头胀头痛，神情烦躁不安。旬日前以烦恼，耳鸣响，目闭不能睁，起身时一阵眩晕，呕吐甚多痰涎，小便黄赤，大便干结。并谓这次发作曾服中药 7 剂，眩晕并未止。又去另一医院再服中药至今亦无效果，眩晕至今，经人介绍前来就诊。望其舌，舌质红而苔黄，脉象弦数。以泻肝胆实火、清肝经湿热为治。处方：龙胆草 10 克，栀子 10 克，黄芩 10 克，柴胡 10 克，木通 6 克，车前子 10 克，泽泻 10 克，当归 10 克，生甘草 6 克，生地黄 20 克。7 剂。

服用 1 剂以后，头眩渐止，目已能张，渐思进食矣。

按：一般高年所见眩晕，总以痰浊中阻，肝阳上亢，气血亏虚或肾精不足者为多见。本例患者虽在耄耋之年，但素体丰健，血压正常，晕眩不能睁目伴烦躁、耳鸣，小便黄赤、大便干结，乃由肝胆实火上扰、肝胆湿热下注所致。呕吐痰涎而并无震颤手抖动风之象，察舌按脉亦是一派肝胆实火之象。以泻肝胆实火、清肝经湿热为治，方选龙胆泻肝汤（《兰宝秘藏》方），见效迅速，尽 7 剂而痊愈。此后该患者一遇头眩发作，即自行购服本方，屡屡见效。病人就诊时提供了前医所处之方，有天麻钩藤饮及温胆汤。用千金温胆汤者，该方原为清胆和胃、除烦止呕，见虚烦不眠、惊悸、胸闷、口苦、呕涎所设，虽对此病人亦有某种适用之处，但原为大病以后有上述见症者方为适宜。而名曰温胆者，在于一个胆字，盖胆为奇恒之府，藏清净之汁，内寄相火，故病后胆虚所宜。本例患者为肝经实火，既非大病之后，又属肝经实邪，故投方不效。至于天麻钩藤饮，功能平肝清热、潜阳息风。主治肝经有热，肝阳上亢所致的头痛头晕，耳鸣眼花，手足震颤，烦躁失眠甚或半身不遂，舌质红，脉弦。此方之功效，与龙胆泻肝汤大体上亦有类同之处。但天麻钩藤饮除平肝清热外，重在息风，故用天麻、钩藤、石决明等，且本方亦有降血压之作用。然该患者并无动风之象，且血压并不高张，故其方未能解其眩晕也。

十五、头痛

验案举例 1 陈某，男，43 岁。1978 年 4 月 14 日初诊。感受风邪，头痛不已牵及目眶，右侧为甚，身热声浊，脉浮弦而洪，苔微黄，治宜疏风清热，平肝蠲痛。处方：桑叶 9 克，菊花 9 克，黄芩 9 克，薄荷 6 克，连翘 12 克，夏枯草 9 克，白芷 9 克，藁本 6 克。4 剂。服药后，身热除，头痛亦愈。

按： 风热袭表，则见身热、脉浮而洪，头痛则脉有弦象。故本例属外感头痛之属风热者，以祛风散热解痛为主。桑、菊、薄荷散上焦之风热，以利头目；黄芩除中上焦之火邪；连翘解热清气分，夏枯草散结热，白芷通窍发散，藁本上达巅顶。何任常用此方治偏正头痛之属内热者，甚为应手。

验案举例 2 秦某，女，38 岁。1981 年 2 月 18 日初诊。食后干呕，口干，心下痞满，脘腹痛。头痛甚剧，及于巅顶，作则四肢凉，面微赤。舌质淡，苔白滑，脉细。治宜温中益虚，降逆止痛。处方：吴茱萸 9 克，党参 9 克，川芎 15 克，藁本 9 克，女贞子 9 克，白芷 9 克，石楠叶 12 克，生姜 9 克，大枣 9 克。3 剂。

服药后头痛减其大半，干呕痞满亦解。再服 3 剂痊愈。

按： 胃受寒邪，失于和降，故见脘腹痛、食后干呕、心下痞满。《素问》谓："寒气客于肠胃，厥逆上出，故痛而呕也。"厥阴肝经夹胃上行，上入巅顶，脏腑谷气上犯至巅，痹于厥阴则痛不止。而肢凉、面赤、口干，有寒热错杂之状。舌淡苔白滑、脉细，亦是一派阳虚寒盛之象。《伤寒论》："干呕，吐涎沫，头痛者，吴茱萸汤主之。"乃以吴茱萸汤为主，配以自拟之芎芷贞石汤（川芎、白芷、女贞子、石楠叶）加藁本，温中降逆、益虚止痛，得效甚捷。

验案举例 3 唐某，女，38 岁。1979 年 11 月 4 日初诊。素患崩漏，近又产中出血过多，面色萎黄，神倦乏力，头痛颇甚，目眩时作，视力减退，大便干燥，时有微热。舌淡脉虚。宜补气养血并润益之。处方：黄芪 20 克，酒炒当归 9 克，川芎 12 克，女贞子 15 克，白芷 9 克，炒谷芽 15 克，桑麻丸（分 2 次吞服）12 克。7 剂。

服后头痛、微热见轻，大便较润。又续服半个月，头痛目眩痊愈，乏倦好转。

按： 该病人素有崩漏又产时大出血，所见症状均是气虚血少，肝肾不足，脏腑虚躁。本例头痛证属血虚。血脱者，益其气，气能生血。故以当归补血汤为主，加芎芷贞石汤中 3 味以解痛。并以桑麻丸补益肝肾，清头目，润脏腑。

十六、反胃

验案举例 赵某，男，62岁。1971年6月12日初诊。胃反呕吐，食不能多，气机不舒，面色少华，脉弱无力。经医院检查，谓未见实质性病变。予大半夏汤。处方：党参15克，姜半夏12克，沉香曲9克，生姜3片，白蜜（冲）2匙。5剂。上药浓煎后，再加蜜。

按：脾胃虚寒，不能消化谷食，饮食停留，随胃气上逆而吐出；久吐伤气，饮食无以化生精微，故面色少华，脉弱无力。《金匮要略》云："胃反呕吐者，大半夏汤主之。"半夏降逆，党参益虚补中。胃反往往兼有便秘，用白蜜者，不仅用于安中，且取其润导作用，使腑气通调，亦可间接止呕。再加生姜温胃止呕，沉香曲和中调气。案中对《金匮要略》方的运用，丝丝入扣。

十七、噎膈

验案举例 崔某，女，75岁。1971年8月3日初诊。近十余日发觉进食困难（某医院检查疑似食道癌），进稀饭亦有窒阻，大便3日未下，左腿不能伸屈，舌质绛，脉细软。处方：党参12克，茯苓12克，鲜半夏6克，川朴花4.5克，佩兰4.5克，玄参9克，麦冬9克，瓜蒌仁9克，砂蔻仁（杵）各3克，新会陈皮4.5克，白蜜（冲）15克。3剂。

1971年8月16日二诊：8月3日方服5剂后，病情基本上已好转，能进食一碗，并开始能走动，唯咽喉间发痒，口腻，有轻度浮肿，腰足酸楚。处方：党参12克，白茯苓12克，砂仁3克，姜半夏9克，川朴4.5克，玄参9克，麦冬12克，佩兰6克，瓜蒌仁9克，白蜜（冲）15克。5剂。

按：本案证情似噎膈，但起病只十余天，不像噎膈之其来也渐，其衰也甚。想系已高年气阴不足，津液暗耗，脉见细软，舌质红绛，以致胃上口、大肠下口俱干燥，气机阻滞，形成似噎非噎之症。处方以《金匮要略》半夏厚朴汤舒展气机，加党参、麦冬以滋养气阴，玄参滋肾，使上潮于咽喉，瓜蒌仁、白蜜润大肠，略佐砂仁、蔻仁、新会陈皮以开膈进食。药五进而见效，举重若轻，方药之适当配伍，有以致之。

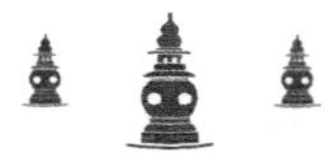

十八、痞满

验案举例1 翟某，女，50岁。1986年7月14日初诊。主诉上月因吐泻后，胃脘部不舒至今，消瘦日甚。昨晨又呕吐，大便烂，次多。月经提前，四肢乏力，苔白脉濡。以其初由饮食所伤，未能及时治愈。乃先予消积散痞。处方以半夏泻心汤加白芍、神曲、鸡内金、平地木。连服5剂，脘舒而停药。

1986年9月15日再诊：胃脘不适，嗳气频频，大便每日两次偏烂，舌苔光，脉弦。又予半夏泻心汤加八月札、姜竹茹、焦神曲以和胃消痞。服药12剂后脘不舒已瘥愈。经某医院B超检查肝胆无异常，胃镜示：胃炎、十二指肠炎。病检提示：萎缩性胃炎伴重度肠化。方以半夏泻心汤为主加减。一度大便烂、次数多，随症加用诃子肉、煨益智仁、苍术、广木香、薏苡仁等。经治以后，由每餐只能吃几匙稀粥，渐次增加到一碗半米饭，面色亦渐转正。复用益气健脾，并酌加黄芪、砂仁、川朴等。

1987年6月间又轻度复发，经用前法治后，饮食正常，大便日下，并恢复上工。再做胃镜复查，谓浅表性胃炎，病理检验谓胃窦黏膜炎，轻度活动性。以后偶因饮食不慎复发，按上方治疗即愈。

按：本例痞证乃由饮食所伤。所谓“太阴所至为痞满”，脾不能引气于脾胃，结而不散，则为痞。脾气不升，水湿下注则大便烂、次数多，胃失和降而见呕吐。脾胃虚弱，气血生化乏源，则消瘦日甚、四肢乏力。脾气虚不能统摄血液，而现月经先期。一诊先予消积散痞，方以半夏泻心汤加减，在予和胃降逆、开结散痞。诚如《医方考》所谓“以既伤之中气，而邪乘之，则不能升清降浊，痞塞于中。为天地不交而成否，故曰痞。泻心者，泻心下之邪也。姜、夏之辛，所以散痞气；芩、连之苦，所以泻痞热；已下之后，脾气必虚，人参、甘草、大枣所以补脾之虚也。”酌加神曲、鸡内金等健脾消食。5剂即脘舒。后经检查，西医诊断为慢性萎缩性胃炎伴重度肠化。其后，均以半夏泻心汤加减为治，屡验。其胃镜检查及病理检验，前后对比，说明治疗是有成效的。

验案举例2 陈某，女，47岁。1978年4月27日初诊。胃脘部隐痛，已历2年余。近旬以气恼及饮食不当，胃脘不舒，闷滞，日见加重，不思饮食，噫嗳不爽，时有肠鸣，曾泛酸呕吐，大便较烂，色略深暗。某医院诊断为萎缩性胃炎，十二指肠球部溃疡。舌质淡苔微黄。此为胃中寒热不调，阴阳升降失常，治宜调寒热，正升降，和阴阳。处方：白芍12克，炙甘草9克，干姜6克，姜半夏9克，黄芩9克，黄连3克，蒲公英15克，川朴9克。4剂。

1978年5月2日复诊：上药服后，胃部舒如，泛呕已愈，饮食增加。以原方续进而愈。

按：本例患者素有胃疾，气恼使肝失疏泄，横逆乘脾犯胃，加饮食不当，导致脾胃升降失职，则见胃脘闷滞不舒等证。心下痞兼胃痛者，何任采用自制舒胃饮。方中芍药、甘草养血柔肝、缓急止痛，白芍的用量随疼痛与否可增可减；厚朴苦辛而温，以其燥湿散满以运脾，行气导滞而除胀；蒲公英苦甘而寒，取其清热解毒，消肿散结之功。治疗"心下痞"也可以用其他方药，如理气蠲痛、清心养胃等，经过辨证，视证情而定。总的说，用舒胃饮方治效优于某些西药，其症状轻减，病理检验改变等都转好，不良反应也少，病人也易接受。长期服用，可防复发，似尚有全身性综合调整之作用。

十九、泄泻

验案举例1　孙某，男，46岁。1971年4月10日初诊。素患左侧腹部作痛，大便溏泄，为时已久，咽嗌干，周身楚乏，苔白微腻，脉濡涩。以理气健脾为治。处方：潞党参12克，炒白术9克，山药15克，茯苓12克，广木香4.5克，砂仁3克，甘草6克，沉香曲9克，红藤6克。3剂。

1971年5月30日二诊：左侧腹痛已瘥，楚乏好转，溏泄亦除，便日一行，唯纳欠展，每餐不过二两，寐况亦差，咽嗌尚干。仍以原法为治。处方：潞党参12克，北沙参9克，炒白术12克，山药24克，茯神12克，广木香4.5克，藿香4.5克，佩兰4.5克，沉香曲12克，红藤6克，姜半夏6克，北秫米12克，甘草6克。4剂。

1971年6月20日三诊：嗌干略解，三日前冷水浴后曾有腹部隐痛，便日三行，今大便已好转，续以原法调治。处方：潞党参12克，北沙参9克，炒白术15克，山药30克，茯苓12克，砂蔻仁各3克，沉香曲12克，海螵蛸9克，广木香6克，红藤12克，甘草6克，延胡索9克。10剂。

按：该例泄泻，医院钡剂灌肠提示左结肠慢性炎症。《景岳全书》认为："泄泻之本，无不由于脾胃。因胃为水谷之海，而脾主运化。脾健胃和，则水谷腐熟，化气化血，以行营卫。若饮食失节，起居不时，以致脾胃受伤，则水反为湿，谷反为滞，精华之气不能转布，致合污下降而泻利作矣。"其明确地提出了脾胃虚弱是导致泄泻的根本。该例患者体倦、脉濡，明是脾虚湿停，故苔白而腻；湿浊滞于肠道，则腹痛溏泄。为病已久，生化之源匮乏，治以四君子汤健脾益气；山药、甘草既能补脾气，又能养胃阴；木香、砂仁理气化湿；沉香曲疏理之中又有止痛作用；红藤一味去肠道秽浊，使脾健湿化，诸症均愈。药进3剂，腹之痛泻均好转，后以益气养阴调理治之。观其方药，补气中有益阴之品，补益中有疏通之品。前后方按照病情所需，增其药量，突出补而不滞，使淹缠难愈的腹泻得以解除。

验案举例2 王某，男，29岁。1971年12月12日初诊。腹痛、便溏泄已十余年，多则日四五次，少则三次，晨间更甚，曾有日晡掌跖热及盗汗，西医诊为过敏性结肠炎，进抗生素多而久则白细胞减少，脉濡苔薄，神疲倦怠，以固摄为治。处方：党参9克，赤石脂15克，伏龙肝12克，藿梗6克，石莲肉15克，山药15克，薏苡仁12克，沉香曲9克，苍白术各9克。5剂。

1971年12月19日二诊：药后便溏次数减少，再循原意加味。处方：赤石脂12克，伏龙肝30克，补骨脂12克，马齿苋15克，山药30克，石莲肉15克，川连4.5克，炮姜3克，广木香6克，沉香曲12克，苍白术各15克。7剂。另配：桂附八味丸240克，每次9克，日二次。

按：本例腹痛、便溏泄为时已十余年，少则日行三次，而且晨间更甚，虽有腹痛，非肝郁乘脾可比，良由肾虚不能温运脾阳，脾气虚弱，健运失常。由于久泻不已，影响脾胃生化功能，气血来源不足，故神疲倦怠，脉来濡弱，舌苔薄而腻。证属脾肾两虚，滑脱不固，故治以固摄为主。方用伏龙肝、赤石脂温中涩肠止泻，党参、苍白术、石莲子、薏苡仁补脾除湿，藿香、沉香曲和中调气。服药后大便次数减少，究因久泻，脾肾两虚，复诊在原方基础上加重温补脾肾，以山药配参、术加强健脾，补骨脂配伏龙肝、赤石脂加强固摄，木香配沉香曲加强调气，炮姜与桂附八味丸加强温脾肾之阳，再用黄连、马齿苋以清肠间蕴毒，是消补互用、温清并行之法。

验案举例3 沈某，女，39岁。1974年4月13日初诊。脐腹作痛，大便时泻时闭，排便不畅，遇寒更甚，嗌干，泛酸，并伴有胃、肾下垂。以疏理先治。处方：延胡索9克，炒白芍12克，川楝子9克，甘草9克，乌药6克，制香附9克，海螵蛸12克，沉香曲24克，蒲公英24克，川连3克，红藤9克。5剂。

1974年4月12日二诊：药后脐腹作痛已解，大便渐调，晨起一行，效不变法。处方：前方蒲公英改30克，川连改2.4克，去红藤。7剂。

1974年5月19日三诊：上方连服14剂，腹痛除，大便转调，以巩固为治。

黄连末12克，分4日服，每日3克，上下午温开水吞送。

按：肝主疏泄，脾主运化。脾主运化有赖于肝之疏泄条达，若肝气郁结，则导致脾气壅滞，脾壅则运化失常，浊邪滞于肠道而为腹泻；若情志刺激，肝气横克脾土则腹痛，大便不畅；湿为阴邪，易伤阳气，故遇寒痛泻更剧。该例为肝郁脾虚，肠有黏滞，故以疏肝理气导滞为治。方以金铃子散加香附疏肝理气；肝性刚强，宜柔宜养，故加入芍药、甘草酸甘化阴，缓急止痛；蒲公英、红藤、川连清肠道秽浊之邪；乌药、香附、沉香曲理气止痛，与川连互用，又能辛开，温通苦降，起到散结消痞的作用；海螵蛸收敛制酸和胃。五剂药后诸症均有好转，接着用原法续进，后以一味黄连作善后，巩固治之。由于辨证明确，药达病所，而使缠绵不愈的痼疾得以解除。

二十、胃痛

验案举例1　刘某，男，55岁。1980年2月4日初诊。胃脘疼痛，每遇天寒或略进冷食而发作，作则心窝部牵及背部，绵绵不已，有时剧痛则冷汗涔涔，常戴皮毛暖肚兜作胃部保暖。面色白，四肢不温，大便溏稀，苔白舌质淡，脉紧细。久经中西药治少效，以丸剂图之。处方：制川乌9克，川椒30克，干姜30克，炮附子15克，赤石脂30克。以上各药各研细末，和匀，再研极细，制成蜜丸，密闭贮存。每日上、下午各服1～1.5克。

按：该案病人，证象脉舌均可见阴寒颇盛，久经中西药治均未能收显效，而乃不得不以大辛大热之品投之。选用《金匮要略》乌头赤石脂丸（原为专治“心痛彻背，背痛彻心”之阴寒邪盛心痛症），方中川椒、乌头、附子，辛辣以温散阴邪，而用干姜之守、赤石脂之涩，以填塞厥气所侵之位，使心胸之气与背之气各行其故道，不致互犯。其“心痛彻背”之证，自能解除矣。故病人服本方以后痛势缓解。

乌头赤石脂丸为温中散寒、峻逐阴邪之猛剂，非沉寒痼冷者不宜服用。川椒、干姜温中散寒；乌头温阳、破阴寒凝滞；附子壮元阳，四者均大辛大热之品，同用之以增逐寒之功，而达镇痛之效。赤石脂为佐者，以温里固涩，收敛阳气，以制乌、附、椒辛散太过，使阴寒去而正不伤。何任常用此方治胃脘痛连背之阴寒邪重患者。除用乌、附、姜、赤石脂外，曾适当加入白术、高良姜、炙甘草、参、煅瓦楞子等以治阴寒胃痛、泛酸、便溏、脉迟苔白之患者，可获疼痛明显减轻、大便改善之效。

验案举例 2 郭某，女，21 岁。1974 年 4 月 17 日初诊。胃脘剧痛，呕吐，头昏，冷汗而来急诊。处方：延胡索 9 克，川楝子 9 克，乌药 6 克，海螵蛸 9 克，蒲公英 30 克，沉香曲 9 克，炒白芍 9 克，炙甘草 9 克，制香附 9 克。2 剂。

1974 年 5 月 12 日复诊：前药服后胃痛即愈，而去上班。近又痛一次，但势比前缓。再以原法参疏肝泻热和胃为治。处方：炙甘草 9 克，制香附 9 克，川楝子 9 克，黄连 2.4 克，蒲公英 30 克，延胡索 9 克，乌药 6 克，海螵蛸 12 克，炒白芍 9 克，沉香曲 9 克。3 剂。

按：患者素为脾胃虚弱之体，因受情志刺激，气郁化火，气机逆乱，脉络受阻则胃脘剧痛，胃失和降则呕吐，逆乱剧作可致气厥。该例头昏、冷汗，乃气厥之前趋症。急以疏调肝气为治，肝气调达则痛、呕尽解。热郁于里，故以蒲公英、川楝子疏肝清热和胃，药后诸症即愈。复诊前发作一次，然势已转缓，故仍予原法治之。加入少许黄连，既可增加清热作用，合乌药等温散之品，又能起辛开苦降作用，使郁热清泻，肝气条达，诸恙尽解。

验案举例 3 徐某，女，69 岁。1977 年 6 月 12 日初诊。1969 年因急腹症手术后，时作脘痛，大便艰结，上腹有一压痛点，心悸气促，脉弦，苔薄，以润养和理为进（血沉 26mm/h）。处方：北沙参 9 克，枸杞子 9 克，川楝子 9 克，麦冬 9 克，当归 6 克，白芍 9 克，玫瑰花 4.5 克，沉香曲 9 克，延胡索 6 克，炙甘草 9 克，蒲公英 12 克。4 剂。

1977 年 9 月 16 日复诊：药后脘痛见瘥，大便虽能自下，尚艰结不畅，纳展，精神亦见振作，脉、舌见平，心悸气促均解，原意再进。处方：于前方去玫瑰花，加天冬 9 克，生地 9 克，砂仁 3 克。7 剂。

按：该病人 8 年前患急腹症，手术治疗以后时作脘痛，缠绵不愈，伴见大便艰结、心悸气促。肝气郁结，横逆犯胃，则为脘痛；胃阴受伤，肠道失润，传化失和，故大便艰结；心悸气促者，心失所养，肝郁气逆也；上腹有压痛点，属气滞，非血瘀也。故用魏玉璜之一贯煎加味，养阴之中寓以疏肝理气。方中当归、白芍养血和血；沙参、麦冬滋阴润燥；枸杞子养肝阴；延胡索、川楝子平肝泻热，利气止痛；甘草和中，与白芍同用，名“芍药甘草汤”，有柔肝缓急止痛之功；玫瑰花芳香理气，蒲公英味苦，有解热健胃作用。药后脘痛见瘥，大便自下，纳展神畅，心悸气促亦除，疗效满意。故将原方去玫瑰花，加天冬、生地，加强滋阴作用，砂仁理气调中。

验案举例 4 高某，男，52 岁。1975 年 11 月 9 日初诊。胃脘作痛，喜进温暖饮食，怔忡气短，头眩肢软，脉迟苔白。辨为脾胃虚寒，中气不足，治宜温养脾胃。处方：桂枝6克，黄芪12克，炙甘草9克，白芍12克，当归6克，煅瓦楞子12克，大枣5枚，干姜1.5克，饴糖30克。4剂。

1975年11月12日二诊：服药后胃脘作痛缓解，宜循原意再续。处方：于前方中去煅瓦楞子，加玫瑰花3克。

按：本例胃痛属脾胃虚寒型。由于中气寒而气滞不行，故痛；中寒气弱，故气短怔悸，肢软乏力，喜进暖食；中气虚，清阳不升则头眩；舌白脉迟，均为脾弱阳虚之象。故以黄芪建中汤温脾胃之阳而建中气，加瓦楞子取其制酸健胃而止痛。

二十一、腹痛

验案举例1 陈某，男，17岁。1972年8月12日初诊。脐腹部疼痛如绞，阵作已数日，痛甚，拒按。恶心，呕吐不出，痛止能进饮食，汗多，口干，气促，大便5日未下，舌红，脉弦细。治予滋阴增液。处方：北沙参30克，玄参15克，生地30克，麦冬15克，天花粉15克。2剂。另予芝麻油90克，缓缓咽服（先服麻油，再进煎药）。

按：上方服1剂而大便通下，腹痛解，诸症均减，再1剂而痊愈，未再复发。本患者当地曾检诊，初给解痉挛药，无效，乃诊断为肠梗阻，用抗生素及通便剂亦未效而来何老处就诊。何老视此患者主症为腹痛，大便秘结，发于夏月盛暑之时，则多属肺气虚燥之故。暑燥既泻肺气，汗多又伤津液。气促，舌红，肺气不足以下降，津液不足以润肠。此肺燥移于大肠，与李东垣所谓“血中伏火”之通常便秘不同，故非一般硝、黄通下所宜，以沙参、麦冬、天花粉、玄参、生地以养肺增液。至于先服麻油者，乃考虑既是肠梗阻，何老每喜以真净麻油呷饮缓解，以润通其梗滞，果获捷效。

验案举例2 刘某，女，45岁。1989年3月24日初诊。腹痛已久，在左侧为甚，多次阵作，绞痛不已。有时作呕吐，面色不华，小便黄褐，苔白脉细弦。先予调达蠲解（某医院B超诊为肾结石，曾住院治疗，服中药排石汤，未好转）。处方：当归12克，白芍15克，白术12克，茯苓15克，泽泻9克，川芎12克，延胡索9克，金钱草18克，炙甘草9克。5剂。

药后腹痛未再作，又自服5剂以期巩固。

按：该女性患者腹痛已久，排除妇科疾病。前医据彩超所示，诊为肾结石，住院治疗并服用中药排石汤，未能见效。《金匮要略》谓：“妇人怀妊，腹中疠痛，当归芍药散主之。”“妇人腹中诸疾痛，当归芍药散主之。”且面色不华，宜调益气血为主，用当归芍药散，取其益血健脾、缓急止痛，酌加蠲解排石之品，其症乃解。但是否有结石排出，无法了解清楚。

验案举例3 宋某，女，38岁。1984年5月18日初诊。腹痛见于下腹耻骨部，时时牵及大腿侧，月经前后疼痛明显。日轻夜重，不能久立，带下频，黄白兼见，前阴坠胀牵及肛门，尿频作痛，舌色暗，舌下脉紫，脉涩。某妇女保健院检诊为盆腔淤血综合征。宜逐瘀解痛。处方：干姜9克，生蒲黄12克，五灵脂12克，当归12克，小茴香3克，延胡索9克，没药3克，赤白芍各9克，川芎12克，肉桂3克。7剂。

上方服7剂后，腹痛渐止，又续7剂，以后略予加减而至瘥解。

按：本案西医诊为盆腔淤血综合征，是一种引起妇女腹部疼痛之常见病。其机制为盆腔静脉慢性淤血，主症为慢性盆腔疼痛、极度疲劳和神经衰弱。主要因妇科疾病所致，如子宫脱垂、子宫内膜异位症、慢性盆腔炎等。此外，还可由胃肠道、泌尿道、神经系统和骨科等疾患引起。症轻而病史短者，较易治愈，重者则用冷冻、激光及手术等处理。小腹痛，日轻夜重，舌色暗，舌下脉紫，脉涩，诊断为瘀血所致。方用少腹逐瘀汤，逐瘀解痛。少腹逐瘀汤，为活血止痛、祛瘀温经之佳方，主治少腹瘀血。或有肿块而不痛，或有腹痛而无块，少腹胀满，经血多紫色成块，或每月二三行等瘀阻少腹、冲任失调等症。用之治血瘀少腹，寒凝冲任而见效。

二十二、黄疸

验案举例1 王某，男，成年人。1972年9月19日初诊。睛黄，谷丙转氨酶高达475U/L（两年前曾行胆囊切除术），脘左侧作胀，溲黄而少，脉微弦，苔厚，以清渗法。处方：丹参12克，败酱草12克，佛手柑9克，当归9克，绵茵陈30克，平地木15克，郁金6克，垂盆草12克，糯稻根15克，甘草6克，白芍9克，板蓝根12克。5剂。

1972年10月15日二诊：前方连进10剂，溲黄已解，量亦较多，肝功能检查已正常，苔薄，脉尚弦，治以清湿热，并调理脾胃。处方：西党参12克，茯苓12克，炙甘草6克，绵茵陈30克，白芍9克，平地木12克，陈皮4.5克，郁金6克，佛手片9克，板蓝根6克，薏苡仁4.5克。7剂。

按：本例目睛发黄，溲黄少，苔厚，脉弦，为湿热蕴结于里，肝郁气滞，影响胆汁排泄，治以清热解毒利湿为主。故用丹参、当归活血和血，以肝主藏血，治肝必须活血；白芍养阴柔肝；郁金疏肝解郁；佛手和胃理气；茵陈利湿热以退黄；败酱草、垂盆草、板蓝根均有清热解毒之功；平地木利尿渗湿，能治湿热黄疸；糯稻根除止汗作用外，可用治传染性肝炎。急性黄疸型肝炎，应用清热解毒利湿药。慢性肝炎转氨酶升高，亦因体虚毒邪内伏，如舌苔黄厚，消化道症状明显，同样可用清热解毒药。如舌质胖，边呈齿形，脉细者，即使转氨酶偏高，苦寒清热之药不宜用，当用养阴调肝健脾，如当归、白芍、丹参、枸杞子、党参、白术、旱莲草、女贞子之类。

验案举例2 段某，男，42岁，某医院会诊。1963年8月13日初诊。医院诊断为急性黄色肝萎缩。肝炎已久，反复发作已第四次，转氨酶500单位以上，周身黄如橘，嗜睡，神志时清时昏，身热，小便棕色而少，苔厚腻。予清热解毒，化湿浊。处方：藿香6克，川朴4.5克，绵茵陈30克，滑石9克，黄芩9克，石菖蒲6克，木通4.5克，连翘12克，川贝母4.5克，射干4.5克，蔻仁2.4克，生栀子9克，神犀丹1粒（化服）。2剂。

按：黄疸鲜明如橘子色，乃湿热蕴遏的阳黄。嗜睡，神志时清时昏，是邪气内蒙心包。发病急骤，症情险恶，为阳黄之重症。巢氏《诸病源候论》急黄候曰："脾肾有热，谷气郁蒸，内为热毒所加，故卒然黄，心满气喘，命在顷刻。"本例舌苔厚腻，故先以甘露消毒丹清热化湿，神犀丹清热解毒，宣窍通灵，是治疗急性黄色肝萎缩的一个很好范例。

二十三、鼓胀

验案举例1 孟某，女，56岁。1971年8月30日初诊。曾患黄疸型肝炎4年，脐腹胀，前诊有腹水，舌质紫暗苔黄，脉沉而有劲，以渗化并益理之。处方：藿香6克，川朴4.5克，绵茵陈12克，川楝子9克，木通4.5克，滑石12克，蔻仁3克，黄芩6克，党参9克，扁豆花9克，陈皮4.5克。5剂。

1971年9月3日二诊：药后舌苔较前好转，质红，腹胀，纳略展，脉沉，以清滋渗化治。处方：川石斛9克，知母6克，藿香6克，绵茵陈12克，滑石12克，木通4.5克，蔻仁3克，黄芩6克，车前子9克，陈蒲壳12克。5剂。

三诊：黄疸积年而成腹胀满，药后增食而便较前成形，是气有所化，然脉见颓弱，终是沉疴。处方：党参12克，绵茵陈12克，藿香6克，薏苡仁12克，车前草9克，茯苓12克，陈蒲壳12克，益智仁9克，桂心2.4克，砂蔻仁各 1.5 克，陈皮 4.5 克。5 剂。

按：本案病情较深重，有腹水，病位在肝脾。因其病程已久，胀及脐腹，体虚病实，各趋极端。脉沉而劲，为无胃气；舌质紫暗，肝脾有瘀积。病情至此，已非疏肝理气、逐水消胀药所能奏效。第一方用淡渗疏化，佐党参、陈皮，冀能疏展气机，力图斡旋；第三方从久病及肾着想，参入温肾阳之药，亦难全效。诚如案中所说："脉见频弱，终是沉疴。"总之，此病利在早治，否则虽用喻氏治鼓三法（初用辛甘通阳，继用培养元阳，三用旋转大气），亦难奏效。何兼臣氏对此病的治疗亦有同慨。

验案举例 2 患者，男，45 岁。肝硬化腹水，曾有黄疸型肝炎病史，面色暗，精神尚常，纳食正常，溲少便艰下，舌红，苔黄腻，脉沉弦，宜健运渗利。处方：大腹皮 12 克，沉香曲 10 克，炙鸡内金 10 克，厚朴 15 克，猪苓 15 克，枳实 10 克，小青皮 6 克，楮实子 15 克，苍术 10 克，砂仁 6 克。另十枣散 3 克，早晨吞服。

服本方后，大便畅下，感脘腹舒松，苔黄腻渐退。3 剂以后，即以健脾利湿药续进。

按：本例肝硬化腹水，正虚不著，所以精神尚常，纳食可。湿热壅盛，则见舌红、苔黄腻。浊水内停，影响水液代谢，则溲少、便下艰。速予行气消胀、利湿逐水之治。因患者体壮，十枣散用至 3 克，甘遂、大戟、芫花合用，峻泻攻逐，可使腹水迅速排出体外。故药后即大便畅下，脘腹舒松。又有腹皮、厚朴、砂仁等行气化湿之品，苔黄腻亦退。峻剂中病即止，以免损伤脾胃。脾主运化水湿，《金匮要略》又谓"见肝之病，知肝传脾，当先实脾"，故后续治以健脾利湿为主。

验案举例 3 许某，男，54 岁。2007 年 5 月 21 日初诊。混合性肝硬化，腹水，脾肿大，胆囊炎并作，面色苍黄，目睛皆黄染，腹胀大如鼓，胆红素持续偏高，尿色黄赤，苔黄舌暗，唇边有血迹，脉弦。邪毒郁里，久而化热，治宜疏和为先。处方：金钱草 30 克，绵茵陈 30 克，海金沙 20 克，川楝子 10 克，郁金 10 克，炙鸡内金 10 克，焦六曲 10 克，玉米须 30 克，垂盆草 30 克，金银花 20 克，焦山栀 10 克，楮实子 20 克，大腹皮 10 克，白茅根 30 克，蒲公英 30 克。14 剂。

2007 年 6 月 4 日二诊：上药进 14 剂之后，患者胆红素已降至正常范围，目睛黄染亦消除，腹胀稍有好转，小便量转多，但尿色仍然偏黄赤，舌暗苔黄，脉弦虚。再按原旨进。处方：金钱草 30 克，绵茵陈 30 克，海金沙 20 克，川楝子10克，郁金10克，炙鸡内金10克，焦六曲10克，玉米须30克，垂盆草30克，忍冬藤30克，焦山栀10克，楮实子20克，大腹皮10克，白茅根30克，蒲公英30克，冬瓜皮30克。30剂。

2007年7月9日三诊：患者服药后小便量初起增多，腹胀消减明显，约半个月后小便量转不多，腹胀亦不退。肝功能轻微波动，舌红苔微黄，舌质暗，脉弦数。再疏肝胆，清利之。处方：柴胡10克，赤芍15克，白芍15克，蒲公英30克，金钱草30克，绵茵陈30克，海金沙20克，川楝子10克，炙鸡内金10克，焦六曲10克，郁金10克，玉米须40克，楮实子30克，大腹皮10克，冬瓜皮30克，藿梗10克，泽兰10克，砂仁6克，大蒜头（自加）30克。30剂。

2007年11月5日四诊：服药以来，小便量多，腹胀明显好转。B超提示少量腹水，分析腹胀原因，在于脾肿大。肝功能亦恢复正常。然脘腹胀滞，大便溏薄，舌暗苔黄，脉弦。肝胆升降失常，湿热未净，再宜渗解。处方：太子参15克，川朴10克，姜半夏10克，黄芩10克，黄连4克，金钱草30克，苍术10克，白术10克，丹参30克，绵茵陈30克，焦六曲10克，楮实子30克，川楝子10克，蒲公英30克，大腹皮10克，佛手片10克。30剂。

上方陆续进2月余，诸症均告好转。各方面指标正常，CHILD评分为B级，于2008年1月接受脾切除手术，术后恢复良好。肝纤维化各项指标检查亦提示未再变化，患者自我感觉良好，肝硬化得以控制。之后继续接受中医中药调治，诸症平稳，亦未出现出血倾向，肝功能、凝血功能均正常。

按：患者于20世纪60年代曾患血吸虫病，80年代被诊断为乙型肝炎，当时没有进行积极有效的治疗。2006年8月始出现乏力、黄疸、腹胀等症状，西医诊断为混合性肝硬化，腹水，门静脉高压，巨脾，胆囊炎，属中医“鼓胀”“黄疸”“积聚”等范畴。由于疫毒、病毒、酒食等因素损伤肝脏，肝失疏泄，后波及脾肾，气血津液运行不畅，痰瘀互结、水湿内停，导致本病的发生。本例治疗之初，患者诸症蜂起，何任并没有针对肝硬化本身作过多纠缠，而是着眼于患者当下的主要痛苦展开辨证论治。腹胀大如鼓，故使用金钱草、绵茵陈、海金沙、川楝子、垂盆草等保护肝功能，炙鸡内金、焦六曲等安脾胃，佐清热利湿之品以投石问路。14剂后，患者肝功能得复，腹水亦稍消，效不更方。然第二次处方半月之后，患者反映利水效果大减，腹水难消而腹胀如初。《医门法律·胀病论》谓：“胀病不外水裹、气结、血瘀。”水停之根在气滞血瘀，单治水而水未必能去，故在第三次处方时，加入大腹皮、藿梗、泽兰走血分去水，砂仁、大蒜头走气分泻水，并用“镇坎散”以去腹水。治水而气血兼顾，所以腹水自消。腹水消减之后，患者表现为脾胃虚弱，见纳差、便溏、脘腹不舒等。肝脾同治，以半夏厚朴汤结合养肝护肝，并时时注意顾护脾胃，治疗两月余而得善终，为手术创造了很好的机会。

二十四、胁痛

验案举例1 薛某，男，45岁。1964年1月21日初诊。肝肿时痛，为时已久，胃不舒，进食冷硬物尤甚，大便欠润，溲绛，时有悸郁，夜寐欠安，舌光、痛。以健脾疏渗、解肝郁为进。处方：上党参9克，大腹皮9克，陈皮4.5克，广木香4.5克，茯神12克，炙草4.5克，炒苡仁9克，建曲6克，炒鸡内金9克，清水豆卷12克，逍遥散（包煎）15克。4剂。

1964年1月25日二诊：肝痛尚见，寐欠安，便已调，舌尖已不如之前痛，溲尚黄。处方：绵茵陈9克，上党参4.5克，郁金9克，大豆卷12克，新会陈皮4.5克，元胡6克，炒薏苡仁12克，广木香4.5克，鸡内金9克，苍白术各6克，逍遥散（包煎）12克。4剂。

1964年2月26日三诊：药后胃纳已较开，食后亦不难过，苔渐退，唯舌尖尚痛，肝区略胀，轻度隐痛，多言语则心悸气短，便已不稀，眠可四五个小时，溲时黄时清，有咳逆。处方：绵茵陈12克，清水豆卷12克，郁金9克，广木香6克，苍白术各6克，鸡内金9克，炒薏苡仁12克，五味子1.2克，茯苓12克，川石斛6克，逍遥散（包煎）15克。5剂。另移山人参1.5克，研末，分两次吞服。

1964年3月31日四诊：纳健，体力有所恢复，肝区尚有隐隐胀痛，睡可四五个小时而多梦，心悸，多言语则气喘促，腹偶痛，便日下而间有黏液。处方：柴胡4.5克，黄芩4.5克，郁金9克，炒枳实4.5克，马齿苋9克，升麻3克，平地木9克，广木香6克，黄芪6克，苍白术各6克，苏合香丸（另包）小号1料。5剂。另，移山人参1.8克，研末，分两次吞服。

1964年4月16日五诊：纳展，以行走而肝区感胀痛，心悸气喘，腹尚偶痛，便日一行，黏液已少，睡眠如前，苔已较退，舌尖已基本不痛。处方：广木香4.5克，当归6克，黄芩4.5克，马齿苋6克，郁金6克，平地木3克，绵茵陈9克，柴胡3克，炒枳壳3克，苍白术各6克。5剂。另配：马齿苋6克，平地木9克。

10剂。另，移山人参1.8克，研末，分两次吞服。

1964年6月7日六诊：肝疾瘥解，便稀干无定，寐易苏醒，纳食过多即欠舒，以和中理脾为续。处方：炒白术9克，陈皮4.5克，糯稻根9克，佩兰梗3克，山药12克，党参9克，生甘草4.5克，当归9克，黄芪9克，砂蔻仁各3克，龟板9克，赤白茯苓各9克。5剂。

1964年7月21日七诊：眠食情况稳定，二便尚常，午后精神疲乏，肝区尚作胀痛。处方：米炒北沙参9克，生地12克，制首乌12克，生鳖甲12克，麦冬9克，川楝子9克，酒炒当归6克，枸杞子9克，生白芍6克，生麦芽30克，牡蛎24克，红花15克。4剂。

按：本案主要为肝郁夹脾湿蕴结化热，日久则身体由实转虚，这是整个病情变化的机理。初诊、二诊肝肿而痛，显见郁结之深；便溏、尿赤已属脾湿化热；夜寐欠安、有时心悸，病情已从肝脾影响及心。方以异功合逍遥散，肝脾同治，虚实兼顾。药用木香、大腹皮、延胡索、郁金以理气，建曲、鸡内金以消积，茵陈、薏苡仁、豆卷以化湿。治法统筹兼顾，获得初步疗效。然而肝郁脾湿虽除，中气不足之虚证渐见。第三、四诊略用参、芪以益中气，加苏合香丸以疏郁滞，并以木香、马齿苋治腹痛大便稠黏。从这里可以看出，气易郁难舒、脾湿黏滞难化。第五诊在有效的基础上进一步用药，疏肝方面，仍以逍遥散加郁金、木香、枳壳；清肝方面，茵陈加平地木。第六诊和中理脾，以异功散合当归、黄芪、砂蔻仁，疏补兼施，气血并顾。最后的调理方，主要用魏玉璜一贯煎加养阴药，妙在以红花活血，麦芽疏肝，治法静中有动，使根深蒂固的肝郁证不向肝硬化发展，而逐渐痊愈。用药有层次，有消有补，是其取效关键。

验案举例2 糜某，男，44岁。1971年12月13日初诊。右季胁部时作隐痛，脘部胀滞已两年，近一个月来加重，肝功能检查正常，凡登白试验弱阳性，苔白黄而腻。先予疏肝理脾，清化湿热。处方：广木香6克，当归尾9克，延胡索6克，川楝子9克，焦六曲12克，黄芩6克，山楂肉9克，枳壳6克，赤白芍各9克，青陈皮各4.5克。5剂。

1971年12月20日二诊：服药5剂，季胁疼痛已瘥，脘部胀满亦减，唯纳食仍差，口苦唇燥，苔白厚腻，脉虚弦。续以理气化湿和脾为治。处方：藿梗9克，川朴4.5克，沉香曲12克，佩兰6克，天花粉9克，枳壳4.5克，鸡内金9克，蔻仁（杵）3克。4剂。

1971年12月24日三诊：口苦唇燥均除，苔腻亦退，面颊及季胁部有时牵掣作痛，脉弦。再宗原方加清化药。处方：炒白芍15克，佩兰6克，川朴4.5克，苦丁茶9克，藿香6克，沉香曲12克，枳实6克，炙甘草6克，甘露消毒丹（包煎）15克。4剂。

按：患者既往有胆囊炎史，右季胁部隐隐作痛已两年余。根据上述症状，辨证为湿热蕴结于肝胆。故在利湿热的同时，加归尾、赤芍、山楂肉等行瘀之品。服药5剂，疼痛见瘥。复诊以湿浊壅阻未清，故加入藿香、厚朴以化湿，佩兰、蔻仁以祛浊，加天花粉以照顾到湿遏化热的唇燥。三诊考虑到肝为刚脏，宜柔宜养，当腻苔渐化时，则加炒白芍以柔养肝木，与炙甘草相合，即酸甘化阴之意，亦未忽视湿性黏腻，缠绵难去，特用甘露消毒丹以清热解毒，化浊利湿，是善于运用叶天士的成方者。

验案举例3　楼某，男，成年人。1971年5月22日初诊。X线提示胆结石，经常作痛，无热。处方：四川金钱草30克，台乌药9克，龙胆草4.5克，制香附9克，延胡索9克，炒白芍9克，蒲公英30克，郁金9克，沉香曲9克，绵茵陈9克，柴胡4.5克。3剂。

按：本案已经X线检查，确诊为胆结石。以有排石功用的金钱草为主药，配合利胆的茵陈、郁金，疏肝理气的延胡索、乌药、香附，清热的蒲公英、龙胆草。清热而湿化，肝胆气滞得行，疏泄功能恢复，所以痛止而病若失。随访未发，是疗效巩固之明证。

二十五、水肿

验案举例　朱某，女，26岁。1975年12月28日初诊。慢性肾炎，足跗肿，有时面亦浮，疲乏，尿蛋白（+～++），并曾尿中有红、白细胞，脉濡软，苔白，腰酸，不寐，溲不多，宜益肾。处方：生地12克，丹皮4.5克，赤苓（带皮）15克，泽泻6克，瞿麦9克，川断6克，山萸肉9克，杜仲12克，陈蒲壳30克，白术9克，乌梅肉3克。7剂。

1976年1月3日二诊：尿检逐渐转佳，蛋白痕迹，红细胞（－），白细胞2～4，唯腰酸以左侧为甚，夜寐欠安，以原意加减。处方：生地12克，丹皮4.5克，赤苓（带皮）15克，泽泻6克，杜仲叶12克，川断6克，山萸肉6克，葫芦壳30克，瞿麦9克，苍白术各6克，白茅根30克，乌梅肉3克。7剂。

1976年1月10日三诊，前方加焦楂肉6克。10剂。

1976年2月6日四诊：证情稳定，尿蛋白阴性，以丸剂巩固之。处方：

六味地黄丸 500 克，每天早晚各一次，每次吞 9 克。

1976 年 3 月 4 日五诊：丸剂进服后，尿蛋白阴性，偶见蛋白痕迹，原方意进。处方：干地黄 15 克，丹皮 6 克，赤苓（带皮）15 克，杜仲叶 12 克，川断 9 克，菟丝子 9 克，泽泻 6 克，陈蒲壳 30 克，山萸肉 9 克，白术 15 克，白茅根 30 克，苍术 6 克，山药 30 克。10 剂。

1976 年 4 月 2 日六诊：尿检基本正常，唯腰酸，左侧为甚，足跗肿，脐痛已解。处方：党参 12 克，白术 12 克，黄芪 12 克，白茅根 24 克，薏苡仁 15 克，淡竹叶 12 克，陈蒲壳 30 克，冬瓜皮 12 克，地骷髅 12 克，川断 9 克，杜仲叶 12 克，六味地黄丸（包煎）15 克。10 剂。

1976 年 4 月 16 日七诊：近半月尿检正常，足跗肿轻度，夜寐不安，月事提前，以益调为进。上方去杜仲叶、地骷髅，加当归 12 克，焦枣仁 12 克，夜交藤 12 克。10 剂。

1976 年 5 月 5 日八诊：尿检稳定，续以原意进。处方：党参 12 克，白术 9 克，黄芪 12 克，金银花 12 克，连翘 9 克，薏苡仁 15 克，淡竹叶 9 克，焦枣仁 12 克，合欢皮 6 克，夜交藤 15 克，陈蒲壳 30 克，地骷髅 12 克。10 剂。

1976 年 5 月 10 日九诊：证情稳定，续予养益。处方：党参 12 克，白术 12 克，黄芪 12 克，薏苡仁 15 克，鸡血藤 30 克，焦枣仁 12 克，合欢皮 6 克，远志 6 克，夜交藤 12 克，陈蒲壳 15 克，柏子仁 9 克。10 剂。

按：本例足跗肿，有时面亦浮，但其浮肿并不严重，加之身体疲倦乏力，脉象濡软，苔白，此乃脾肾两虚，而偏于脾虚之象。《黄帝内经》云："诸湿肿满，皆属于脾。"因脾主运化，脾虚则运化不健，水湿逗留，故足跗、颜面浮肿；疲倦，脉软无力，亦是脾虚气弱之象；脾主统摄，肾主闭藏，脾肾虚，则统摄与闭藏均失其所司，导致精微外流，故尿检出现蛋白；腰为肾府，肾虚故腰酸；脾肾亏，则心失所养而神不藏，故不寐。先后共诊 9 次，何任以益脾肾、利水湿、养心安神为主，用六味地黄汤、四君子汤为基本方进行加减。方中地黄滋补肾阴，山药补脾固肾，山萸肉温补肝肾，称为"三补"。泽泻宣泄肾浊，茯苓淡渗利湿，丹皮清肝泻火，通补开合，补而不腻，此即六味地黄汤立方的意义，临床上常用于慢性肾炎、糖尿病等肾阴亏损之证。党参、黄芪补气健脾；白术健脾运湿；杜仲、川断补肝肾，强腰膝；白茅根清热凉血；瞿麦、陈蒲壳利尿退肿；乌梅取其味酸，有敛涩精气的作用；枣仁、柏子仁、夜交藤等养心安神。如月经提前，加当归以养血调经。以上各药味，根据证情，灵活加减，症状逐渐改善，尿检正常。

二十六、淋证

验案举例1 陈某，男，45岁。1971年7月15日初诊。尿频尿急，溲引少腹作痛，牵及腰部，尿检有大量红白细胞，苔浮腻，治以清利兼滋益。处方：四川大金钱草15克，滑石（包煎）12克，甘草梢9克，瞿麦6克，金银花12克，黄柏6克，海金沙（包煎）12克，川杜仲9克，六味地黄丸（包煎）12克。4剂。

1971年7月18日二诊：药后溲已畅，少腹作痛亦解，小便培养未发现结核杆菌，苔亦转净，纳展，原意再进。处方：四川大金钱草30克，甘草梢9克，川柏6克，海金沙（包煎）12克，净滑石（包煎）9克，瞿麦6克，萹蓄6克，木通3克，炒银花12克，川杜仲9克，六味地黄丸（包煎）15克。5剂。

按：本例据证分析，尿频伴腻苔，乃为湿热；痛引少腹，牵引腰部，当为肾虚所致。《诸病源候论》有云："诸淋者，由肾虚而膀胱热故也……肾虚则小便数，膀胱热则水下涩，淋漓不宣，故谓之淋。"所以引起该证，一则是湿热下注，二则是肾虚不能固摄。故以清热利湿益肾，相兼为治。寓补于泻，使湿热清化，肾能起到"主水液"的作用，则淋证自瘥。服药四剂，诸症瘥解，续以原法加强清利之品，治之告愈。

验案举例2 沈某，男，41岁。1972年9月6日初诊。乳糜尿已近三载，尿次不频，血检未见有丝虫蚴，腰酸，苔黄，脉细数，治宜清固。处方：野百合12克，木通4.5克，藕节15克，糯稻根60克，车前子9克，黑山栀9克，芡实15克，山药15克，白茅根15克，六味地黄丸（包煎）30克，加冰糖1小块。5剂。

按：乳糜尿，中医属于膏淋范畴，多因湿热下注，蕴结于膀胱，以致气化不行，不能制约脂液而下流，故小便混浊如米泔。王肯堂在《证治准绳》里说："淋之为病，尝观病源候论，由肾虚而膀胱热也。"本例腰酸、脉细数、苔黄，而见乳糜尿，乃肾虚有热。六味地黄丸加芡实以补肾，佐以通利清热之品。据患者自诉，服药15剂，未见再发。

验案举例3 陶某，男，成年人。1972年10月21日初诊。前列腺炎，小腹有坠胀感，牵及会阴，尿多。处方：菟丝子9克，煨益智仁6克，赤芍9克，炙山甲4.5克，覆盆子9克，丹参12克，败酱草9克，山药15克，茜草6克，川楝子9克，荔枝核30克，芡实12克。5剂。

1972年10月28日二诊：小腹胀滞轻减，尿较畅爽，宜再续原方意。处方：菟丝子9克，赤芍9克，炙山甲6克，覆盆子9克，丹参12克，败酱草9克，川楝子9克，知柏地黄丸（包煎）45克。7剂。

按：前列腺炎，类似中医的气淋或劳淋。气淋多因情志郁结，肝失条达，气化失宣，膀胱之气滞而不利，故见少腹胀痛，小便涩滞。迨日久气虚，则少腹坠胀，尿有余沥。劳淋多由湿热内蕴，脾肾两虚，清阳之气不能施化，证见小便不甚赤涩，而淋漓不已，小腹坠胀，迫住肛门。本案何任用沈金鳌的菟丝子丸加减治疗，以菟丝子益肾化气，山药、芡实、益智仁双补脾肾，川楝子、荔枝核疏肝，山甲通络消肿，丹参、赤芍、茜草活血化瘀，败酱草清热。组方严密，疗效可靠。

二十七、关格

验案举例 患者，男，56岁。因高血压服多种药物，并感冒时作，亦服用抗感冒等药物为时颇久。近检查发现血肌酐274微摩尔/升，尿素氮13微摩尔/升，血尿酸560微摩尔/升，治疗已久。近感纳滞腰酸乏力，脚踝微肿，日间尿少，夜晚略多，苔白脉濡，宜益肾降浊。处方：干地黄20克，茯苓皮30克，泽泻10克，山茱萸10克，炒牡丹皮10克，桂枝10克，猪苓10克，积雪草20克，神曲10克，佛手片10克，冬瓜皮30克，瓜蒌仁15克，杜仲10克，生大黄6克。14剂。另嘱自备冬虫夏草，每日3～4g煎汤服，药渣嚼服。14剂后，又续服14剂。复检肌酐、尿素氮均有降低，续予巩固。

按：本例为药源性肾功能损害。肾虚而见腰酸，肾阳虚则水液失其气化，则见脚踝微肿、夜尿多。水湿困脾则纳滞乏力。何任采取地黄丸加减，益肾为主，加桂枝通阳化气，积雪草、猪苓、冬瓜皮降浊解毒从小便出，神曲、佛手开中焦之滞，瓜蒌仁、生大黄以通腑降浊，而冬虫夏草甘平补肺益肾，对慢性肾功能不全者，服用有一定效果，唯药价较昂贵为憾耳。

二十八、血证

验案举例1 金某，女，27岁。1972年12月10日初诊。牙龈出血已多年，余无所感，脉微数，苔黄质微红，以健脾凉血为主。处方：丹参9克，白术9克，生熟地各12克，当归9克，黄芪9克，三七（分吞）4.5克，远志4.5克，茯神12克，甘草4.5克，丹皮6克，木香6克，藕节12克。4剂。

1972年12月13日二诊：药后牙龈出血稍减（曾检血小板，为11万），脉细苔黄，以健脾凉血为续。处方：鲜茅根30克，黄芪9克，丹参9克，仙鹤草15克，丹皮6克，甘草6克，生熟地各12克，白术9克，藕节12克，三七粉（分吞）3克。5剂。

1972年12月20日三诊：牙龈出血已瘥，停药后又少量出血，脉较有力，舌质略红，续以益阴凉血健脾为治。处方：炒丹皮6克，生熟地各12克，甘草6克，紫珠草12克，白茅根30克，仙鹤草15克，三七粉（分吞）3克，炒当归9克，荆芥炭4.5克。5剂。

按：牙龈出血，称为齿衄。《医宗金鉴》云："此症由热而成，当分虚实……若胃经实热者，则出血如涌，口必臭而牙不动，宜服清胃汤，甚则服调胃承气汤，或用酒制大黄末三钱，以枳壳五钱煎汤，少加童便调服，下黑粪即愈。若胃经虚火者，牙龈腐烂，淡血渗流不已，宜服二参汤（人参、元参各等分，水煎温服）及补中益气汤加黄连、丹皮。若肾经虚者则血点滴而出，牙亦微痛，口不臭而牙动，或落者，治宜滋肾，有火者六味地黄丸，无火者七味地黄丸，俱加猴姜，随手应效。"本案牙龈出血多年，无口臭便秘，牙龈不烂，牙亦不痛，其非胃火，亦非肾虚，乃脾虚血热所致，故用芪、术健脾益气，归、芍、二地养阴补血，丹皮、茅根、仙鹤草、藕节等凉血止血，三七取其化瘀止血作用，颇有启发。

验案举例2　王某，女，54岁。1972年12月19日初诊。肠风便血已久，脘腹作胀，纳食一般，心悸无力，以摄益归脾为治。处方：赤石脂12克，伏龙肝12克，石莲肉9克，仙鹤草24克，炒槐花12克，无花果12克，沉香曲9克，大生地12克，归脾丸（包煎）30克。5剂。

二诊：药后大便出血渐减，心悸未见再作，续宜归脾汤加减。处方：炒槐花12克，党参12克，黄芪9克，无花果12克，当归9克，白术9克，大生地12克，茯神12克，远志4.5克，广木香4.5克，沉香曲9克，炙甘草4.5克。7剂。

按：《太平圣惠方》说："夫肠风下血者，由脏腑劳损，气血不调。大肠中久积风冷，中焦有虚热，冷热相攻，毒气留滞，传于下部，致生斯疾也。"《普济本事方》认为："下清血色鲜者，肠风也；血浊而色暗者，脏毒也。"总之都是大便出血，以血色之鲜或暗分立病名。探其原因，有劳倦内伤和湿热蕴蒸两种。本案肠风便血，便血虽出于大肠，兼见脘腹作胀、纳食一般之脾气虚及心悸无力之心血不足证，故其病机主要是中气虚弱、脾不统血。故用归脾丸加大生地，健脾摄血、养心定悸，佐以赤石脂、伏龙肝、仙鹤草等止血之品，沉香曲消滞除胀。药后出血减少，心悸未作，足见疗效可靠，复诊续以归脾汤加减治之。

验案举例 3 患者，男，74 岁。2006 年 8 月 3 日初诊。尿血已久，尿检红细胞（+++），尿时无痛，膀胱镜检无异常，彩超右肾盂实质性占位性病变，累及右输尿管上段，右肾多发囊肿。以后在杭州各大医院彩超、CT、CR、MRI 等基本上都诊为右肾占位，首先考虑肿瘤，血块？左肾结石伴积水，双肾多发囊肿，前列腺增生，膀胱无殊。病人拒绝进一步做手术探查或做肾穿刺术，故求治于中医。病人排尿无异常，畅利无痛，饮食正常。素有高血压，长期服西药，余无所苦。舌质常，苔薄白，脉弦微数。诊为溺血日久，肾液亏少，拟益肾阴并摄血。处方：干地黄 20 克，茯苓 20 克，泽泻 10 克，山药 30 克，山萸肉 10 克，炒丹皮 10 克，金樱子 30 克，玉米须 30 克，杜仲 10 克，猫人参 30 克，白花蛇舌草 30 克，黄芪 30 克，白茅根 30 克，藕节 30 克，车前草 10 克。7 剂。

2006 年 11 月 30 日诊：服用上方后，病人自感稳好，尿潜血逐渐减少，为(+)或(±)。以 8 月 3 日处方为基础稍作加减，继续服中药 3 月余。其间一段时间，病人自行每天煎服野山人参，尿潜血又出现（+++），血压亦明显升高。查肿瘤标志物均为阴性。拟益肾滋液、化瘀顺络为主。处方：生地黄 30 克，茯苓 30 克，炒丹皮 10 克，山萸肉 10 克，山药 30 克，泽泻 10 克，仙鹤草 40 克，炮山甲（先煎）10 克，藕节 30 克，白茅根 30 克，瞿麦 10 克，萹蓄 10 克，焦山栀 10 克，杜仲 10 克，阿胶珠 10 克。14 剂。（嘱：停服野山人参）

服用上方 14 剂以后，2006 年 12 月 14 日尿检，不但潜血已阴性，其他各项均属正常，临床症状消失。以后即以六味地黄汤加玉米须、白茅根、阿胶珠、薏苡仁等持续服用，以巩固治效。一直到 2007 年 9 月 3 日，9 个月以来，尿检、肿瘤标志物检查一直正常。病人正常生活、工作，精神旺盛，眠食均安。

按：此病例在各大医院都诊为右肾占位，因患者拒绝进一步做手术探查或做肾穿刺术，故未能进一步确诊。但尿血一直未治好，是否肿瘤均无确切定论。由于尿血久久不愈，故初诊时既考虑肾癌可能，也有肾结石、肾血块可能。而不论何种因素可能出现尿血日久，必须先补肾阴益肾液，乃以六味地黄丸为主。考虑若是肾癌应采用扶正祛邪，故以扶正之黄芪、茯苓、金樱子及祛邪之猫人参、白花蛇舌草，佐以杜仲之益肾并降血压，白茅根、藕节清邪止血。服中药期间，因病人擅自服食野山人参，导致病情反复。此案病人始终未能确诊为何种原因所致尿血，尿血日久，且无痛，当是虚证，为日久而肾液虚涸，故仍以六味地黄丸为主投治。病人肿瘤标志物检查一直均阴性，故不再用扶正祛邪之治癌药物。酌加杜仲益肾降压，阿胶珠滋阴补血止血。因多处彩超，均有“血块”的印象，故在用白茅根等清利止血药的同时添加炮山甲一药。此药味咸性微寒，专能行散溃坚，通经络达病所。何任常以此药治外症痈肿，颇有活血通络直达病所之功。诸药配合，起到益肾滋液、化瘀顺络之作用。滞阻消失，其症自痊也。之后一直持续服用中药，以巩固治效。虽彩超仍有肾病存在，但10个月以来，病人身心舒适。何任称其为“带病延年”，即只要不断服药调理、巩固，定期复查，亦可得永年。

验案举例 4 陈某，女，28 岁。1976 年 7 月 4 日初诊。血小板减少（6 万 / 立方毫米），头昏耳鸣，周身有紫癜，经行量多，腹胀脉濡，宜益血。处方：党参 12 克，炒当归 9 克，远志 4.5 克，白术 12 克，炙甘草 9 克，茯神 12 克，黄芪 12 克，广木香 4.5 克，焦枣仁 9 克，红枣 30 克，补骨脂 9 克，阿胶 9 克（另烊）。7 剂。

1976 年 8 月 22 日复诊：7 月 4 日药进 15 剂后，血小板上升至 11.7 万 / 立方毫米。头昏耳鸣渐趋好转，本月经行腹痛，值盛暑而疲乏尤显，仍宜益血调经为续。处方：党参 12 克，炙甘草 9 克，焦枣仁 6 克，山药 12 克，广木香 4.5 克，补骨脂 12 克，白术 12 克，制香附 9 克，平地木 15 克，黄芪 12 克，红枣 30 克，茯神 12 克，阿胶（另烊）9 克。10 剂。

按：《医宗金鉴·外科》有“紫白癜风”，认为紫癜因血凝，白癜因气滞。现代医学认为，紫癜形成可因于皮肤、黏膜、小血管破裂而形成局限性血肿。其症状是皮肤或黏膜表面上有红色或暗红色斑，压之色泽不退，称为紫癜。古法治疗用胡麻丸，但疗效不够好。现代医学论紫癜，有过敏性紫癜及血小板减少性紫癜等区别。本案紫癜与血小板减少有关，伴见头昏耳鸣，月经量多，作气血不足治。初诊方以归脾汤加阿胶、补骨脂旨在益养精血为主。15 剂而血小板明显回升，头晕耳鸣亦好转，复诊适值经行，伴腹痛，加香附以理气。由于主要矛盾已解决，次要矛盾自然迎刃而解。

二十九、汗证

验案举例 1 王某，男，67 岁。1971 年 12 月 1 日初诊。腰痛已久，近来夜寐盗汗，伴有头眩，左耳重听，大便间日而下。脉弦细，苔薄黄。证系肝肾虚热为患，宜益肝肾之阴。处方：钩藤12克，珍珠母15克，潼蒺藜9克，甘菊6克，穞豆衣12克，枸杞子9克，秦艽9克，干地黄12克，补骨脂9克，桑寄生9克。5剂。

1971年12月6日二诊：药后盗汗已除，腰痛减轻。近因感冒，咳嗽少痰，咽喉干燥。脉弦，苔根厚。续用原法，并加化痰止咳。处方：珍珠母15克，炙百部6克，浙贝9克，潼蒺藜9克，穞豆衣12克，甘菊6克，枸杞子9克，姜半夏9克，北沙参9克，桑寄生12克，化橘红4.5克。5剂。

按：盗汗多因阴虚生内热，热迫津液外泄而成。患者年近古稀，肾之精气已衰，肾阴亏虚，一方面导致肝阳偏亢而引起眩晕，另一方面上窍失其濡养，则耳失其聪灵而引起重听，这就是“精脱者耳聋”。腰为肾之府，肾虚故腰痛。审证求因，都是肝肾阴虚、虚阳偏亢所致。故用杞菊地黄丸滋养肝肾，再加钩藤、珍珠母平潜上亢之肝阳；秦艽为祛风之润药，以治虚风之腰痛。方中潼蒺藜、补骨脂既能补其肾阳，强其筋骨，又可补阴配阳。全方依据乙癸同源的理论，肝肾同治，用药得当，5剂盗汗除而腰痛亦有瘥减。复诊则在原方基础上巩固疗效。此例盗汗，仅有穞豆衣一味领阵，而取效甚著，一则方中主药得力，二则也提示治病求本的重要性。

验案举例2 苏某，女，48岁。1975年9月25日初诊。畏风怕冷，历已五载，时有低热，伴有自汗，心悸怔忡，肝脏肿大，疲劳即痛，纳谷不佳，遇心情不舒及经期更为明显，脉弦长。以益气固卫为治。处方：黄芪皮12克，当归9克，炙甘草6克，鸡血藤24克，防风4.5克，糯稻根12克，穞豆衣15克，党参9克，川桂枝6克，煅龙牡各12克，白术12克，白芍9克。7剂。

1975年10月28日二诊：上方连服十数剂，形寒减轻，心悸怔忡已除，自汗亦瘥，纳食转展，血象偏低（血色素7.6克），苔薄脉长。再以原法兼养血为进。处方：黄芪12克，川桂枝6克，宣木瓜6克，当归9克，穞豆衣15克，炙甘草6克，白术12克，鸡血藤24克，煅龙牡各12克，阿胶12克，党参12克，白芍12克。7剂。

1976年2月11日三诊：上方服用20余剂，诸症均渐好转。今见经行时头眩，胃脘有空虚感，略有自汗。以益气养血温中为治。处方：党参12克，淡附片4.5克，白芍15克，当归9克，鸡血藤30克，柴胡4.5克，枳壳6克，炙甘草9克，黄芪12克，茯神12克，旋覆花（包煎）9克，煅龙牡各12克。10剂。

按：该患者畏寒已五载，初诊时天气颇热，人皆单衣挥扇，而患者穿着毛绒衣两件，并不见热，虚象叠呈。细审其症，自汗畏寒，可知卫阳不固；汗为心液，汗出过多，耗伤心气而现心悸怔忡，疲倦乏力。故以《世医得效方》玉屏风散加入党参等益气健脾，固表止汗。其中防风一味走表，能祛风邪，并助参、芪益卫；桂枝温经通阳，阳气通达则畏寒能解，与白芍共用，能调和营卫；血虚则用归、芍、鸡血藤养血和营；糯稻根、穞豆衣着重止汗；煅龙牡敛汗、安心神。合而用之，有益气固表、敛阴止汗作用。7剂药后形寒减轻，自汗亦瘥，故转以益气养血。三诊方温中之力加强，药后诸症得解。

三十、消渴

验案举例　左某，女，43岁。1977年8月22日初诊。一周前发现血糖偏高，尿糖（++++），时作昏厥，手凉，轻度颤抖，纳欠展，便次略多而烂，苔白，以养阴健脾为治。处方：山茱萸9克，天冬9克，枸杞子112克，干地黄12克，山药15克，党参12克，丹参9克，白术12克，陈皮4.5克。5剂。

1977年10月8日复诊：服药后血糖下降，尿糖已趋正常，腹中嘈杂已除，精神舒如，唯头昏耳。处方：党参12克，山茱萸9克，天冬9克，枸杞子12克，山药15克，干地黄15克，白术12克，丹参9克，天花粉4.5克，陈皮4.5克。7剂。

按：本例患者血糖、尿糖均见升高，西医诊为糖尿病，即中医之消渴，此病以阴虚为本。肝肾阴伤，虚阳上扰清窍，而时发头晕昏厥；阴伤则筋脉失养，虚风内动，故肢体轻度颤抖；脾弱气虚，运化不健，故胃纳不振，大便烂而次数多。辨为肝肾阴伤、脾弱气虚证，以滋阴健脾为治。方中山茱萸、干地黄、枸杞子、天冬补肝肾，滋阴液，丹参养血活血调经脉，参、术、山药补脾益气，陈皮和胃理气助运化。服药后检查血糖下降，尿糖阴性。唯感头昏，仍原方加天花粉生津润肺，继续调理。

三十一、癥瘕

验案举例1　沈某，女，45岁。1973年10月4日初诊。腹中癥瘕已历三月，带下，月经能如期而至，某医院初检建议剖腹探查，患者不同意。最近喘促咳嗽伴作，以平喘理气散瘕为治。处方：旋覆花9克，代赭石12克，当归9

克，沉香曲9克，柴胡4.5克，枳实8克，川贝3克，炒白芍9克，白术9克，北沙参9克，五味子4.5克，麦冬9克。5剂。

1973年10月10日二诊：药后腹中癥块已见缩小，月事能如期而至，唯原有哮喘甚剧，近日天气转冷，乃见复发，续以平消法。处方：旋覆花9克，代赭石12克，当归9克，苏子叶各9克，炒白芍9克，枳实9克，沉香曲9克，北沙参9克，白术9克，炙麻黄4.5克，柴胡6克，麦冬12克，五味子4.5克。5剂。

1973年10月24日三诊：近日癥块弭于无形，喘哮因停药复发，痰白，带下。以温平为治。处方：桂枝4.5克，姜半夏9克，炙麻黄6克，川贝3克，杏仁9克，炙甘草6克，旋覆花9克，橘红3克，代赭石12克，五味子4.5克，沉香曲9克，苏子叶各9克。5剂。

按：妇人癥瘕，有"肠覃""石瘕"之分，始见于《素问·腹中论》，《医宗金鉴·杂病心法要诀》曰："风寒之邪，不客于脉中分肉，而干卫气，深入客于肠外，僻而内著，日以益大，状如怀子，月事仍以时行，名曰肠覃；或干营气，深入客于胞中，恶血留止，日以益大，状如怀子，月事不以时下，名曰石瘕。肠覃亦气病也，故同气实胀者一治之；石瘕亦血病也，故同气实胀者一治之。"本病腹中有癥块，月经能按月来，属气病，不是血病，故用疏理气机之四逆散，使癥块逐渐缩小，弭于无形。而患者素有哮喘病，肺失肃降，咳嗽喘促，治法侧重于润肺祛痰平喘。三诊因气候转冷，感受风寒，咳嗽痰白，用麻、杏、苏、桂辛温散寒，降气平喘。按症分治，用药有主次，掌握重点，这是中医治病的特点。

验案举例2 王某，男，47岁。1971年9月24日初诊。前年疟疾反复发作，寒多热少，为时已久，胁下痞硬，当地医院诊为疟久脾脏肿大，神色欠佳，面色不华，宜益气血而散疟母。处方：党参12克，炙何首乌15克，川朴4.5克，当归9克，鸡血藤9克，酒炒常山6克，草果6克，煨生姜2片，鳖甲煎丸（分吞）9克。5剂。

按：本例系久疟不愈，阳阴失调，气血营卫不利，顽痰夹瘀血食积，积于胁下，以致脾脏肿大而成疟母。治久疟转虚，以景岳何人饮（何首乌、党参、当归、生姜、陈皮）为适应。治疟母，多以《金匮要略》鳖甲煎丸久服取效。案中处方，即何人饮加常山、草果以截疟，黄芪、鸡血藤以益气活血，川朴去满，合鳖甲煎丸以消疟母，攻积不伤正，扶正不碍邪。服药15剂，疟除，体力有恢复，后单服鳖甲煎丸消脾肿。

验案举例 3 患者，女，40 岁。2006 年 5 月 25 日初诊。素月经量多，每行如崩，贫血，B 超示子宫肌瘤大小 6.5cm×6.4cm×5.9cm，纳常，夜尿频繁，甚至失禁，需用尿布预防，苔微白，脉涩，宜先消癥。处方：藤梨根、茯苓各 30 克，夏枯草、昆布、桃仁、炙鳖甲、薏苡仁各 15 克，牡丹皮、桂枝、制香附、佛手片各 10 克，赤芍 20 克，水蛭、血竭研冲各 4 克。14 剂。

2006 年 6 月 10 日二诊：服 14 剂中药后，本月经行量明显减少，5 日而净，夜间尿次减少，且已能自控，不需尿布预防，神悦欢畅。再予原方 14 剂续服。

2006 年 6 月 25 日三诊：今日 B 超示子宫肌瘤大小为 6.3cm×6.1cm×5.6cm，夜尿已减近愈，效不更方。续上方再服 15 剂。

按：本例月经为崩、量多，贫血，乃由子宫肌瘤癥瘕之疾导致，即所谓"癥瘕不除，则生祸疾"。故断然以除癥瘕为先，盖攻邪所以助正，消癥所以益血也。方取《金匮要略》桂枝茯苓丸，加藤梨根、夏枯草、昆布、炙鳖甲以消块化坚积，制香附、佛手片之理气，薏苡仁之和益，水蛭、血竭之祛瘀滞，合成有制之师。服药不过 1 个月就见缩小，且原有之月崩、尿多失禁均明显改善。可见诊治癥瘕宜"急治之"，当攻则攻，不可迟疑。然而治疗癥瘕（如子宫肌瘤、卵巢囊肿之类）并不是短期内即可消除尽净，往往需 2 ～ 3 个月或更长时期服药才渐渐消小。故仍将继续消癥，再使缩小，期其痊好。

第三节 调气和血理奇经

妇女疾病，多于男子，其因不外男子诸疾妇女亦见，然妇女又有经、带、胎、产之特殊。妇科之诊断，与其他各科大致相同，何任运用四诊细致周详，并参合触诊、按诊以及西医学有关化验。而于四诊之中，尤以问、切两诊更为注意。问诊之于月经史、婚孕产史，逐一询明。然后及于月经有无紊乱、闭停，月经量之多少、色、质，行经前后全身、胸腹之感觉，疼痛与否，平时带下，经前经后带下之量，性质之清、浊、腥、秽，下腹部之感觉，有无肿块，乃至饮食、大小便。至于切脉，常注意尺脉。以月经脉候论之，尺脉滑，反映血气实，常见为经脉不利；微弱者，多为少血；微涩者多闭经脉来弦劲；若问诊得知少腹痛则月经多不利；若脉弦劲而偶有断续之势，则不仅少腹痛，且有痛引腰胁乳胸之症状。胎前脉候，经停二三月，脉形滑数，尺中按之不绝，多为妊娠，配合尿检，常能一致。产后之脉，大都以缓、滑、沉、小为宜，尤以新产妇人多见，实、大、弦、急、坚、牢等均非产后正常脉象。带下脉候，若兼症少或无，脉虚而迟者，其证轻，数而实者，其证重。常下而经行量多如崩者，常见脉浮动。

妇科疾病的主要机制为气血失调、脏腑功能失职、经脉损伤，尤以冲任损伤为主。治疗妇科疾病一如其他科，必须根据“治病必求于本”这一总则。治法大略：一为调气血，如行气、补气、补血、凉血、活血、祛瘀等法；二为和脾胃，如健脾胃、渗水湿、降逆和胃等；三为理肝肾，用疏肝解郁、养肝和肝、养肾阴、温肾阳等法。除药物治疗以外，尚有针刺、导引、按蹺、膏摩等法。何任诊治妇科病，有如下体会：一者治妇人诸症，总于诊断中注意月经情况，而于治疗中重视调经。凡月经不调者，则癥瘕痃癖，肿胀烦满，骨蒸劳瘵，诸症由此而生。但先调经，同时治疗诸疾，常能事半功倍；二者诊治妇科病，必通晓奇经之理。奇经八脉为十二经脉以外之任、督、冲、带、阴跷、阳跷、阴维、阳维。奇经具有联系十二经、调节气血之作用。妇科之经、带、妊娠、产后各证均与八脉有关。叶天士曾谓：“八脉隶于肝肾，一身纲维。八脉乏束固之司，阴弱内热，阳微外寒矣。”正经犹沟渠，奇经犹湖泽。比如雨降沟盈，溢于湖泽。而正经病久，延及奇经。妇科疑难之疾，常为病久入络，气血消耗，渠枯泽竭也。其治经行如崩久不愈，常用补奇经而收显效。此治妇科之不可不知者也；三者为治妇科应重视和气。妇科诸疾与气血关系至密，而于气尤为重要。妇人多气者，情不能舒，忧思愤怒，肝火时动。朱丹溪所谓：“血气冲和，万病不生，一有抑郁，诸病生焉。”气郁血滞则经不调，胎孕不安，产后腹痛，神情抑郁诸症均现。盖七情所生之气，反为元气之害。和气则能使元气复而脏腑功能正常。故治妇科病，调气血中必重和气，而疏肝理脾亦参酌在其中也。

一、月经不调

验案举例1 冯某，女，27岁。1977年4月26日初诊。经行点滴，迁延三年至今（8年前做过子宫浆膜瘤切除术），以祛瘀法为治。处方：当归9克，五灵脂6克，白芍12克，官桂2.4克，女贞子6克，小茴香1.2克，炒蒲黄6克。5剂。

1977年5月3日二诊：药后经行量较多，色泽略转正，续以祛瘀为治。处方：五灵脂6克，当归9克，白芍12克，炒蒲黄6克，炮姜1.5克，官桂

3克，女贞子9克，小茴香1.2克，延胡索6克，旱莲草9克，川芎4.5克，没药3克。5剂。

1977年5月11日三诊：进少腹逐瘀法后，以益奇经法为续。处方：小茴香1.2克，炒当归6克，沙苑蒺藜9克，党参12克，鹿角霜4.5克，淡苁蓉6克，枸杞子12克，紫石英12克，补骨脂15克，川断6克，山萸肉9克，炒阿胶珠12克。5剂。

1977年6月26日四诊：本月经行已净，量极少，初行有腹痛，以定经益血为法。处方：菟丝子9克，炒荆芥4.5克，白芍9克，鸡血藤6克，茯苓9克，白术9克，制香附9克，党参12克，山药15克，生甘草4.5克。5剂。

按：月经量少，淋漓难净，主要原因有二：一为气血不足，二为气滞血瘀。本例病机属于后者。一、二诊两方以少腹逐瘀汤为主，合二至丸为辅，刚柔相济，温清协调。三诊由于前方得效，考虑到三年的病程，势必累及奇经，虚中夹实，实中夹虚，病机错综复杂是必然的，以通补奇经丸加减，通补八脉，这是祛瘀后的调理法。四诊以定经益血为治，定经汤去当归、熟地，加党参、制香附、鸡血藤等巩固疗效。在这里，我们不妨引用一则《叶天士医案》："张氏归，年二十九岁。经前期，色变，肤腠刺痛无定所，多愁郁闷，周行之气血不通，而脉络间亦间断蒙痹，例以通剂。川芎、当归、肉桂、生艾、小茴、茯苓、生香附、山楂、益母膏丸。"两相对照，说明气血郁滞的月经失调或淋漓难净，用祛瘀治疗，其法与治痢疾的"通因通用"初无二致。

验案举例2 胡某，女，30岁。1975年8月3日初诊。月经或提前或推迟，量亦或多或少，平时多带，日晡潮热，唇干舌燥，烦躁易怒，少腹冷感，宜温经养血。处方：当归9克，川芎4.5克，白芍9克，党参12克，桂枝4.5克，吴茱萸3克，阿胶9克，丹皮4.5克，生姜2片，麦冬9克，姜半夏6克，制香附9克，炙甘草4.5克。5剂。

1975年8月15日二诊：药连进10剂，诸症自觉减轻，再续治。处方：当归（小茴1.2克拌炒）6克，鸡血藤12克，白芍9克，川芎4.5克，制香附9克，阿胶9克，丹皮4.5克，紫石英12克，麦冬9克，桂枝4.5克，吴茱萸3克。7剂。

按：本例月经不调由于虚寒夹瘀，故用温经汤加味治之。温经汤出自《金匮要略》，但所列证治，多数注家认为方证不符，恐非仲景原文。考后世各方书所述本方主治，唯《太平惠民和剂局方》和《东医宝鉴》的记载最详。《东医宝鉴》说："治冲任虚损，月事不调，或前或后，或多或少，或逾月不至，或一月再至，或曾经半产，瘀血停留，唇口干燥，五心烦热，小腹冷痛，久不成孕。”本病例症状与《东医宝鉴》记载甚为符合，何任取温经汤加香附，疗效显著，从这里也可以看出，《金匮要略》之温经汤证治原文必有舛误。

验案举例3 徐某，女，27岁。1964年8月5日初诊。近年来羸瘦显然，夜多噩梦，记忆力衰退，头目昏眩，神情似欠敏然，月事推迟，色暗夹块，舌质暗，脉细涩，苔薄。以疏理之法。处方：当归4.5克，白芍9克，干地黄12克，枳壳4.5克，丹参6克，北秫米12克，生甘草4.5克，川芎3克，姜半夏6克，砂仁（杵）3克，牛膝6克，桔梗3克，柴胡3克。4剂。

1964年8月10日二诊：精神转佳，噩梦减少，饮食亦增，舌暗好转，苔薄，脉也渐调，效不更方，再续原意。处方：当归9克，柴胡4.5克，干地黄12克，川芎3克，枳壳4.5克，北秫米12克，白芍9克，桃仁9克，焦枣仁6克，牛膝6克，生甘草6克，砂仁4.5克。3剂。

1964年8月29日三诊：经期转准，腰酸，不感疼痛，噩梦震惊已见少，精力略有转佳之势，尚有憔悴羸瘦，以补益精血和营为治。处方：三七粉（分两次吞）3克，煨益智仁6克，姜黄4.5克，郁金6克，紫河车12克，上党参9克，鸡内金9克，炒白芍9克，干地黄12克，丹参6克，当归9克。5剂。

按：本案患者，自诉有跳低栏跌仆史。因外伤，经脉中已动之血不得复还故道，久而成瘀，使经血不得畅行，表现为月事推迟，色暗夹块；瘀血浊蔽，神不清明，则夜多噩梦，神情呆滞不灵，精神不安等；瘀血内阻，气机郁滞，血行不畅，以致脉涩、舌质暗等。方选《医林改错》之血府逐瘀汤。用四物、丹参、桃仁、牛膝、知母养血滋阴，活血化瘀；柴胡、枳壳、桔梗、砂仁通调气机，疏理郁滞；半夏、秫米、枣仁安神宁志。服4剂药后复诊，诸症均见佳转，效不更方，稍做出入，续服半月余，气机渐调，经水转安，尚有憔悴羸瘦，最后以四物除川芎，加党参、益智仁、紫河车养血填精，补气培本为主；郁金、生鸡内金、姜黄、丹皮、三七理气，化滞，散瘀。标本兼顾，补泻兼施，达到瘀血去，新血生，营血安行脉道之目的。

案中所列证象、脉象与《金匮要略》提出唇痿、舌青、肌肤甲错及《血证论》“瘀血在脏，则肝主之”“瘀血在府，则血室主之”等古医著所列瘀血证要点甚为一致。何任深得古训，付之于临床，为我们诊断瘀血证提供了临床依据，在治疗上更应该祛瘀、生新，两者不能偏废。

验案举例4 黄某，女，41岁。1975年9月17日初诊。经行超前，量初行时多，妇科检查诊为宫颈糜烂。以益血固摄为治。处方：白术9克，党参 12 克，黄芪 9 克，当归 9 克，炙甘草 6 克，茯神 12 克，泡远志 6 克，焦枣仁 9 克，陈棕炭 12 克，补骨脂 12 克，红枣 15 克。7 剂。

1975 年 11 月 5 日二诊：9 月 17 日方服后，经行已趋正常，妇科检查示宫颈糜烂减轻。以益固续之。处方：党参 12 克，白术 9 克，黄芪 9 克，当归 9 克，炙甘草 6 克，茯神 12 克，泡远志 6 克，焦枣仁 9 克，陈棕炭 12 克，补骨脂 9 克，广木香 6 克，煅龙骨 9 克，煅牡蛎 9 克，红枣 15 克。7 剂。

按：月经周期提前 7 天以上，或一月两潮，称为“月经先期”，或称“月经超前”。若提早三五天，无其他不适感觉，亦是正常现象。若超前偶见一次，不作病证。月经超前，主要有血热、气虚二种。热壅血分，迫血妄行；气虚则冲任不固，不得约制经血。此外，血量之多少，血色之浓淡，亦要辨别清楚。如先期量多，色紫质浓者，属血热；量少色红者，属虚热；量多色淡质薄者，属气虚。这是辨月经先期的一个方面，还必须结合其他症状进行分析。本例月经超前，月经初来时血量较多，照用药来看，除月经超前量多外，必有心悸失眠等症状。何任认为乃心脾两亏、冲任不固之证，故用归脾汤加减，调养心脾、固摄冲任为主。方中参、术、芪、草补脾益气，使气旺则冲任自固；当归、远志、枣仁、茯神养心安神；陈棕炭收敛止血；补骨脂温补脾肾，亦有固摄作用。服药后下次月经已趋正常，故在原方基础上加木香理气醒脾，龙骨、牡蛎一可重镇安神，二可收涩固下。前方效果显著，用此续进，巩固疗效。

验案举例 5 许某，女，35 岁。1971 年 4 月 28 日初诊。脉细头眩，手足心热，自述七载前产后月经每月三次，每次行经为七八天，色暗有块，经净后即见白带，大便较干，苔白腻。以补肝肾、调冲任为治。处方：炒当归 9 克，炙龟板 12 克，淡苁蓉 9 克，小茴香 1.2 克，补骨脂 9 克，紫石英 12 克，沙苑蒺藜 9 克，太子参 12 克，六味地黄丸（包煎）12 克，枸杞子 9 克。5 剂。

上 5 剂服完，接服下方：当归 9 克，生姜 2 片，二至丸（包煎）15 克，郁金 4.5 克，苏梗 4.5 克。2 剂。

1971 年 5 月 5 日复诊：服药后手足心热见解，头眩尚见，大便每日一次，脉转，苔较前为薄，脐部隐痛，仍予原意为治。处方：党参 12 克，炙龟板 12 克，枸杞子 12 克，沙苑子 9 克，怀山药 30 克，小茴香 1.5 克，炒当归 9 克，紫石英 12 克，补骨脂 9 克，淡苁蓉 9 克，白术 15 克，六味地黄丸（包煎）15 克。5 剂。

1971 年 5 月 11 日三诊：头眩好转，仅俯仰时尚见，胃纳略展，带下、脐腹隐痛亦减，苔薄转润，原意再续。处方：党参15克，潼蒺藜9克，紫石英12克，淡苁蓉9克，龟板胶9克，白术30克，山药30克，补骨脂12克，枸杞子12克，小茴香1.5克，炒当归9克，六味地黄丸（包煎）15克。7剂。

1971年5月18日四诊：症渐好转，效不更方，原意再续。处方：党参15克，山药30克，龟板胶9克，淡苁蓉9克，潼蒺藜9克，补骨脂12克，紫石英12克，白术30克，枸杞子12克，六味地黄丸（包煎）15克，小茴香1.5克，炒当归9克。5剂。

1971年5月21日五诊：服药后症情大有起色，月经来后30日左右未行，改变一月数行之象，白带尚多，质稠，脉欠有力。以完带汤进。处方：煅龙牡各9克，山药30克，赤白芍各9克，党参12克，柴胡4.5克，苍术9克，甘草6克，白术30克，陈蒲壳12克，炒荆芥炭4.5克，车前子12克。4剂。

上4剂服完，接服下方：党参15克，潼蒺藜9克，紫石英12克，淡苁蓉9克，龟板胶9克，枸杞子12克，补骨脂9克，白术15克，六味地黄丸（包煎）30克，小茴香1.5克，炒当归9克。5剂。

按：本例月经不调，表现在行经次数增多，潮期延长。其原因是产后肝肾不足，冲任受损。治疗以补肝肾，调冲任。方中以补骨脂、沙苑蒺藜、紫石英、淡苁蓉、炙龟板、枸杞子等补肾、培元、安冲，六味地黄丸滋肾水而清滋冲脉。先后四诊，冲任功能渐复，月经月行数次现象亦除。最后仍以原方巩固，诸症均瘥。一诊首方服尽接服郁金、苏梗、生姜，用以疏气化滞，加当归、二至丸可减少三药的燥性，疏气而不伤阴。五诊时因带下较多，予完带汤止带，是兼症的治疗。

本例整个治疗过程说明，冲脉与月经的正常与否关系相当密切。冲为血海，有调节十二经气血蓄溢的作用，冲脉功能正常，气血冲和，则月事如期。肝肾产生病变可影响冲任，反之，冲任损伤亦可涉及肝肾。补肝肾即调整冲任的功能，这是调经中必须注意的一大治则。

验案举例6　患者，女，27岁。2007年5月13日初诊。面色皖白，初潮为15岁。初未能按月行。继而或停闭二三个月。饮食为常，舌质淡，脉虚，素体虚弱，血少气滞，宜养血、活血、行气化滞。处方：当归身15克，川芎12克，制香附10克，益母草20克，鸡血藤15克，泽兰15克，柏子仁10克，赤砂糖1匙。14剂。另：乌鸡白凤丸每日1丸。

2007年7月16日二诊：服上方14剂后，月经已行，量不多，腹痛轻微，时感头眩，四肢不温。但本月月经又未行。舌质较常，脉虚。血少气滞，续予处方：益母草20克，制香附10克，当归15克，鸡血藤15克，泽兰15克，柏子仁10克，川芎12克，赤砂糖1匙，14剂。另配下列丸方：乌贼骨200克，生茜草50克，研末，以麻雀卵适量调和成丸。如黄豆大，每日3次，每次5丸，并嘱多饮鱼汤补养之。服药以后，月经已行。以后遇月经未如期行时，即配服以上汤药及丸药。

按：经闭证，一般认为有血枯、血瘀、寒凝、气滞等数种病因，故而有补血、行瘀、温中、解郁等治法。而实际上此证往往并不由于单纯一种病因引起，血枯往往兼有气郁，气郁往往兼有血瘀等。本案初诊辨为血少气滞证，施以香草汤原方，养血活血、行气化滞。其中当归、鸡血藤补血行血，川芎、泽兰活血化瘀，益母草活血通经，制香附温经散寒，柏子仁养心安神，红糖矫味通经。再加乌鸡白凤丸治月经不调、带下、身体消瘦。患者服用本方14剂后，月事见行。7月份月事未行，二诊仍以香草汤为主方，又用了《素问·腹中论》的四乌贼骨一藘茹丸。此丸用乌贼骨及茜草（藘茹），4∶1比例，以雀卵为丸，饭前鲍鱼汁送服。乌贼骨即海螵蛸，补肾益精、收敛止血、通血脉，治女子血闭；茜草能活血通经脉，治女子经水不通，亦能凉血止血；麻雀卵能益精血，调冲任；鲍血汁养肝化瘀配合成方。（本例病人无法用鲍鱼汁，故嘱多饮鱼汤补养之。）徐灵胎谓：“血枯经闭，气竭肝伤，故肝血内结，月事衰少不来焉；乌贼骨涩血和血，专治血枯，藘茹根行血散血，能开血结。二物一涩一行，咸为入血之品。全赖雀卵养血益阳，鲍鱼养肝涤垢，俾血结顿开，则血枯自润，而经闭自通，何气竭肝伤之足患哉！此濬血调经之剂，为血枯血结之专方。”张锡纯《医学衷中参西录》治女科方之安冲汤（白术、黄芪、生龙骨、生牡蛎、大生地、生杭芍、海螵蛸、茜草、川断）治经行时多而且久，过期不止或不时漏下。清带汤（生山药、生龙骨、生牡蛎、海螵蛸、茜草）治赤白带下。方中都用海螵蛸、茜草，取其收敛固涩，兼能化滞之功效。张璐《张氏医通》说：“雀卵功专暖肾，如无，雀肉煮捣可代。鸡卵及肝也可代。”可见前代名医对《黄帝内经》方药之推崇和关注。

二、崩漏

验案举例1　王某，女，46岁。1973年5月18日初诊。血崩已一年以上，发作每需住院，出血量极多，经治而效不显，体质尚健，治宜止摄，并益气血。处方：归身12克，炒白芍12克，川石斛12克，党参12克，地榆炭12克，莲房炭12克，茯神12克，煅龙骨18克，太子参15克，炙甘草6克，陈棕炭9克，炒冬术9克，山萸肉12克。7剂。

按：血崩，形容月经量多如冲、来势猛急。《诸病源候论》云："崩中之状，是损伤冲任之脉。冲任二脉皆起于胞内，为经脉之海。劳伤过度，冲任气虚，不能约制经血，故忽然崩下，谓之崩中。"本例经行量多如冲，屡以急诊住院，患崩漏已一年以上，虽经多次治疗，血崩仍然发作，但身体尚能支持。根据"冲任气虚，不能约制经血"之论，提出固摄益气血之治法。方用参、术、甘草扶元益气，以气为血帅，气虚则血无统摄，气固则血自归经；归、芍养血；山萸肉、龙骨收敛固脱止崩；陈棕炭、莲房炭、地榆炭均有止血之功；由于阴血虚而有虚烦，故用茯神养心安神，石斛生津除烦。药病相投，疗效显著。后经随访，血崩愈，未再发。

验案举例2 赵某，女，37岁。1965年1月5日初诊。人流后经行错乱，行则崩中，以致头眩心悸，甚而晕厥，形疲面黄，脉来细弱，以益冲任为治。处方：炒黑小茴香0.9克，鹿角胶4.5克，当归6克，沙苑子9克，潞党参9克，龟板12克，紫石英12克，补骨脂9克，肉苁蓉6克。5剂。

1965年4月5日二诊：进补冲任之剂，月经连续二个月正常，则参加劳动。然停药过早，最近月经又量多，神疲，唯症情较前略减，仍以原意治之。处方：小茴香0.9克，当归9克，潼蒺藜9克，上党参9克，杜仲9克，淡苁蓉6克，紫石英12克，龟板12克，鹿角胶4.5克，补骨脂9克。5剂。

验案举例3 张某，女，34岁。1976年3月14日初诊。经行量多，迁延日久，心悸怔忡，寐欠安，易醒。之前曾做过人流，脉软，苔微红（血象、血压均偏低），以益奇经为治。处方：小茴香1.2克，当归9克，二至丸（包煎）15克，鹿角霜4.5克，潼蒺藜9克，党参12克，淡苁蓉6克，炙龟板12克，杜仲9克，紫石英12克，枸杞子12克，川断6克，补骨脂12克。15剂。

1977年2月22日复诊：去年服药15剂后，月经周期缩短，经行时间亦减少，经量亦少，情况好转，续以原方意加减。处方：小茴香1.2克，当归12克，沙苑蒺藜9克，鹿角霜3克，太子参12克，淡苁蓉6克，炙龟板12克，紫石英12克，阿胶9克，枸杞子12克，补骨脂12克，川断9克，生山萸肉9克，二至丸（包煎）15克，10剂。

验案举例4 许某，女，43岁。1976年8月18日初诊。近四个月经行量多，淋漓如崩漏，头眩心悸，脉细弱，苔白。以固奇经为治。处方：小茴香1.2克，炒当归9克，保和丸（包煎）12克，鹿角霜4.5克，党参12克，淡苁蓉6克，炙龟板 12 克，枸杞子 12 克，紫石英 12 克，补骨脂 12 克，阿胶 12 克，沙苑蒺藜 12 克。7 剂。

1976 年 9 月 1 日复诊：服药后眩悸瘥，纳如常，仍原旨为治。处方：小茴香 1.2 克，炒当归 9 克，保和丸（包煎）12 克，鹿角霜 4.5 克，党参 12 克，淡苁蓉 6 克，炙龟板 12 克，枸杞子 12 克，紫石英 12 克，鸡血藤 9 克，阿胶 12 克，补骨脂 15 克，沙苑蒺藜 12 克。7 剂。

验案举例 5　冯某，女，45 岁。1965 年 4 月 5 日初诊。生育过多，每当月经行如崩，头晕目眩，心悸骨楚，带下如注，大便较难，子宫下垂，脉弱，苔薄。以通补奇经为治。处方：小茴香 0.9 克，炒当归 9 克，淡苁蓉 9 克，龟板 12 克，紫石英 9 克，补骨脂 9 克，黄芪 12 克，上党参 9 克，枸杞子 9 克，鹿角胶 4.5 克，杜仲 6 克，熟军炭 2.4 克。4 剂。

1965 年 4 月 19 日二诊：药后诸症均见好转，大便亦润，心悸骨楚均减轻。昨日经行，原意再续。原方去熟军炭，4 剂。

1965 年 4 月 26 日三诊：经行延长，腹中隐痛不已，平时仍有白带。以益心脾为治。处方：上党参 9 克，白术 6 克，黄芪 9 克，焦枣仁 9 克，远志 4.5 克，炙甘草 4.5 克，广木香 3 克，生姜 2 片，大枣 2 枚，当归 6 克，茯神 12 克。3 剂。

验案举例 6　金某，女，38 岁。1976 年 10 月 3 初诊。近二月经期错乱，迁延时日，行时腹痛，轻度跗肿，脾胃欠健，以益冲任、理脾为先。处方：小茴香 1.2 克，当归 9 克，鹿角霜 1.5 克，沙菀蒺藜 10 克，党参 12 克，淡苁蓉 6 克，枸杞子 12 克，炙龟板 12 克，阿胶 9 克，补骨脂 12 克，紫石英 12 克，白术 15 克，山药 30 克，炒谷芽 30 克。15 剂。

1976 年 11 月 18 日复诊：10 月 3 日方进 15 剂后症情好转，经行一周即净。本月行 9 日，纳常，仍有低热（37.4℃）。检查肝功能，蛋白比例接近。原旨进出。处方：当归 12 克，鹿角霜 1.5 克，旱莲草 12 克，女贞子 12 克，沙菀蒺藜 9 克，党参 12 克，淡苁蓉 6 克，枸杞子 12 克，炙龟板 12 克，补骨脂 15 克，紫石英 12 克，阿胶 9 克，平地木 15 克。15 剂。

按：凡是读过叶天士的《临证指南医案》的人，都知道其善治奇经病，善用奇经药。他曾提出："鹿茸入督，龟板走任，紫石英补冲。"龚商年加以阐述说："冲脉为病，用紫石英以镇逆；任脉为病，用龟板以静摄；督脉为病，用鹿茸以温煦；带脉为病，用当归以宣补。"以后，俞东扶、王孟英各提出若干种奇经药。《得配本草》中更有"奇经药考"，列举 42 种入奇经的药品。这时，奇经药广泛为后人所注意。

以上5则验案，病机是肝肾不足，奇经受损。由于奇经八脉隶属于肝肾，肝肾虚则奇经亦虚，所以调理奇经的药，多数能补益肝肾。验案6方中小茴香、当归、鹿角霜、淡苁蓉、枸杞子、龟板、补骨脂、紫石英等，都是奇经药。特别是鹿角霜，为《医学正传》斑龙丸主药，能通督脉之气会；龟板通补任脉，枸杞子补冲脉之精血，当归主冲、带二脉为病；山药、白术、谷芽补脾健胃，突出了奇经病的治法和奇经药的作用。验案6的复诊方由于低热，故加旱莲草、女贞子、平地木清滋肝肾，养阴退热，成为温煦与清滋合剂。在这里，我们仿佛阅读叶氏《临证指南医案》妇科方，值得玩味。除验案6的其余四案，兼证不同，具体用药稍有不同。验案3因血下过多，血虚心脾失养，而见心悸怔忡、寐不安等症，故于益奇经法中佐入阿胶、山萸肉、太子参补益心脾，二至丸清肝滋肾。验案4兼纳差，佐入保和丸助运。验案5兼便难、带下，症状虚中夹实，在补奇经方中加熟军炭2.4克，是非常适应的。熟军炭的性能不同于生大黄，用量3克以内无泻下作用，且能厚肠胃，振食欲，并有清热祛瘀之功，用于崩漏初起，可清瘀热，即使久病，如尚有残余瘀滞，加此一味，也可使崩停漏止，盖遵《黄帝内经》"通因通用"的治则。

三、痛经

验案举例1 蒋某，女，30岁。1974年3月10日初诊。患结核性腹膜炎已四年余，经行腹痛甚剧，平时疲倦，伴有低热。以益肾先进。处方：干地黄12克，泽泻6克，丹皮6克，山萸肉9克，山药15克，秦艽9克，当归9克，平地木15克。15剂。

1974年4月7日二诊：患者自述药进7剂后有腹痛，然继续服用即渐宽舒，本月经行腹痛甚轻，纳常。前方有效，原意再进。续用原方加延胡索6克，炒白芍9克，去秦艽。10剂。

1974年5月12日三诊：上方进服二十剂，本月经行已无所苦，低热亦退，改用丸方，以期巩固。处方：六味地黄丸，每日3次，每次9克，连服一个月。经行时加服下方：川楝子9克，延胡索6克，当归9克。2或3剂。

按：结核性腹膜炎，多继发于其他器官，通过血行或淋巴传播而来，有的是由腹腔脏器（如肠、输卵管等）结核病灶直接蔓延所致。该病临床表现多种多样，常见腹痛、消瘦、盗汗、贫血、月经紊乱等。本例患者以经行腹痛为主诉就诊，结核性腹膜炎病史，病久成损，平时疲倦，伴有低热，乃是虚劳伴有瘀阻之证。虚为肝肾阴虚，而见低热、盗汗；瘀则气血不行，而见腹痛。施治以六味地黄丸益肝之阴，秦艽或延胡索疏肝理气通络，使肾水充足，气血流畅而诸证尽解。然病久难复，宜缓慢调治，故服药达40余剂而方愈。防有反复，最后以丸药调治，并嘱经行时加服通补之剂，作巩固治疗。

验案举例2　付某，女，30岁。1964年5月18日初诊。近数月月事行期尚准，然经期迁延数日，腹痛，腰酸楚，思呕恶。以调养先进。处方：紫石英12克，枸杞子9克，杜仲9克，干地黄12克，粉丹皮4.5克，左牡蛎12克，菟丝子9克，焦归身6克，炒阿胶珠12克，制香附4.5克。3剂。

1964年5月25日二诊：药后腹痛、腰酸好转，月经未行，溲次较多，苔微黄，脉弦。以逍遥散加减为治。处方：粉丹皮6克，当归9克，焦山栀6克，炒白芍9克，枯芩6克，绿萼梅4.5克，制香附4.5克，柴胡3克，枸杞子9克，杜仲6克，左牡蛎（煅）12克。4剂。

1964年6月1日三诊：经行推迟10天，腹痛比前减轻，经色淡，出血畅快，然量较前少，而后有低热，已20天左右，以养阴清热为治。处方：当归9克，粉丹皮4.5克，枯芩4.5克，白芍9克，干地黄12克，青蒿梗9克，杜仲9克，左牡蛎12克，焦栀子6克，银柴胡4.5克。4剂。

1964年6月8日四诊：经行已净，低热、腰酸等亦减，带下多。续原旨为进。处方：当归9克，银柴胡4.5克，干地黄12克，白芍9克，粉丹皮4.5克，杜仲9克，枯芩4.5克，青蒿梗9克，白薇6克，左牡蛎12克，治带固下丸（包煎）15克。4剂。

1964年6月15日五诊：低热瘥后，6月13日曾见身热一次，带下见少，唯感疲乏，纳尚欠展，以益阴清热平潜为治。处方：地榆9克，木贼草9克，干地黄12克，白芷9克，海螵蛸12克，珍珠母15克，白薇6克，杜仲9克，银柴胡4.5克，青蒿梗6克，白芍9克。4剂。

按：痛经临床有虚实之分，纯虚少见。往往因肝络失养，经脉之气运行欠畅，以致经行或净后数日小腹隐隐作痛，伴有其他气虚血弱、肝肾不足等症状。本例患者因经行数日不净，色淡、腹痛、腰酸、带下、溲频、疲乏、低热、纳差等不适，先后就诊五次，分析病机乃由血虚肝络失养、气机不调、肝肾阴亏、阳易浮越所致。采用当归、白芍、阿胶、干地黄、杜仲、菟丝子、枸杞子等养血补益肝肾以治本；柴胡、香附、绿萼梅清肝郁，调达气机；丹皮、山栀、枯芩、银柴胡、青蒿梗、左牡蛎、白薇等育阴退虚热。先后治疗五次，症状渐次改善，说明临床因血虚肝肾不足所致痛经，除顾本外，尚需注意疏调气机、清肝解郁药物的运用，以达到补而通之的目的。选择药物又不宜过燥，以免营阴暗耗。案中用药也说明这一点。

验案举例 3 廖某，女，成年人，学生。1971 年 5 月 12 日初诊。痛经，月经血量过多，以调气血、益肝肾、理脾土为治。处方：炒当归 18 克，北沙参 12 克，苦参 9 克，益母草 9 克，煨木香 6 克，官桂 6 克，怀山药 9 克，怀牛膝 9 克，甘草 6 克，酒炒延胡索 9 克，醋炒山楂核 9 克，酒炒川断 9 克，制香附 9 克，肉豆蔻 9 克（赤石脂共炒后，去赤石脂），上药共研粗末，在经行前两三天即开始服用，每天早、中、晚各服一次，每次 18 克，用纱布包煎或滚烫开水冲泡服。

按：该例痛经，因煎药不方便而要求服用中成药。据药测证，乃是肝肾不足、胞宫虚寒、气血郁滞、经脉失养之证，故以妇圣汤作散剂治之。方中以怀牛膝、川断、沙参补肝肾，生津液；当归、怀山药扶脾以益气血；郁金、延胡索、益母草、炒山楂、木香、香附两调气血；官桂补肾暖宫；苦参乃考虑夹有湿浊而设。合而用之，肝肾强壮，胞宫得温，则痛经自解。后随访，痛经全解，至今未有发作。孙晖在 2010 年 3 期《中国社区医师》上发表“妇圣汤治疗痛经疗效观察”一文，临床观察显示：实验组服药后症状大多改善，总有效率 91%，最好者服药 1 次，临床症状即消失，无不良反应。

四、带下病

验案举例 1 董某，女，52 岁。1972 年 12 月 1 日初诊。原有肝炎、胆囊炎、肾盂肾炎，带下量多，思呕恶，苔白满而厚腻，脉细。以渗化为治。处方：姜半夏 9 克，藿梗 6 克，佩兰 9 克，当归 9 克，茯苓 12 克，白术 9 克，山药 30 克，川柏 6 克，姜竹茹 12 克，白鸡冠花 12 克。4 剂。

1972 年 12 月 6 日二诊：带下已减，大便转调，午后有低热，胸脘痞闷，宜渗湿疏理为治。处方：藿香 9 克，佩兰 6 克，蒿梗 6 克，姜竹茹 12 克，冬瓜子 9 克，川楝子 9 克，炒金银花 9 克，延胡索 9 克，沉香曲 12 克。4 剂。

1972 年 12 月 13 日三诊：经期转准，胸闷亦瘥，低热已退，近夹新感，伴有咳嗽，脉濡，苔薄。原意略作增损为治。处方：藿香 6 克，炙百部 6 克，炒金银花 9 克，姜半夏 9 克，冬瓜子 9 克，川楝子 9 克，延胡索 6 克，沉香曲 12 克，陈皮 6 克，炒牛蒡子 9 克，杏仁 9 克。4 剂。

按：该患宿有肝肾之病，带下量多伴见呕恶，病变在中下二焦；苔白满而厚腻乃是湿浊内盛；脉细乃血虚之象。辨为湿浊困脾证，治拟渗化湿浊为先。方以姜半夏、竹茹、藿香、佩兰理中焦之痰湿，茯苓、川柏、鸡冠花渗利下焦之湿浊，白术、山药健脾运湿，当归养血扶正。脾土旺盛则湿不能生，湿浊尽除，安有带下之虑。复诊之时，带下减少，无呕恶仅见胸脘痞闷，伴见午后低热，续以渗湿疏理为治。湿浊祛，气机畅，低热自退，胸闷亦瘥。该例治带而少用带药，妙在化湿则带自愈。

验案举例 2　王某，女，52 岁。1975 年 1 月 10 日初诊。冠心病已历多年，血压偏高，血象偏低，停经已 6 年，有痔，近数天中白带特多，大便亦稀，跗微肿，疲乏，苔满白，以益脾渗湿为主。处方：党参 12 克，甘草 9 克，柴胡 6 克，炒白芍 12 克，车前子 9 克，白术 30 克，山药 30 克，芡实 15 克，椿根皮 30 克，白鸡冠花 12 克，黄柏 6 克，荆芥 4.5 克，千金止带丸（分吞）24 克。6 剂。

1975 年 1 月 25 日二诊：冠心病、带下、肾盂肾炎，血压及血象偏低，苔白，跗尚肿，心慌，睡眠不安，以益气血、渗消为续。处方：党参 12 克，延胡索 9 克，焦枣仁 12 克，辰茯神 12 克，白术 15 克，丹参 15 克，川黄柏 6 克，川断 9 克，柏子仁 9 克，山药 30 克，千金止带丸（分吞）24 克。7 剂。

按：本例患冠心病、肾盂肾炎、白带病，一身而兼数病，乃心、肝、脾、肾诸脏虚损所产生的病变。脾主运化，为气血生化之源。脾气虚弱，不能化水谷精微而生气血，则气血虚弱、疲倦乏力；心失所养，故心慌、夜寐不安；脾不健运，则水湿不化，气湿下注，故跗肿、便溏、白带多；舌苔满白，乃脾虚湿滞之证。肾虚则肝失所养，肝阳时升时降，故血压偏高偏低，不能稳定。何任通过辨证分析，得出肾精衰、肝阳旺、脾气虚、心气弱为基本病变，而脾虚湿滞是主要矛盾，治拟益脾渗湿为主。方用参、术、甘草补中益气；山药补脾固肾；白芍、柴胡疏肝解郁，理气升阳；车前子利水除湿；荆芥入血分，有祛风胜湿之功；芡实、椿根皮固涩止带；黄柏清热燥湿，能治赤白带下；川断补肝肾，强筋骨；丹参活血养心；枣仁、柏子仁宁心安神；鸡冠花治痔漏下血，赤白带下；再加千金止带丸，增强止带之功。全方具有健脾燥湿、理气升阳、益肾滋肝、养心安神的作用，以傅青主之完带汤加减治疗本病，恰合病情。

验案举例 3　林某，女，32 岁。1972 年 10 月 24 日初诊。带下黄白，有时夹血，或如鱼脑，溲黄，脉涩，以清湿热为主。处方：椿根皮30克，白芍12克，高良姜4.5克，炒黄柏6克，炒当归9克，炒白果9克，生地炭18克，川芎3克，盐水炒知母6克。5剂。

1972年10月29日二诊：服药后带下已少，再予巩固之。处方：椿根皮15克，白芍12克，高良姜4.5克，炒黄柏6克，川芎3克，白果9克，生地炭15克，芡实12克，盐水炒知母6克。5剂。

按：带下黄白，有时夹血，乃血虚湿热下注胞中，治拟清湿热为主。方取《饲鹤亭集方》的愈带丸加减。方中归、芎、芍、地为四物汤，养血和营；知柏、椿皮清热燥湿，合白果能疗带下黄白；加生地炭治带中夹血之症。妙在高良姜一味，配伍于苦寒方剂中，寒温并用，使其走中有守，起到相反相成之用。

五、妊娠恶阻

验案举例 俞某，女，成年人。1976年6月21日初诊。早妊两个月，初有呕恶乏力，形寒，上周曾卒倒两次，带下，傍晚足肿，以养血安胎为治。处方：党参12克，苏梗4.5克，杜仲9克，白术12克，黄芩6克，砂仁2.4克，川断6克，红枣30克，桑寄生9克。7剂。

1976年6月28日二诊：6月21日服药后形寒呕恶均解，带下尚见，前曾卒倒，形体虚弱，面色不华，脉细。首宜养血，则胎有所资矣。处方：党参12克，砂仁壳4.5克，当归9克，白芍12克，炙甘草6克，熟地12克，阿胶9克，炙黄芪12克，川断6克，白术9克，红枣30克。7剂。

按：恶阻为妊娠早期症状之一，足肿则系妊娠后期见症，本例同时出现，可见气血不足，特别是脾气失升，胃气失降。在治疗恶阻的同时，着重益气、养血、安胎，确是必要。第一方以参、术、红枣健脾益气，苏梗、砂仁理气和胃，杜仲、桑寄生以安胎。二诊方药力更充足，是泰山磐石饮加减，特别加阿胶以养血安胎。鉴于脉细而面色不华，血虚可知，因人施治，防患未然。案中提出“养血则胎有所资”，点出本案的治疗法则。

六、妊娠胎漏

验案举例1 孔某，女，25岁。1977年5月26日初诊。末次月经为3

月 17 日，尿妊娠试验阳性，漏红已第四天，腰不酸，腹不痛，排出物中有块状物，初有形寒呕恶，右脉滑，左不显。以安益为治。处方：党参 12 克，生甘草 4.5 克，白术 15 克，川断 9 克，黄芪 9 克，黄芩 15 克，桑寄生 12 克，砂仁壳 1.5 克，熟地 12 克，白芍 12 克，苎麻根 60 克，陈棕炭 12 克，糯米 1 匙。5 剂。

1977 年 6 月 4 日二诊：5 月 26 日方未能续服，红未能净止，腹不痛，脉濡，苔薄，感疲倦。以安益为续。处方：党参 12 克，补骨脂 15 克，黄芪 9 克，山萸肉 9 克，炒阿胶 12 克，生侧柏 9 克，陈棕炭 9 克，白术 12 克，黄芩 6 克，旱莲草 9 克，炙龟甲 12 克，十灰丸（包煎）15 克。7 剂。

按：本例停经两月余，漏红四天，腰酸不痛，属胎漏。若久漏不已，可引起胎元不固，需堕胎、小产。初有形寒呕恶，疲惫脉滑，似有恶阻现象。胎漏下血，有属血热者，有属气虚者。本例属气虚冲任不固，不得摄血。方中参、芪、术、草补脾益气，气足则冲任自固；川断、桑寄生强腰膝，壮筋骨，补肾安胎；熟地、白芍养阴补血；黄芩清热凉血；陈棕炭收涩止血；苎麻根止血清热安胎；砂仁和脾胃，理中气；糯米养胃调中。全方有益气和中、养血止血安胎作用，治胎漏下血，可取得一定的效果。因患者未能继续服药，漏红未得绝止，但腹仍无痛感，故将原方进行加减为治。以参、芪、术补中益气；阿胶养阴止血；补骨脂补肾固胎；旱莲草、侧柏叶均有清热凉血止血之功；黄芩以清里热；陈棕炭止血，能治崩漏、便血等症；龟甲益肾阴，通任脉，补血止血，治血热崩漏；十灰丸辅以止血作用。以上各药具有养阴凉血、补肾安胎之功，使气旺肾补，冲任自固，血止胎安，可无胎堕、小产之患矣。

验案举例 2　孙某，女，27 岁。1973 年 2 月 10 日初诊。月经 50 余天未行（原经行准期），妊娠试验阳性，无恶阻症状，然腹中拘急隐痛，白带较平时为多，脉滑，足微肿。以益血为主。处方：当归 9 克，川芎 3 克，白芍 12 克，白术 12 克，鸡血藤 12 克，泽泻 6 克，党参 9 克，桑寄生 9 克，茯神 12 克。4 剂。

1973 年 2 月 14 日二诊：药后腹痛已解，白带尚多，纳正常，仍以原方意续。处方：党参 12 克，桑寄生 9 克，当归 9 克，白芍 12 克，鸡血藤 12 克，山药 15 克，白术 12 克，陈皮 4.5 克，泽泻 6 克。4 剂。

按：该患者平时经行准期，此次停经 50 余天，尿妊娠试验阳性，脉象亦流利而滑，可诊断为早妊。无恶阻症状，但见腹中拘急隐痛，白带较多，足微肿。

《金匮要略》妇人妊娠篇有云："妇人怀妊，腹中㽲痛，当归芍药散主之。"何任采用当归芍药散加减，认为腹中拘急疞痛是由血虚气弱，脾有湿邪复为肝气所乘，胎中血气滞而不畅所致，脾湿下陷则白带多、足微肿，故用川芎行血中之气，归、芍益血除痛，参、术健脾，泽泻淡渗利湿，桑寄生益肝肾，强腰膝，且能安胎，鸡血藤和血舒络，茯神健脾宁心安神，共奏养血和脾、利湿安胎之功也。药 4 剂腹痛即解，白带尚多，二诊治宗前法，于上方酌加山药、陈皮增强健脾燥湿之功。

七、妊娠肿胀

验案举例 患者，女，32 岁。2002 年 4 月 16 日初诊。妊娠 7 个多月（当地医院诊为急性羊水过多，考虑结束妊娠，病人家属要求请中医治疗），周身浮肿，气急喘促，腹膨大、胀痛明显，不能平卧，心跳阵作，小便不利、量少。舌苔薄白，脉沉。辨为脾肾阳虚，水阻气滞证。宜祛水饮消肿满，固胎元。处方：桂枝 10 克，茯苓皮 30 克，白术 20 克，黄芪 15 克，生甘草 6 克，猪苓 20 克，泽泻 10 克，车前子 10 克，大腹皮 10 克，杜仲 10 克，桑寄生 10 克，桑白皮 10 克，生姜皮 15 克。5 剂。

二诊：上方服后，小便顺利通下，全身浮肿减退，腹满气喘亦减。乃将原方去杜仲、桑寄生再服 5 剂。服至 3 剂，肿已全消，气喘腹胀平，遂愈。后足月分娩。

按：本案子满症为妊娠期间胀满，多由平素脾肾阳虚，内有水饮湿邪。妊娠七八个月后胎体渐长大，影响气机升降，出现小便不利，周身均肿、喘满、腹胀痛、小便少诸症。故宜温阳健脾，理气行水，并适当配以消肿安胎之品。初诊以苓桂术甘汤参以《伤寒论》五苓散（猪苓、泽泻、茯苓、桂枝、白术）方意化气利水。又采用五皮饮（桑白皮、陈皮、生姜皮、大腹皮、茯苓皮）理气消肿利小便。至于处方中杜仲、桑寄生、黄芪者，是结合陈念祖《女科要旨》中的所以载丸（白术、杜仲、桑寄生、人参、茯苓、大枣）以黄芪易人参、大枣，既能固其胎元，治腰腹重坠，又能消肿。当地医院诊为急性羊水过多，此病发病较急，孕妇腹胀肿满，呼吸困难，不能平卧，心悸，常采用结束分娩法。此例病家改请中医治疗。按饮为阴邪，非阳不化，饮既潴留，又非阳不运。苓桂术甘汤为痰饮治本之法，配以五苓散之化气利水、五皮饮之理气消肿，所以载丸以固胎元，合成有制之师，

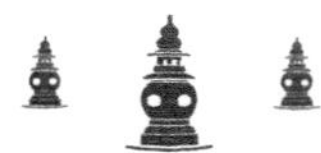

故能较快收功。

八、产后病

验案举例 1 张某，女，成年人。1976 年 12 月 18 日初诊。产后 23 天，恶露未净，腹痛便艰，腰胀。处方：当归 9 克，桃仁 6 克，炮姜 4.5 克，炙甘草 6 克，炒蒲黄 9 克，五灵脂 6 克，延胡索 9 克，佛手片 9 克，玫瑰花 4.5 克。4 剂。

1976 年 12 月 26 日二诊：恶露已渐少，腹亦不痛，腰胀亦瘥，纳尚欠展。处方：佛手片 9 克，延胡索 6 克，炮姜 4.5 克，生侧柏 9 克，郁金 4.5 克，玫瑰花 4.5 克，炒蒲黄 6 克，鸡血藤 15 克，川断 9 克，紫石英 9 克，菟丝子 9 克，焦六曲 9 克，炒谷芽 30 克。5 剂。

1977 年 1 月 9 日三诊：恶露有时偶见，略感头晕，以滋养为法。处方：党参 12 克，侧柏叶 6 克，炒阿胶 12 克，地榆炭 9 克，炒丹皮 4.5 克，黑蒲黄 6 克，陈皮 4.5 克，干地黄 12 克，炙甘草 6 克。5 剂。另配：桑椹膏 2 瓶，每次 1 匙，冲服。

按： 产后恶露，一般在 20 天内排尽。若 20 天以上仍然淋漓不断，称为恶露不尽。其主要机制为冲任虚损，不能收摄，或气滞血瘀，影响冲任，亦有因血热所致者。本例产后 23 天，恶露仍淋漓不尽。腹痛、腰胀，乃残瘀内阻、血脉不能畅行。便艰，新产妇人三病之一，即《金匮要略》所云“亡津液胃燥，故大便难”，由产后血虚，大肠失润，传化失常也。何任采用生化汤加减，活血化瘀，使瘀血去则新血自安。方中当归活血养血；五灵脂、蒲黄为失笑散，活血行瘀，散结止痛；桃仁活血化瘀；炮姜散寒；延胡索理血中之气，有理气止痛之功；佛手片、玫瑰花芳香理气，和中健胃；甘草调和诸药。服 4 剂药后，恶露渐少，腹痛止，腰亦不胀，将原方去当归、桃仁、五灵脂等活血行瘀之药，加生侧柏收敛止血，炒蒲黄化瘀止血，郁金祛瘀生新，止血而不留瘀，鸡血藤有活血止血舒筋作用。川断补肝肾，舒筋强腰。紫石英性温，暖子宫，菟丝子滋养肝肾，焦六曲、炒谷芽和中健胃，助运化功能。第三诊恶露有时偶见，乃冲任亏损，不能收摄所致，头晕亦由于气血不足之故，故用党参、炙甘草益气补中，地黄、阿胶、桑椹膏滋补阴血，地榆炭、炒丹皮、侧柏叶、黑蒲黄活血止血固经，陈皮和胃理气，使胃气灵动，补而不滞。全方具养阴补气、收敛止血之功，为产后气血虚、余瘀已化、冲任不摄、腹不胀痛、偶有见红者的调理方剂。

验案举例 2 金某，女，30 岁。1977 年 6 月 19 日初诊。今春三月因剖腹产失血较多，近检血象，红细胞较低，跗肿已久，宜健脾益血为主。月前排血至今未停过，带下亦夹血，有时如水，小腹隐痛，故佐祛瘀。处方：炒蒲黄 9 克，五灵脂 9 克，当归 6 克，小茴香 1.5 克，炮姜 3 克，延胡索 6 克，鸡血藤 12 克，没药 3 克，白芍 12 克，白术 15 克，山药 30 克，官桂 3 克。4 剂。

1977 年 6 月 26 日二诊：6 月 19 日方服 7 剂后，排血已净，带下尚多，跗肿见瘥，腹亦不痛。以健脾为续以理带。处方：白术 30 克，山药 30 克，黄柏 9 克，苍术 4.5 克，党参 9 克，甘草 9 克，柴胡 4.5 克，白芍 9 克，车前子 9 克，陈皮 4.5 克，茯苓 12 克，炒荆芥 4.5 克。6 剂。

1977 年 7 月 18 日三诊：药后带下见瘥，腹隐痛，足跗肿。以渗利为续。处方：陈蒲壳 15 克，白术 30 克，山药 30 克，冬瓜皮 12 克，苍术 4.5 克，黄柏 9 克，薏苡仁 12 克，茯苓 12 克，川楝子 6 克，生甘草 4.5 克。6 剂。

1977 年 7 月 30 日四诊：浮肿已除，带下亦瘥减，予补摄奇经法调理。处方：小茴香 1.2 克，当归 3 克，鹿角霜 3 克，党参 12 克，潼蒺藜 9 克，淡苁蓉 6 克，枸杞子 12 克，女贞子 9 克，紫石英 12 克，阿胶 12 克，补骨脂 12 克，旱莲草 9 克。15 剂。

按：本例剖宫产失血较多，检查血象亦示红细胞偏低，产后恶露淋漓不净，小腹隐痛，血虚夹瘀也。《胎产心法》云："产后恶露不止……由虚损不足，不能收摄，或恶血不尽，则好血难安。"产后妇人气血大伤，脾胃虚弱，水湿不能运化，则见跗肿、带下如水。一诊治拟健脾益血，以少腹逐瘀汤为主方，加山药、白术以健脾，鸡血藤以益血。4 剂而血渐止，腹亦不痛，跗肿亦见瘥。这说明产后恶露淋漓不净，确由瘀血阻滞而引起的。二、三诊方着重于跗肿、带下，方用完带汤健脾益气，升阳化湿，止带消肿。第四方以养血补益奇经为主，佐二至丸以清摄肝肾，并治带下，既巩固疗效，又调补精血，是产后调理方中考虑得比较周密者。

验案举例 3 蔡某，女，32 岁。1971 年 3 月 10 日初诊。流产以后，未有瘀血排出，小腹胀满难忍，大便 4 日未下，身热 37.8℃。近日阴道出血，色暗，口干目赤，体素健壮，以下瘀为先。处方：生大黄 9 克，桃仁 9 克，生甘草 4.5 克，金银花 12 克，牛膝 6 克，丹皮 6 克，制香附 9 克，䗪虫（炒微焦）4.5 克。2 剂。

1971 年 3 月 12 日二诊：前药服 1 剂后，大便解两次，身热已平，续服 1 剂，大便又下极多，小腹胀满尽解，阴道出血量少。以调理为续。处方：桃仁 4.5 克，当归 6 克，赤白芍各 6 克，忍冬花 12 克，生甘草 6 克，桂枝 4.5 克，茯苓 12 克，丹皮 6 克，制香附 9 克，蜂蜜（冲）1 两。5 剂。

按：本例患者流产后未有瘀血排出，恶露停留不下，血瘀气滞则小腹胀满难忍；就诊时阴道出血，色暗，显是瘀血停留；加以大便 4 日未下，由于郁滞生热，故身热口干、目赤。辨为阳明病，瘀热内滞证。留者攻之，患者虽为流产后，但素体健壮，故以下瘀为先。何任以《金匮要略》下瘀血汤加减，䗪虫下血闭，且咸能软坚，大黄主下瘀血，苦能泻滞；桃仁下瘀血，滑以去著；再加牛膝引血下行，丹皮活血清火，金银花、甘草以解热毒，香附调肝理气，仅 1 剂便通热平，再剂胀满尽除。续以桂枝茯苓丸加减，取桂枝和血脉，当归、赤白芍、桃仁活血消瘀，忍冬、丹皮清热，茯苓以理脾，香附以理气，蜂蜜滋液润肠，以善后调理。这类医案非熟读仲景书、善用仲景方者不能。

验案举例 4　华某，女，31 岁。1979 年 7 月 10 日初诊。产后 3 个月，哺乳中。身热（38.5℃）已七八天，偶有寒栗状，头昏乏力，心烦恚躁，呕逆不已，但吐不出。脉虚数，舌质红苔薄，以益气安胃为主。处方：淡竹茹 9 克，生石膏 9 克，川桂枝 5 克，白薇 6 克，生甘草 12 克，制半夏 9 克，红枣 5 枚，2 剂。药后热除，寒栗解，烦乱平，呕逆止，唯略头昏，复予调治痊愈。

按：妇女在哺乳期中，乳汁去多，阴血不足，中气亦虚，胃中有热上冲，因而发生烦乱呕逆。《金匮要略》妇人产后病篇有云："妇人乳中虚，烦乱呕逆，安中益气，竹皮大丸主。"本例病人产后 3 个月，在哺乳期中出现寒战身热、呕逆烦乱等症，再据舌脉，诊断为产后气阴不足，火盛上逆呕逆证。何任用竹皮大丸改为煎剂以益气安中。竹皮大丸并非补益之品，乃由除烦平逆、清热化气之药组成，包含了平壮火即不食气的意思。原方各药配合比例颇为特殊，即在清热药中加一分桂枝以平冲逆，而甘草重至七分，当是安中益气以甘药缓急之意。本案用药量基本参照原方意而化裁，并酌加制半夏以平呕逆。全方药味不多，用量不重，亦取其味薄则通之意，故进药 2 剂，寒热解，烦乱平，呕逆止矣。

验案举例 5　石某，女，31 岁。1975 年 11 月 8 日初诊。哺乳期，乳汁极度减少。处方：穿山甲 12 克，通草 4.5 克，王不留行 4.5 克。5 剂。

1975 年 11 月 16 日复诊：乳汁少，胸乳无胀感，舌淡，脉细。宜益气血，佐以通乳。处方：党参 9 克，黄芪 9 克，当归 9 克，白芍 9 克，麦冬 9 克，木通 4.5 克，通草 3 克，山甲片 9 克，王不留行 6 克。5 剂。

按：产后乳汁少或全无，称为缺乳。不仅在产后，在哺乳期，如因气血虚弱者，亦有之。乳汁为气血所化，来源于水谷精微。脾胃虚弱，化源不足，会影响乳汁的生化。乳汁缺乏有虚实之分。虚则气血虚弱，乳房无胀满感；若气血停滞，气脉壅阻，乳房必有胀满。本例初服穿山甲、通草、王不留行通经络以行乳，乳汁仍少，胸乳无胀感，舌质淡，脉细弱，为气血虚弱，乳汁无从生化，故复诊以益气血为主，佐以通乳。方用参、芪以补气，归、芍、麦冬养阴补血，通草、穿山甲、王不留行通络行乳，通补兼施，使气血充旺，自能化生乳汁。《医宗金鉴》云："产后乳汁不行，因去血过多，血少不行者，宜四物汤加天花粉、王不留行、木通，猪蹄熬汤煎药服。外用葱白煎汤，时时淋洗乳房以通其气。"用四物汤加天花粉、王不留行、木通，不如本方之力强；猪蹄煎汤熬药，恐油腻难服，不如另熬猪蹄佐膳。关于葱白煎汤淋洗乳房以通其气，此外用法，甚善。

验案举例6 杨某，女，26岁。1963年12月10日初诊。初产16天，右侧乳房焮红肿胀，乳头左侧有块，按之痛剧。脉数，苔薄白。先予清解。处方：连翘9克，金银花9克，蒲公英9克，红藤6克，夏枯草9克，土贝母9克，天花粉9克，橘叶核各9克，柴胡3克，露蜂房（煅存性研末，分两次冲）4.5克。3剂。

按：现代医学认为，乳腺炎多因乳头破损继发感染而成。中医学分内外二因。内因多为精神受刺激而致肝气郁结，乳头为厥阴肝经所属，肝郁气滞，乳腺不通而为痈；外因方面有热食汗出，露乳伤风，或哺乳之时小儿口含所吹，乳汁不通，形成乳痈。本病初起，以红肿焮痛为特征。此时邪热正盛，治宜清热消散，处方以张景岳连翘金贝煎（金银花、土贝母、蒲公英、夏枯草、红藤、连翘）加减。方中金银花、连翘、蒲公英、红藤清解热毒；热盛伤津，故加天花粉清热生津并能散结块；露蜂房既能祛风解毒，又可散肿止痛；夏枯草、橘叶、橘核清肝热而散结；土贝母助散结软坚之力；柴胡作为引经药。3剂即瘥，足见疗效显著。

九、脏躁

验案举例1 沈某，女，40岁。1974年3月31日初诊。脏躁烦恚，郁闷失眠，缘于焦急，带下频，纳滞。处方：炙甘草6克，淮小麦60克，白术15克，山药30克，枳实6克，白芍9克，柴胡4.5克，焦枣仁12克，大枣15克。7剂。

1974年4月10日二诊：服3月31日方7剂后，郁闷已解，睡眠安好，自感舒如。以完带汤法为续。处方：党参9克，甘草4.5克，柴胡4.5克，炒白芍9克，车前子9克，苍术6克，炒荆芥4.5克，山药30克，陈皮6克，焦枣仁12克，白术30克。6剂。

按：甘麦大枣汤治脏躁证，重用小麦以升养气阴安心神，甘草、大枣补中气和营血，为《金匮要略》的一张效方，已为现代临床家多次证实。本案叙证叙因，简明扼要。处方以甘麦大枣汤合四逆散，既养心脾，又舒郁结；增入枣仁以宁心安神；白术、山药以健脾治带。药皆对症，7剂而脏躁解除。二诊以傅青主完带汤健脾益气，调治带下，亦是效方。

验案举例2　王某，女，35岁。由于工作不顺利，家庭不理解，郁闷焦虑，或沉默少语，或烦躁易怒，时暗自哭泣流泪，夜不能寐，口苦，小便黄，脉弦数。乃处下方：炙甘草10克，淮小麦40克，百合30克，干地黄30克，黄芩10克，淡竹叶10克，大枣30克。7剂。服3～4剂即不再哭泣，且有笑容。服完7剂，小便色正常，夜寐安。复诊再服7剂以巩固。

第四节　扶正祛邪消癌肿

癌症肿瘤已成为一类常见、多发的严重威胁人类生命健康的疾病。像不良生活、饮食习惯，情绪压力过大，空气、化工、射线等污染，均能促使肿瘤的发生；另一方面，日渐先进的诊断检查手段，更能帮助医生早期发现、诊断癌肿。何任认为，此病总由人体正气虚衰，邪气不断侵袭积聚所致，遇到明确诊断为恶性肿瘤的患者，建议首先争取中西医综合治疗，适合手术的尽早手术，或化疗，或放疗，同时有机结合中医中药、针灸，乃至稳定期的适当锻炼和气功疗法。而有些畏惧手术或不具备手术指征的患者，期望单独用中医中药治疗，则须慎重对待。对于癌肿的中医中药治疗，何任创造性地提出了“不断扶正，适时祛邪，随证治之”的十二字原则。

不断扶正　是指治疗自始至终以调整正气，培益本元，使患者提高抗病能力。癌肿发生的根源在于正气虚损，《黄帝内经》云“治病必求于本”，所谓“培本”，明·李士材说：“善为医者，必责根本。而本有先天后天之辨，先天之本在肾，后天之本在脾。”故以培补脾、肾为重点，或以补脾为主，或以补肾为主，或脾肾双补。清代·程钟龄说：“须知脾弱而肾不虚者，则补脾为亟，肾弱而脾不虚者，则补肾为先，若脾肾两虚，则并补之。药既补矣，更加摄养有方，斯为善道。” 扶正主要适用于虚证，即“虚则补之”，包括益气、滋阴、养血、温阳以及脏腑补法等，何任在临床上将其细化为益气健脾、养阴生津、温阳补肾这三种具体的治法。证见神疲乏力、面色不华、形容憔悴、食欲不振、胃纳不展、恶心呕吐、腹胀腹泻、舌淡、苔白腻、脉濡细者，拟益气健脾之法，常用方有四君子汤、参苓白术散、补中益气汤、归脾汤等，常用药物有生晒参、太子参、党参、西洋参、黄芪、白术、茯苓、山药、薏苡仁、大枣、白扁豆、炙甘草、灵芝、绞股蓝等；证见形体消瘦、口咽干燥、头晕目眩、腰酸、耳鸣、五心烦热、盗汗、大便干结、舌红、少苔、脉细数者，拟养阴生津之法，常用方有增液汤、六味地黄丸、沙参麦冬汤等，常用的药物有生地、天冬、麦冬、玄参、枸杞子、女贞子、首乌、黄精、百合、玉竹、龟板、鳖甲、山萸肉、龙眼肉、铁皮石斛、当归、天花粉、阿胶、旱莲草等；证见神疲乏力、少气懒言、畏寒肢冷、腰膝酸软、大便溏泄、小便清长、舌质淡胖、苔白滑、脉虚无力者，拟温阳补肾法，常用的方剂有桂附八味丸、右归丸等，常用的药物则有补骨脂、骨碎补、肉桂、淡附片、杜仲、菟丝子、鹿角霜、仙茅、仙灵脾、肉苁蓉等。

适时祛邪 祛邪，指祛除邪气，如痰饮、瘀血、宿食、内湿等，即削弱病邪的侵袭及其对正气之消耗。而祛邪的关键在于时机，要根据疾病的进程、邪正盛衰之变化及病机的转归，适时投用祛邪之品。祛邪主要适用于实证，即“实则泻之”，包括发汗、涌吐、攻下、清热、利湿、消导、祛痰、活血化瘀等法。何任从临床实际出发，将祛邪之法分为清热解毒、活血化瘀、化痰散结、理气解郁等四种。证见口干咽燥、身烦体热、便闭尿黄、肿瘤局部灼热疼痛、舌质红、脉细数等邪毒积聚、郁久化热者，以清热解毒为治，常用药有板蓝根、猫人参、大青叶、野菊花、蒲公英、金银花、白花蛇舌草、三叶青、半枝莲、半边莲、干蟾皮、冬凌草、夏枯草、七叶一枝花、连翘等；证见肿块触之坚硬或凹凸不平、固定不移、肌肤甲错、舌质紫暗、舌下静脉青紫、脉涩滞等属瘀血内阻、凝结成块者，当活血化瘀为主，何任常用药有归尾、莪术、桃仁、红花、川芎、丹参、乳香、没药、泽兰、石见穿、蒲黄、五灵脂、水蛭、全蝎、穿山甲等；证见肿块触之坚硬或凹凸不平、固定不移、不痛不痒、胸脘痞满、胁肋支满、呕恶痰涎或咳痰喘促、舌苔厚腻、脉濡滑等属痰凝者，宜化痰散结，常用药有半夏、瓜蒌、皂角刺、山慈菇、浙贝、杏仁、薏苡仁、昆布、海藻、夏枯草、海浮石、生牡蛎、鳖甲、藤梨根、茯苓、猪苓等；证见情志抑郁、胸胁胀闷、善太息、脘腹胀痛、泛恶嗳气、脉弦等属气郁者，以理气解郁为治，常用药有川楝子、佛手片、柴胡、郁金、枳壳、厚朴、广木香、香附、陈皮、小青皮、沉香曲、青橘叶、大腹皮、八月札、九香虫等。

随证治之 是指在癌肿治疗过程中，在“不断扶正”“适时祛邪”的原则指导下，依随病人就诊时所出现的各种证候表现及体检指标，针对性地辨证治疗，既有助于早期发现并了解癌肿的好、坏、进、退，又在施治效果上也是能够很明显提高的。如病人在术后、化放疗后出现发热、疼痛、出血、呕吐等情况时，即针对症状用清、解、和、降等方法安脏气，减轻症状。

中医治癌肿，从临床实际观察来看，能全方位调整人体机能，间接抗癌，与其他疗法合作，具有增效作用和减轻放化疗的毒副作用，提高患者生活质量，延长其生存期限。从扶正祛邪的关系来看，扶正一方面是为了扶益本元，调动人体本身的抗病能力，另一方面也是为了祛邪，正气足则可以抗邪外出，所谓“养正则积自安”。同时，祛邪有利于扶正，只有去除了病邪，正气才可能迅速恢复，药力才可能直达病所，所谓“闭门留寇”，就是祛邪不足而成的。“瘀血去而新血生”，则说明了“邪去正安”的道理。何任亦特别强调，扶正祛邪两者不可分割。在具体的运用当中，由于病人多是“虚实夹杂”，以扶正为主，还是以祛邪为主，需要有相当的思量。总的原则就是遵从《黄帝内经》“谨察阴阳之所在而调之，以平为期。”虚多实少，扶正为主，祛邪相辅，随证治之；实多虚少，攻补并施，祛邪不忘扶正。

一、脑膜瘤

验案举例 杨某，女，66岁。2004年10月18日初诊。10日前患者因“头痛，双眼充血2年”入住嘉兴某部队医院，明确诊断为左侧顶部脑膜瘤，将于10月22日行手术。眼眶及头痛已久，双手足均麻，左侧为甚，胃纳不馨，苔白满，脉弦，宜先扶正祛邪并蠲解。处方：太子参30克，川朴花10克，干姜5克，黄芩10克，黄连3克，黄芪15克，川芎15克，白芷10克，女贞子15克，天麻9克，石楠叶15克，地龙10克，生甘草10克，淮小麦40克，红枣30克，薏苡仁（包）60克。7剂。

2004年12月27日二诊：前诊所处方药，因手术而未尽剂。左侧顶部脑膜瘤手术后，未行放化疗。手术中见肿瘤位于矢状窦旁。现双目视物模糊，脘腹不舒，偶有痛感，夜寐不安，大便尚调，苔白脉弦，宜扶正祛邪。处方：

党参20克，黄芪30克，猪苓30克，枸杞子20克，川芎12克，女贞子15克，白芷10克，猫人参40克，延胡索20克，白芍20克，生甘草10克，川楝子10克，黄连4克，夜交藤30克，焦枣仁15克，淮小麦40克，红枣30克，薏苡仁（包）60克。

随后予蒲公英、沉香曲、乌毛豆、煅龙牡等对症处理，患者逐渐好转，服药3月余，诸症状均有好转。效不更方，继续治疗半年余。

2005年10月31日三诊：患者左侧顶部脑膜瘤手术后，未行放化疗。予中药治疗近1年。2005年9月5日MRI检查示：脑膜瘤术后改变，未见残留和复发征象。患者视物仍然不甚清晰，眉棱骨痛轻瘥，夜寐多噩梦，烦恚不宁，神怠力乏，苔黄夹白，脉弦。正虚邪实，宜扶正祛邪，安神定志。处方：丹参30克，黄芪30克，女贞子15克，猪苓30克，茯苓30克，枸杞子20克，猫人参40克，白花蛇舌草30克，石菖蒲10克，天麻10克，川芎10克，白芷10克，石楠叶15克，五味子10克，焦枣仁15克，薏苡仁（包）60克。

服上方2月余，患者症情维持稳定，并有好转。

2005年12月19日四诊：患者左侧顶部脑膜瘤手术后，未行放化疗1年余。患者服药后眉棱痛瘥，大便次多、偏溏，烦恚，寐不安，自觉体力有所改善，苔白燥，脉细弦，治当继续扶正祛邪，和络安神固肠。处方：丹参30克，太子参30克，黄芪30克，女贞子15克，杭白菊10克，沙苑子10克，生山栀10克，淡豆豉15克，炒天虫10克，天麻10克，石楠叶15克，五味子10克，猫人参40克，白扁豆衣30克，苍术10克，白术10克，薏苡仁（包）60克。

上方陆续进2月余，患者视力渐复，大便亦有所好转，烦恚除。

2006年至今，在上方的基础上立意扶正祛邪，以“丹参、黄芪、枸杞子、猪苓、茯苓、女贞子、天麻”为主方加减治疗，患者未出现头痛、头晕等症，视力已经明显好转，迄今已经4年余。2006年4月14日及2008年7月18日分别查头颅CT和MRI，均没有明显病理改变。目前患者退休在家，每3个月上门诊一次，病情稳定。

按：脑膜瘤属中医“头痛”“头风”“眩晕”“中风”等范畴，多由内伤七情使脏腑功能失调，清气不升，浊气不降，加之外邪侵入，风痰瘀毒诸邪长期聚于脑窍而成。本例初诊时，考虑到患者即将接受手术治疗，故处方针对头痛而出。方取自专治头痛的芎芷贞石汤加减，缓解止痛；手足麻木、胃纳不馨、苔白满，则合泻心汤出入，调理脾胃；脉弦，增甘麦大枣汤，安脏气，为手术做先期准备。术后二诊，在脑府受损的基础上，复因手术、放疗、化疗的创伤，致真元更耗。症见视物不清，脘腹不舒，主要责之脾肾两虚，尤以肾虚为甚。盖肾藏精，精生髓，髓聚而为脑，颅脑手术往往损伤髓海而累及肾元。肾虚则视物不明，脾虚则脘腹不舒，大便次多溏烂，故治疗上坚持用党参、黄芪、猪苓、枸杞子、女贞子、茯苓以补益本元，延胡索、白芍、生甘草、川楝子、黄连调理脾胃。夜寐不安或噩梦，先后酌入夜交藤、枣仁、煅龙牡、丹参等安神定志；烦恚不安，则加增栀子豉汤，清虚热除心烦；或易杭白菊、天麻等清肝明目。随症治之，诸症序瘥，患者的生活质量有所提高。

二、鼻咽癌

验案举例 王某，男，54岁。2001年3月13日初诊。鼻咽非角化性鳞癌放疗、化疗后，胃纳不馨，咽干明显，舌质红，苔薄腻，脉细，当先滋清之。处方：党参30克，制首乌30克，制黄精30克，女贞子15克，白芷10克，天麻10克，佛手片10克，杭白菊10克，苍耳子10克，铁皮石斛12克，川芎10克，生甘草10克，冬瓜皮30克，天冬10克，麦冬10克，薏苡仁（包）60克。

服上方14剂，患者自觉症状改善，自行配服14剂，前后服药1个月余，症状有所好转。

2001年4月15日二诊：口干已瘥，胃纳较前明显增加。因放疗后不良反应，自感鼻侧欠舒如，嗅觉减退，夜寐安，大便尚调，苔白脉弦，宜扶正祛邪。处方：党参30克，制首乌30克，制黄精30克，女贞子15克，葛根15克，辛夷10克，白芷10克，苍耳子10克，天麻10克，杭白菊10克，铁皮石斛12克，川芎10克，佛手片10克，薄荷（后下）3克，薏苡仁（包）60克。

服上方1月余，诸症均有好转。

2001年5月29日三诊：咽部干燥，左侧颈部疼痛，及于后颈，神怠力乏，大便偏干，苔白脉弦，正虚邪实，按原旨进。处方：党参30克，白术10克，天麻10克，女贞子15克，白芷10克，葛根15克，当归10克，制黄精20克，制首乌20克，杭白菊10克，铁皮石斛20克，灵芝15克，七叶一枝花12克，生甘草6克，桔梗5克，红枣15克，薏苡仁（包）60克。

服上方2月余，患者症情维持稳定，并有好转。

2001年8月10日四诊：患者服药后咽干燥有所好转，精神转佳，左侧颈部疼痛亦有所减。近来自觉右耳听力下降，记忆力衰退。治当继续扶正祛邪，兼以通窍。处方：党参20克，黄芪30克，女贞子15克，苍耳子15克，辛夷10克，白芍15克，生甘草10克，猫人参30克，白花蛇舌草20克，黄柏10克，葛根15克，升麻6克，蔓荆子10克，远志10克，石菖蒲15克，炙鳖甲（先煎）10克，煅龙骨（先煎）15克，薏苡仁（包）60克。

上方陆续进2月余，患者听力渐复，自谓记忆力有所好转。

2002年11月25日查CT，结果提示鼻咽癌放疗后，未见明显复发征象。2005年4月26日复查，提示鼻咽癌放疗后，局部未见复发，两上颚慢性炎症。2008年4月8日复查，鼻咽镜检示：局部未见新生物，仅少量分泌物。目前患者在家休养，每个月门诊就诊，生活一如常人。

按：鼻咽癌属于中医“瘰疬”“失荣”“控脑砂”“上石疽”等范畴，与地域相关，多起岭南。由内外各种致病因素导致肝、肺、脾、肾等脏腑功能失常，又外合湿热毒邪，最后伤阴耗气，气血渐衰，元气耗尽，气血两亡而死。《张氏医通》论曰：“此乃百死一生之证，是以不立方论。”说明古代对于该病的治疗没有特别好的办法。现代医学是以放射疗法作为鼻咽癌的重要治疗手段，化疗和手术仅作辅助。放射线相当于极盛的火热之邪，最易消灼阴液，可使人体津液耗伤，阴血亏损，气血衰败。本例患者放、化疗后即出现咽干口燥、胃纳不馨、鼻右侧欠舒、嗅觉减退、右耳听力下降、记忆力衰退、便干等一系列火毒伤阴的不良反应。何任以辨证论治为主，立意扶正祛邪，以益气养阴为首要任务，兼以泻火、消解、通窍等。处方以党参、黄芪、灵芝、白术、大枣等益气扶正；女贞子、天冬、麦冬、石斛等养阴润燥；白芍、生甘草等缓急止痛、酸甘化阴；制首乌、制黄精等补益肾水、滋水涵源；苍耳子、辛夷、白芷等引经通窍；猫人参、白花蛇舌草、七叶一枝花等清热解毒、适时抗癌；或化裁增入益气聪明汤、孔圣枕中丹两方，改善听力、记忆力。随访7年余，症情稳定好转。

三、口腔癌

验案举例 患者，女，59岁。1996年1月3日初诊。左上腭未分化癌术后近3年，癌肿广泛浸润腭腺，未作放疗，行化疗5次，体力一直未复。近一周来病灶处明显红肿疼痛，心情焦虑，恐肿瘤复发，纳尚调，小便灼热，苔薄，脉微数。证属正气未复，余邪羁扰，先清解之。处方：连翘15克，金银花15克，黄柏10克，七叶一枝花15克，白花蛇舌草15克，半边莲15克，延胡索 15 克，白芍 20 克，生甘草 6 克，知母 10 克，蒲公英 30 克，焦山栀 10 克，薏苡仁（包）60 克。

上方适时调以夏枯草、苦丁茶、生牡蛎等，其中薏苡仁为每天早上煮粥食，以代早餐。服药 3 个月，体温不高，体力增加，左侧颊部红肿疼痛明显消退，小便已恢复正常，遂辍药。

1997 年 5 月 13 日诊：左上腭未分化癌术后近 3 年，癌肿广泛浸润腭腺，未作放疗，行化疗 5 次，出现淋巴结转移癌，再手术，放疗后 3 个月。刻诊：左侧颈部红肿疼痛，切口愈合尚可。自谓抽涕可见血丝，左耳阻塞感，舌暗苔薄，脉涩。治以扶正祛邪，养阴清热。处方：焦山栀 10 克，连翘 15 克，黄柏 10 克，蔓荆子 10 克，金银花 15 克，白茅根 15 克，党参 30 克，茯苓 30 克，猫人参 40 克，香茶菜 20 克，黄芪 30 克，猪苓 20 克，仙鹤草 30 克，铁皮石斛（包）10 克，代赭石 10 克，五味子 10 克，红枣 30 克，薏苡仁（包）60 克。

上方铁皮石斛煎汤代茶饮。守方 4 月余，患者左耳听力恢复，阻塞感消失，红肿疼痛明显减退。1997 年 8 月 13 日复查肿瘤标志物，均在参考范围之内。

1999 年 8 月 25 日诊：左上腭未分化癌术后，再复发，手术后放疗，迄今近 4 年。现病情稳定，唯时感潮热心烦，夜寐不实，胃纳展，二便调，舌淡苔薄，脉濡。治以扶正为主，益气养阴，并祛余邪。处方：炙甘草 20 克，淮小麦 30 克，红枣 30 克，百合 30 克，生地黄 15 克，焦枣仁 15 克，怀牛膝 10 克，豨莶草 15 克，党参 30 克，黄芪 30 克，女贞子 20 克，佛手片 15 克，薏苡仁（包）60 克。另予西黄丸 10 盒，每次一瓶，一天两次。

上方予铁皮石斛、茯苓、枸杞子等随症治疗，历时月余，患者诸症瘥。

2000 年 4 月 26 日诊：近日作常规体检，B 超提示：左侧腮腺体回声。自觉无痛痒，右侧颌下淋巴结肿大，怀疑转移灶，白细胞亦下降，3.1×10^9/L，胃纳展，寐不安，舌淡苔薄，脉濡。治以扶正祛邪。处方：太子参 30 克，川朴 10 克，姜半夏 10 克，黄芩 10 克，黄连 4 克，干姜 6 克，炙甘草 10 克，淮小麦 40 克，红枣 30 克，夜交藤 30 克，合欢皮 10 克，焦枣仁 15 克，苦丁茶 10 克，沉香曲 10 克，连翘 10 克，薏苡仁（包）60 克。

上方治疗 1 个月后，诸病未见明显好转。患者心下不安，遂建议手术活检。2000 年 5 月 23 日在局麻下行左侧淋巴结活检术，病理报告为：（左颈部）淋巴结反应性增生，未见癌转移灶。CT 发现肺部有阴影，建议密切观察。患者遂安心吃中药治疗。

2000 年 8 月 30 日诊：肺部 CT 提示右肺中叶 0.8cm×1.0cm 结节，疑为转移灶。一周前曾有腹泻，身热，苔薄，脉濡，宜和理并益气血。处方：党参20克，黄芪20克，猪苓30克，茯苓30克，女贞子15克，枸杞子20克，鱼腥草20克，夏枯草15克，连翘10克，冬瓜子30克，苦丁茶10克，白英15克，龙葵15克，红枣30克，薏苡仁（包）60克。

上方以仙鹤草、川贝等对症处理，猫人参、白花蛇舌草、绞股蓝等抗癌治疗至今。患者间有咳嗽，偶有鼻血，但病情一直稳定，已历10余年。2008年3月复查：肿瘤指标、生化检查无殊，肺部CT提示结节存在，与前片比较无变化。

按：口腔癌包括腭癌、舌癌、牙龈癌、颊癌等，可归属于“舌疳”“舌菌”“上腭痈”等范畴。口腔腭癌，类似于“上腭痈”。《医宗金鉴》曰：“此症又名悬痈，生于口中上腭，形若紫葡萄，舌难伸缩，口难开合。”前人认为此病乃心胃火炽，热毒瘀结所致，治当泻心解毒，祛瘀散结，以导赤散合黄连解毒汤为主，药用生甘草、木通、竹叶、黄芩、黄连、生地黄、天葵子、山豆根、山栀子、女贞子、山慈菇、旱莲草、守宫等，配合六神丸治之。何任之于此病，认为归根到底还是正气不足，邪毒侵扰，遂坚持用党参、黄芪、女贞子等扶正之品益气养阴，健脾升阳，培补正气。本例初诊，口腔上腭癌术后、化疗后，病灶处红肿疼痛，以祛邪为主。施以金银花、连翘、蒲公英、重楼等苦寒之品清热解毒；白花蛇舌草、猫人参等中药抗癌，芍药、生甘草、延胡索等行气缓急止痛；因恐惧而心情焦虑，心火下炎小肠，则见小便灼热，适时调以焦山栀、苦丁茶、白茅根等泻其心火。待红肿疼痛减退，说明热毒余邪渐清，后续治疗仍以扶正为主，兼祛余邪，随证治之。扶正祛邪的同时，嘱患者每天早上炖食薏苡仁60克代早餐，对防止复发亦有益而无害。症情稳定时，合甘麦大枣汤、百合地黄汤，加强益气养阴之力，除潮热心烦之症；抽涕见血丝、偶见鼻血，加仙鹤草一味；左耳有阻塞感，入蔓荆子利窍；肺部发现有结节，酌加白英、龙葵、川贝等清肺散结抗癌之品。本案患者因一直恐惧疾病恶化，情绪易波动，即时改善其不适症状，并给予诊断建议与悉心关怀，对疾病本身起到非常积极的辅助治疗作用。

四、喉癌

验案举例　患者，男，79岁。2004年8月26日初诊。患者喉癌（声门型）术后近1年，未作放化疗。糖尿病、左肾结石及青霉素过敏史。刻诊：近时频发低热，体温波动在 37.5 ～ 38.8℃，无咳嗽咳痰，无流涕，无胸闷气急，无尿频、尿急、尿痛，伴有皮肤瘙痒，牙龈肿痛不舒，纳便尚调，苔薄，脉濡，辨为气阴不足。当扶正祛邪，益气养阴并清渗之。处方：黄芪 30 克，党参 30 克，女贞子 15 克，枸杞子 20 克，猪苓 30 克，茯苓 30 克，猫人参 40 克，香茶菜 20 克，七叶一枝花 15 克，白花蛇舌草 15 克，莪术 10 克，绞股蓝 20 克，徐长卿 20 克，地肤子 10 克，白鲜皮 15 克，生地黄 20 克，六一散 15 克，红枣 30 克，薏苡仁（包）60 克。

上方适时调以金银花、连翘、化橘红、桔梗等，其中薏苡仁为每天早上煮粥食以代早餐。服药 3 个月，体温已经不高，身痒亦瘥。患者自我感觉纳食馨，体力增加，大便日行。

2005 年 3 月 17 日诊：喉癌手术后近 2 年，未作放化疗。服中药以后诸症已瘥。2 月份患者突发急性腔隙性脑梗死而住院治疗，现已出院。症见左侧肢体萎弱，步履不稳，左上肢不能任物，持之坠地，舌暗苔薄，脉涩。治以扶正祛邪，益气活血。处方：黄芪 30 克，党参 30 克，女贞子 15 克，枸杞子 20 克，莪术 10 克，猪苓 30 克，茯苓 30 克，猫人参 40 克，香茶菜 20 克，生地黄 20 克，绞股蓝 20 克，赤芍 15 克，地龙 10 克，当归 20 克，丹参 20 克，红枣 30 克，薏苡仁（包）60 克。

上方以川芎、佛手片等随症出入。守方 4 月余，患者左侧肢体活动转顺，行走轻便。复查肿瘤标志物，数值均在参考范围之内，无明显不适。喉镜探查示：咽喉部光滑，无殊。

2005 年 8 月 2 日诊：喉癌手术后 2 年，未作放化疗。2 月份患者突发急性腔隙性脑梗死而住院治疗。中药治疗后病情稳定。近因海绵窦炎发作，体温高达 39.7℃，住院予抗生素治疗，效果不显。高温已退，而低温时作。症见低热，热势不高，午后体温多在 37.5℃左右，纳欠展，大便日行，舌淡苔薄，脉略数。治以养阴清热，并祛余邪。处方：生地黄 20 克，百合 30 克，金银花 15 克，连翘 12 克，黄芩 12 克，滑石 12 克，焦山栀 10 克，淡竹叶 12 克，羌活 6 克，生甘草 10 克，焦六曲 12 克，鲜芦根 20 克，青蒿 15 克。

上方予蒲公英、夏枯草、石斛等，随症出入，历时月余，患者诸证转安。

2006 年 1 月 3 日诊：喉癌手术后近 3 年，未作放化疗。近日 B 超提示：颈部淋巴结 1cm 左右，肿瘤全套指标正常，气管瘘口光滑，咽喉部无殊。夜尿略多，余无所苦，苔薄，脉弦。治以扶正祛邪。处方：黄芪 30 克，生晒参 6 克，女贞子 15 克，枸杞子 20 克，猪苓 30 克，茯苓 30 克，猫人参 40 克，白花蛇舌草30克，三叶青30克，连翘12克，蒲公英30克，夏枯草12克，天冬20克，麦冬20克，金樱子20克，益智仁30克，平地木15克，红枣30克，薏苡仁（包）60克。

上方治疗2周后，患者诸症见瘥。目前患者间断服中药已5年，中药主方以扶正祛邪为主，加以对症处理。3年前患者依靠发声器已经能够和他人顺利交流，或接听电话。2008年3月复查，肿瘤指标、生化检查无殊，喉镜检查示局部光滑，颈部B超未见肿大淋巴结。患者面色红润，纳展，二便畅。

按：喉癌属于中医“喉菌”“锁喉疮”“喉百叶”“喉疳”等范畴。肺合皮毛，喉为肺之门户，肝肾两经循行于喉部。若外邪犯肺，肺失宣降，津液输布不利，聚而成痰，或肝肾不足，肝郁气滞，阴虚阳亢，外受风热邪毒，致使痰火瘀毒盘结于喉，则发为喉癌。喉癌的治疗，喉部分或者全部切除术仍然是目前的首选手段，符合“邪去则正安”的治疗大法。本例患者喉癌术后，因手术创伤、术中失血，导致气阴两伤。术后身体素质一直未能恢复，初诊症见频发低热，与气阴耗伤，两者互为因果。阴血不足，肌肤失荣而见皮肤瘙痒。何任始终坚信“邪之所凑，其气必虚”“正气存内，邪不可干”，故治疗上以扶正固本、益气养阴为主，同时不忘祛邪。用黄芪、党参、女贞子、枸杞子、猪苓、茯苓等益气养阴，使元气恢复，津液复生；以天冬、生地黄、麦冬、石斛等养肺肾之阴，润咽喉之方寸；合入徐长卿、地肤子、白鲜皮等风药，标本同治，消其身痒；白花蛇舌草、猫人参、三叶青等祛邪抗癌。整个治疗过程，遵循十二字治癌总则，扶正祛邪，并依随病人就诊时所出现的各种证候表现及体检指标，随证治之，使机体达到“阴平阳秘，精神乃治”的动态平衡。

五、甲状腺癌

验案举例 王某，女，27岁。2008年6月19日初诊。甲状腺乳头状癌术后近一年，胃纳不馨，吞咽时有异物感，月经量少，舌微红润少苔，脉细。先宜调理疏之。处方：党参20克，黄芪30克，女贞子20克，猪苓30克，枸杞子30克，茯苓30克，当归身10克，制香附10克，鸡血藤15克，益母草20克，泽兰10克，猫人参30克，白花蛇舌草30克，三叶青30克，胖大海10克，平地木10克，薏苡仁（包）60克。

服上方3个月，薏苡仁另煮，当早餐食用。

2008年9月18日诊：甲状腺乳头状癌术后1年，药治稳好，喉头异物感减轻，经行量少，近日来心情抑郁，喜叹息，苔白，舌质常，脉细数，续予益气血，祛余邪。处方：生晒参9克，黄芪30克，女贞子20克，猪苓30克，枸杞子30克，茯苓30克，夏枯草10克，苦丁茶15克，平地木10克，猫人参30克，白花蛇舌草30克，三叶青30克，益母草20克，制香附10克，红枣30克，薏苡仁（包）60克。

予上方1个月余，诸症状均有好转。

2008年11月20日诊：本月经行量较以前略多，苔白，脉细，患者拟妊娠，再益气血，祛邪浊。处方：生晒参9克，黄芪30克，女贞子20克，猪苓30克，枸杞子30克，茯苓30克，夏枯草10克，生牡蛎10克，平地木10克，猫人参30克，白花蛇舌草30克，三叶青30克，红枣30克，佛手片10克，薏苡仁（包）60克。

服上方2个月余。

2009年1月8日诊：甲状腺乳头状癌术后，现病情稳定，月事亦正常，苔淡脉细，再益气血，祛邪浊，以助受孕。处方：生晒参9克，黄芪30克，女贞子30克，猪苓30克，枸杞子30克，茯苓30克，生牡蛎15克，夏枯草10克，平地木10克，当归10克，制香附10克，丹参20克，猫人参40克，白花蛇舌草30克，三叶青30克，红枣30克，薏苡仁（包）60克。

上方陆续进2个月余，患者成功受孕，再予泰山磐石散加减治疗1个月余，未再复诊。电话回访，谓养胎中，各项孕期检查均未见异常。

按：甲状腺癌，属中医学“瘿病”的范畴，细究之，又是瘿病中的“石瘿”。本病多因饮食水土失宜、七情内伤，导致脏腑功能失常，肝失疏泄，脾失健运，痰气凝结瘀阻于颈前而生瘿病。何任治疗本病宗丹溪、立斋，《丹溪心法》倡导“瘿气先须断厚味”，明代·薛己《外科发挥》提出：“颈肿，硬而色不变，肌肉日削，痉挛急痛。此七情所伤，气血所损之证也，当先滋养血气。”本例患者经过手术治疗，气血损伤在所难免，且有生育要求，故治拟益气血祛邪浊，兼以助孕。扶正以党参、黄芪、茯苓、猪苓、枸杞子、女贞子、红枣、当归为基本方，健脾益气、滋阴养血；祛邪用猫人参、白花蛇舌草、三叶青等清热解毒之品，既可抗肿瘤，又没有毒副作用；酌入益母草、醋香附、鸡血藤等和血理气。气血足则冲任调，冲任调则月事转常，胎孕自顺。

患者在扶正祛邪中药治疗下，不仅肿瘤得以治疗，身体得以康复，而且还可以成为母亲，这是对患者最大的安慰，也是医者最大的欣慰。

六、食道癌

验案举例 苏某，男，61岁。2007年4月23日初诊。食管鳞状细胞癌术后1个月余，行2次化疗后。高血压病史，自服降压药治疗。神疲乏力，周身不利，胃纳不开，大便干，四五日一行，舌质红苔薄，脉濡，治宜扶正祛邪。处方：太子参30克，黄芪30克，猪苓30克，女贞子15克，枸杞子30克，茯苓30克，猫人参40克，白花蛇舌草30克，香茶菜30克，蒲公英30克，三叶青30克，五味子10克，夜交藤30克，生大黄6克，红枣30克，薏苡仁（包）60克。

服上方14剂后，患者自觉症状改善，大便日下，又自行配服14剂。

2007年6月4日诊：患者一度神疲乏力，胃纳不开，大便干结。服用上方后，胃纳渐开，化疗时泛漾大减，大便日行，周身乏力尚见。血常规提示：白细胞 2.3×10^9/L，苔白，脉濡，再宜扶正祛邪。处方：太子参30克，黄芪30克，猪苓30克，女贞子15克，枸杞子30克，茯苓30克，猫人参40克，白花蛇舌草30克，香茶菜30克，三叶青30克，五味子10克，生甘草10克，淮小麦40克，红枣30克，薏苡仁（包）60克。

服上方2月余，诸症均有好转。

2007年8月6日诊：食管鳞状细胞癌手术后，化疗继续进行中。患者服上药后诸症减轻。药后可进食米饭一碗有余，大便日下，白细胞略低，神怠乏力，苔白，脉濡。正虚邪扰，按原旨进。处方：生晒参6克，黄芪30克，猪苓30克，女贞子15克，枸杞子30克，茯苓30克，制黄精30克，制首乌30克，猫人参40克，白花蛇舌草30克，三叶青30克，生甘草10克，淮小麦40克，红枣30克，薏苡仁（包）60克。

服上方1个月余，患者症情维持稳定，并有好转。

2007年9月17日诊：目前化疗结束。化疗不良反应一度严重，中药治疗后不良反应明显减轻，已完成规定化疗疗程。近日可食米饭一碗余，大便早已日下，偶有泛漾作酸，苔白，脉濡，治当继续扶正祛邪。处方：生晒参6克，黄芪30克，女贞子15克，猪苓30克，枸杞子30克，茯苓30克，猫人参30克，白花蛇舌草20克，三叶青30克，煅瓦楞子15克，海螵蛸10克，生甘草10克，淮小麦 40 克，红枣 30 克，薏苡仁（包）60 克。

上方出入，陆续进 5 月余，患者病情稳定。

2008 年 2 月 25 日诊：胃纳可，二便无殊，泛漾作酸已除，拟重新工作。苔白，脉濡。气血不足，邪浊渐净，治当继续益气血，祛余邪。处方：生晒参 6 克，黄芪 30 克，女贞子 15 克，猪苓 30 克，枸杞子 30 克，茯苓 30 克，猫人参 30 克，白花蛇舌草 20 克，白术 15 克，神曲 10 克，丹参 20 克，生甘草 10 克，淮小麦 40 克，红枣 30 克，薏苡仁（包）60 克。

上方立意扶正祛邪，补益气血，同时调胃安中。患者坚持服药至今，于 2008 年 4 月份重新回原单位工作，自谓平时连感冒、咳嗽都不曾患。2008 年 10 月查肿瘤指标，结果未见明显异常。胃镜检查提示：吻合口炎症，局部未见新生物。

按： 食道癌及其术后吻合口炎，均可归属于中医学“噎膈”范畴。其发病以正虚为本，气滞、痰凝、血瘀、火郁为标。本例患者术后，元气已伤，故神疲乏力。就诊时正在化疗中，不良反应明显，先见胃肠道反应，胃纳不开，甚则泛酸，大便干结，四五日一行。证属气阴不足，邪毒侵扰，因此治疗上扶正祛邪并进。选用太子参或生晒参、黄芪、白术、茯苓、猪苓、枸杞子、女贞子、黄精等，健脾益气养阴；猫人参、蒲公英、香茶菜等清热解毒以祛余邪；随症增入煅瓦楞子、海螵蛸，制其泛酸。二诊时患者骨髓抑制明显，白细胞降低，何任于处方中合入甘麦大枣汤。《金匮要略》云：“妇人脏躁，喜悲伤，欲哭，象如神灵所作，数欠伸，甘麦大枣汤主之。甘麦大枣汤方，甘草三两，小麦一升，大枣十枚，上三味，以水六升，煮取三升，温分三服，亦补脾气。”何任从“亦补脾气”出发，认为脾胃为后天之本，气血生化之源，该方具有提升白细胞的功效。20 世纪 80 年代，在何任的支持下，浙江中医药大学吕圭源教授对此做了深入的研究，印证了何任的见解，使得该方化平淡为神奇，拓宽了经方的应用范围。在进行中药治疗 3 个多月后，大便得通，泛漾得减，胃纳渐开，所有的化疗疗程得以继续完成。之后坚持服药调治，体质增强，工作如常。

七、胃癌

验案举例 吴某，男，46 岁。2002 年 1 月 21 日初诊。患者胃窦部印戒细胞癌手术后，口服希罗达化疗中。脘腹不舒，胃纳不馨，时有心下泛漾，恶心呕吐，口干索饮，自感腿酸，极易疲乏，步行不过百步，夜寐不安，舌质红苔薄黄，脉弦细，当清益之。处方：太子参 30 克，姜半夏 10 克，姜竹茹 12 克，干姜 6 克，黄连 3 克，黄芩 10 克，川朴花 12 克，冬虫夏草（包）4 克，北秫米 30 克，焦六曲 10 克，铁皮石斛 12 克，灵芝 10 克，生甘草 10 克，干芦根 20 克，薏苡仁（包）60 克。

上方服 1 月余，患者自觉症状改善，恶心呕吐等均有明显改善，夜寐转安，体力渐复。

2002 年 3 月 15 日诊：服用上方后，口干已瘥，胃纳较前明显增加。唯脘腹不舒，终不可消，夜寐安，大便尚调。近检肝功能异常：ALT 231.1U/L，AST 321.0U/L，苔白，脉弦，宜和胃疏解。处方：太子参 30 克，姜半夏 10 克，干姜 6 克，黄连 3 克，黄芩 10 克，川朴花 12 克，冬虫夏草（包）4 克，白芍 20 克，生甘草 10 克，金钱草 30 克，绵茵陈 30 克，垂盆草 20 克，龙胆草 6 克，焦六曲 12 克，薏苡仁（包）60 克。

上方调治 4 月余，对症调以安神、敛汗等中药，直至化疗结束。患者症状均有好转。

2002 年 7 月 19 日诊：患者已经结束化疗，目前体质正虚。神疲乏力，脘腹不舒，偶有溏泄或者便秘，时有泛酸，自谓食多则胃脘不舒更甚。正虚邪实，宜蠲解。处方：延胡索 20 克，白芍 20 克，川楝子 10 克，生甘草 10 克，蒲公英 30 克，沉香曲 10 克，海螵蛸（先下）12 克，制香附 10 克，香茶菜 30 克，猫人参 30 克，铁皮石斛（包）20 克，佛手片 10 克，绞股蓝 10 克，红枣 15 克，薏苡仁（包）60 克。

上方服用至今，患者自感脘腹作胀、作痛等不适感明显减轻。6 年来，患者无明显反酸，无呕吐，每日早间以薏苡仁 60 克煮烂，作早餐服用，中、晚餐可进食一碗多米饭。2002 年 10 月 25 日行胃镜检查，结果提示吻合口炎，余无殊。最近一次胃镜检查在 2008 年 3 月 6 日，提示吻合口炎，局部未见复发。目前患者在家休养，每隔几个月门诊一次，尚在工作。

按：胃癌可归属于中医学的“反胃”“伏梁”“胃脘痛”等范畴。正虚是形成胃癌的基础，脾胃损伤，脾失健运，胃失和降，聚湿生痰，痰阻血脉，血行不畅，化生瘀毒，阻于胃脘而发病。本例胃癌术后，口服化疗药物，严重损伤了人体的正气，故见疲乏无力。局部出现恶心、呕吐、泛酸等胃气上逆之证。胃阴不足，受纳腐熟功能减退，土弱木乘，肝气横逆犯胃，则口干索饮、胃纳不馨、脘腹不舒。辨为正虚邪恋，气津两伤证。方以半夏泻心汤加减，脾胃为后天之本，气血生化之源，脾胃不安则正气难复。调入灵芝、石斛、干芦根等益气养阴。胃癌的治疗，何任亦特别强调疏肝和胃，延胡索、白芍、川楝子、生甘草、蒲公英、沉香曲这六味药，是其经验用药，具有缓急止痛、理气蠲解的功效，对脘腹不舒、为痛为胀有明显的疗效。在此基础上适当加减抗肿瘤的药物，获得了满意的疗效。整个治疗过程，立意扶正祛邪，疏肝和胃、益气养阴并重，但更重要的是体现了“随证治之”的原则。另外，何任提出要重视肿瘤防治，包括“未病先防”和“既病防变”两个方面。例如，胃黏膜上皮典型或异型增生和肠上皮化生都是胃癌前病变，于此时即当重视和积极治疗。

八、肺癌

验案举例 患者，男，55岁。2006年11月6日初诊。左肺中央型肺癌，未做手术，化疗1次，阻塞性肺炎，乙肝。体质较差，体温最高37.8℃，倦怠乏力，胸闷气急，咳嗽频作，少痰，痰黏滞厚稠，痰中带血。当益气养阴，清热止咳祛痰。处方：炙百部20克，麦冬10克，北沙参20克，干芦根30克，浙贝母10克，玄参10克，金银花15克，桔梗10克，连翘15克，冬瓜子30克，生甘草10克，蒲公英30克，平地木10克，薏苡仁（包）60克。

上方适时调以炙紫菀、款冬花等，其中薏苡仁每天早上煮粥食，以代早餐。服药1个月，体温不升。

2006年12月18日诊：左肺中央型肺癌，未做手术，化疗1次，阻塞性肺炎，乙肝。前方服药后咳嗽已瘥，化疗后现口干索饮，夜间汗出透衣，头昏重，舌红少苔，脉弦。治以扶正祛邪，益气养阴。处方：黄芪30克，北沙参20克，女贞子15克，猪苓30克，茯苓30克，玉竹20克，天花粉15克，乌毛豆30克，煅龙牡（先煎）各15克，猫人参40克，白花蛇舌草30克，仙鹤草30克，平地木15克，七叶一枝花15克，红枣30克，薏苡仁（包）60克。

上方以神曲、佛手片、桔梗等随症出入。2个月之后，诸症均减，唯仍咳嗽，痰中带血偶作。

2007年2月12日诊：左肺中央型肺癌，未做手术，化疗1次，阻塞性肺炎，乙肝。胃纳一般，仍有咳嗽，偶尔痰中带血，未见大咯血，舌红苔淡，脉微数。予清肺止咳，凉血止血。处方：仙鹤草15克，旋覆花（包）10克，代赭石15克，海浮石15克，茜草炭15克，白茅根30克，蛤粉炒阿胶10克，藕节30克，炒丹皮10克，川贝母6克，炙百部20克，白前10克，焦六曲10克，陈皮10克，平地木15克，薏苡仁（包）60克。

上方予侧柏叶、血见愁、炙紫菀、炙百部、霍山石斛等随症出入，历时4月余，诸症转稳。

2007年6月25日诊：左肺中央型肺癌8个月，未做手术，化疗1次，阻塞性肺炎，乙肝。药后咯血已止，咳嗽已瘥，口略干，气略促，纳欠展，苔薄，脉弦。治以扶正祛邪。处方：南北沙参各15克，黄芪30克，女贞子15克，枸杞子20克，猪苓30克，茯苓30克，猫人参40克，白花蛇舌草30克，炙百部20克，浙贝母10克，炒荆芥10克，老鹳草15克，佛耳草15克，炒甜葶苈子10克，红枣30克，五味子10克，薏苡仁（包）60克。

服上方后，患者诸症减。之后一直坚持中药治疗，其间偶有发热咳嗽，对症治疗后均转安好，咯血亦未再现。未再做化疗和任何西医治疗。

按：中医虽无“肺癌”病名，但对肺癌的病因病机、症状、预后等，在“肺积”“息贲”“咳嗽”“咯血”“胸痛”“结癖”“癥瘕积聚”等病证中，都有相关的论述。本病多因外感六淫邪气、四时不正之气、烟毒秽气等侵袭肺脏，羁留不去，致肺失宣肃，气机不利，瘀毒积聚于肺而成。肺主气，司呼吸，主宣发和肃降，喜润恶燥，不耐寒热，易受内外邪气侵袭，尤以肺之气阴易于耗伤。而肺癌的各种治疗手段均易耗损肺之气阴，更加重肺的气阴亏虚。其中气阴两虚贯穿疾病的始终，因此益气养阴法是临床治疗肺癌的基本大法。本例肺癌患者，未进行手术，只接受了化疗。由于“药毒”损伤脏腑气血，可出现胃肠道反应及骨髓抑制等毒副反应，表现为气血阴液亏虚。一诊，证属肺阴不足，邪羁上焦，邪热壅盛，在益气养阴基础之上，加金银花、连翘、蒲公英等清热解毒，炙百部、浙贝、炙紫菀等止咳化痰。过月余，咳嗽已瘥，然化疗导致的气阴亏虚更加明显，此时治宜益气养阴为主。以南沙参、北沙参、黄芪、女贞子、枸杞子、茯苓、猪苓为基本方，加玉竹、天花粉等解其口干，煅龙牡收敛止汗，猫人参、白花蛇舌草等清热解毒，力专攻邪，以达抗癌的效果。2个月后复诊，症见稍有咳嗽，痰中带血，辨为肺阴受损，灼伤肺络证，以仙鹤草、旋覆花、代赭石、海浮石、茜草炭、白茅根、蛤粉炒阿胶、藕节为基本方，合炙百部、川贝等，达清肺止咳，凉血止血之效。一直坚持服用中药半年有余，症情稳定，后续处方仍以益气养阴为主，是为临床治疗肺癌的基本大法。

九、肝癌

验案举例 骆某，男，60岁。1994年9月15日初诊。右肝癌切除术后2月，肝动脉、门静脉插管埋泵术后，插管化疗后。脘腹不舒，胃纳不馨，时有右胁肋处隐痛绵绵，恶心泛呕，自感疲乏，夜寐不安，口苦，舌质红苔薄，脉弦。宜扶正祛邪。处方：延胡索20克，白芍20克，生甘草10克，川楝子10克，沉香曲10克，蒲公英30克，焦六曲10克，制鸡内金10克，丹参20克，石菖蒲10克，冬虫夏草（包）4克，姜竹茹10克，姜半夏10克，北秫米30克，薏苡仁（包）60克。

上方加减服用3月余，患者症状明显改善，夜寐安，体力渐复，胃纳转佳，唯胁肋部隐痛仍在，时断时续。

1994年12月26日诊：右肝癌切除术后，肝动脉、门静脉插管埋泵术后，插管化疗后。服药后胃纳较前明显增加，唯胁肋部隐痛仍在，自述心情不佳，易怒，近检白细胞低下，最低时为0.59×10^9/L，夜寐安，大便尚调，苔白，脉弦。宜气阴双补。处方：延胡索20克，白芍20克，生甘草10克，川楝子10克，沉香曲10克，蒲公英30克，焦六曲10克，制鸡内金10克，冬虫夏草（包）4克，金钱草30克，绵茵陈30克，垂盆草20克，淮小麦40克，红枣30克，薏苡仁（包）60克。

上方守义调治3月余，症状均有好转，白细胞水平转为正常。

1995年3月17日诊：诸症均明显减瘥，唯右胁肋隐痛。CT示：肝癌术后，肝内有多个低密度影，转移灶可能。AFP 386.3ng/ml。肝功能提示：ALT、AST、GGT都升高，尿色黄，大便溏，舌淡苔薄，脉弦。再予斟解。处方：延胡索20克，白芍20克，生甘草10克，川楝子10克，沉香曲10克，蒲公英30克，焦六曲10克，制鸡内金10克，淮小麦40克，红枣30克，三叶青30克，干蟾皮6克，白花蛇舌草30克，猫人参30克，车前子10克，薏苡仁（包）60克。

上方守义服用3个月，右胁肋疼痛较前明显好转，自感小便转清，AFP 75.3ng/ml，不适感明显减轻。

十余年来，患者坚持中医中药治疗，间或一两个月不服中药，但每日早间以薏苡仁60克煮粥，当作早餐服用。1997年2月和2000年11月，两次取出所埋“化疗泵”。2001年检出前列腺增生伴囊肿，尿少次多，排尿困难，在上方扶正祛邪的基础上，调以六味地黄汤和八正散，治疗一年余而解。

2002年至今，患者每年参加单位体检，均无明显异常，唯AFP略高于正常水平。2006年，CT检查未见异常。

按： 中医对肝癌无明确论述，多将其归于癥瘕积聚范畴。根据有关的症状，相关论述散见在“痞满”“鼓胀”“黄疸”“肥气”“伏梁”等病症中。肝癌乃由寒温失调，七情郁结，饮食内伤致肝脾失调，脏腑不和，气滞血瘀，瘀热邪毒内结，日久渐积而成。何任认为，病至肝癌，正气日离，痰湿、瘀毒结聚，正虚邪实，治疗既需祛邪，又当扶正，从调理肝脾入手。何任曾在临床实践中观察到，中晚期肝癌患者多有脾虚表现，运用健脾理气、调理肝脾之法，能使肝癌患者生存质量改善，生存期延长，并减少放化疗的不良反应。况仲景明训：“见肝之病，知肝传脾，当先实脾。”本例肝癌患者，经过了手术、TACE、放化疗等西医综合治疗，元气大伤，症见胁肋隐痛，脘腹不舒，恶心泛呕等肝胃不和之象，以延胡索、白芍、生甘草、川楝子、沉香曲、蒲公英、焦六曲、制鸡内金为基本方，疏肝理气，缓急止痛，顾护脾胃。随症出入，合甘麦大枣汤，解郁、升白细胞；金钱草、茵陈、垂盆草、白花蛇舌草等清热解毒；三叶青、干蟾皮等降AFP，要注意控制干蟾皮的用量。服药近9个月，诸症减轻，症情稳定。可见，中医药治疗适用于肝癌的早、中、晚各期，可以与临床各种治疗手段相结合，广泛参与肝癌的治疗，针对每一位患者实行个体化综合治疗，将会大幅度提高患者的生活质量，延长生存期，实现“带病延年”。

十、胆囊癌

验案举例 虞某，女，68岁。2005年5月18日初诊。胆囊中分化腺癌根治术后，未行化疗。疲倦乏力，脘腹不舒，胃纳不开，时有右胁处刺痛，恶心泛呕，口苦，舌质红苔薄，脉弦。证属正虚邪恋，肝阴不足，宜扶正祛邪。处方：生晒参9克，黄芪30克，女贞子15克，延胡索20克，白芍20克，生甘草10克，川楝子10克，沉香曲10克，蒲公英30克，焦六曲10克，炙鸡内金10克，丹参20克，姜竹茹10克，姜半夏10克，北秫米30克，薏苡仁（包）60克。另予西黄丸，每日1盒，上、下午分服。

上方加减服用3个月余，患者症状明显改善。

2005年9月2日诊：胆囊中分化腺癌根治术后，未行化疗。服药后胃纳较前明显增加，胁肋部尚有刺痛，但较前明显减轻，夜寐安，大小便尚调。

自述近来心情不佳，头晕明显，小便亦常有刺痛，苔白，脉弦。宜清利肝胆。处方：龙胆草10克，焦山栀10克，黄芩10克，柴胡10克，车前子10克，泽泻10克，当归10克，知母10克，生甘草10克，绵茵陈30克，垂盆草20克，猫人参40克，白花蛇舌草30克，天麻10克，葛根30克，女贞子15克，旱莲草15克，薏苡仁（包）60克。另予西黄丸，每日1盒，上、下午分服。

上方守义调治3月余，症状有好转，但大便稀。

2006年1月17日诊：患者进上药后，诸症均减，头晕已解，胁肋处刺痛亦明显好转。CT提示：胆囊癌术后改变，未见明显异常。肝功能提示：ALT、AST稍有升高。唯进药后尿色黄，大便溏，每日三四次，目睛有血丝，舌淡苔薄，脉弦。再调益，并渗清通络。处方：丹参20克，黄芪20克，川芎15克，葛根40克，川牛膝10克，桃仁10克，红花6克，天麻9克，龙胆草10克，黄芩10克，女贞子20克，旱莲草20克，白花蛇舌草30克，猫人参30克，白扁豆衣30克，广木香10克，薏苡仁（包）60克。

上方守义服用6个月，患者右胁肋疼痛消失，小便转清，大便亦成形。

2006年8月12日诊：胆囊中分化腺癌根治术后，未行化疗。中药治疗1年余，病情稳定，体力渐复，大便成形，每日一二次，唯眩晕时作，曾仆倒，住院治疗1次。患者正气渐复，余邪未清，再予扶正祛邪。处方：生晒参9克，黄芪30克，女贞子20克，茯苓30克，枸杞子20克，猪苓30克，三叶青30克，白花蛇舌草30克，猫人参30克，桃仁10克，红花6克，杜仲10克，天麻10克，生甘草10克，绵茵陈30克，垂盆草20克，薏苡仁（包）60克。

3年多来，患者坚持中医中药治疗，其中每日早间以薏苡仁60克煮粥，当作早餐服用，未进行化疗和其他免疫治疗。患者最近一次门诊时间是2008年11月17日，其出示最近一次即2008年10月的CT检查，提示无异常。血压控制也较前理想，未再出现仆倒，眩晕较少发作。

按：中医典籍并无胆道系统肿瘤的名称，可归属于“积聚”“胁痛”“黄疸”“腹痛”等范畴。胆囊癌确诊时多为中晚期，手术治疗目前仍是首选，但手术切除率甚低，术后效果欠佳，对化疗又不甚敏感，所以中医中药的治疗显得特别重要，正确的中医辨证治疗可提高手术效果与延长生存期。本病乃肝郁脾虚，气滞、瘀热互结胆经，郁滞成积而成，积久克土，损及后天之本，使脾失健运，胃失和降，故晚期胆积内在失衡的关键点在于中焦。本例胆囊癌手术，未化疗，手术不可避免损伤气血，故何任一开始就扶益正气，调养脾胃。一段时间后，脾胃得健，气血渐复，因病而肝气不舒，出现头晕、小便刺痛等肝经郁热之证，遂转投龙胆泻肝汤加减调治。3个月后，肝经郁热得解，但是由于脾胃初健，不耐龙胆泻肝汤的寒凉而导致脾虚，出现便次多、大便溏烂等。随即回归健脾和胃，坚持微调平衡。2006年之后，治疗渐入坦途，何任处方亦开始兼顾其他疾病，以求“阴平阳秘，精神乃治”。针对高血压等疾病进行适当的调治，最后，患者气血渐复，邪浊渐清，予益元汤加减而收功。

在前半年的治疗中，何任都建议患者服用西黄丸。西黄丸由麝香、牛黄、制乳香、制没药组成。方中之牛黄清心退热，化痰通窍，散肿结，为主药；辅以麝香芳香辛窜，通经络，散结滞，辟恶除秽，为辅药。主辅配合，相得益彰。牛黄、制麝香辛窜助火之弊，麝香增牛黄化痰散结之功。佐以乳香、没药，活血祛瘀，消肿定痛。以黄米饭为丸，既可调胃和中，又免诸药攻邪太过而伤脾胃。全方配合，清热解毒，活血祛瘀，消坚散肿，可称上品。临床治疗各种癌症，症见舌红苔腻、脉滑数者，均可使用。所以在患者拒绝化疗时，适时选用有针对性的中成药，对于提高疾病的治疗效果也是很有好处的。

十一、胰腺癌

验案举例 患者，女，66岁。1999年12月6日初诊。胰头中分化管状腺癌切术后9月余，家属及本人放弃放、化疗。体质差，面色不华，神疲乏力，时感脘腹胀滞，心下嘈杂，泛漾，每日解稀便甚至水样便3次，苔薄，脉濡。正气虚极，邪浊未清，当扶正祛邪，益气健脾为先。处方：黄芪30克，西洋参4克，女贞子15克，枸杞子20克，猪苓30克，茯苓30克，炙甘草10克，红枣30克，蒲公英30克，沉香曲10克，川朴花10克，白术15克，芡实15克，佛手片10克，薏苡仁（包）60克。

服上方14剂，每天早上煮薏苡仁粥以代早餐。服药后精神明显好转，诸症均得轻瘥。守方加减焦六曲、玫瑰花，续进6个月。

2000年7月10日诊：胰头中分化管状腺癌手术后1年余，肿瘤全套指标均在正常范围。患者面色转华，胃纳可，餐进碗余米饭，泛漾早除，心下嘈杂亦消，唯脘腹欠舒，尤其是服药后脘腹胀滞，舌淡苔薄，脉濡。按原旨续进。处方：黄芪30克，太子参20克，川朴10克，佛手片10克，绿萼梅10克，延胡索20克，白芍20克，生甘草10克，麦冬10克，川楝子10克，蒲公英30克，乌药6克，制香附10克，海螵蛸10克，红枣30克，薏苡仁（包）60克。

上方随症出入，守方5个月余，患者情况进一步好转。

2000年12月11日诊：近来大便日一行且成形，夜寐欠安，纳欠展，食后稍有胃胀，舌淡苔薄，脉略数。治以理气安中和胃。处方：太子参30克，黄芩10克，黄连5克，干姜4克，川朴花10克，姜半夏10克，延胡索20克，白芍20克，生甘草10克，川楝子10克，蒲公英30克，沉香曲10克，制香附10克，夜交藤30克，佛手片10克，生牡蛎（先煎）15克，红枣30克，薏苡仁（包）60克。

上方随症加减，历时一年余，患者病情稳定。

2002年2月26日诊：近日复查B超及肿瘤指标，未见明显异常。目前患者已经从事一般家务劳动，未有疲倦感觉，唯食油腻后稍有泛呕，大小便均无殊。舌淡苔薄，脉濡。治以扶正祛邪，按原旨续进。处方：太子参30克，姜半夏10克，姜竹茹10克，干姜6克，黄芩10克，黄连5克，陈皮10克，佛手片10克，黄芪30克，延胡索20克，砂仁6克，川朴花10克，白芍20克，炙甘草10克，夜交藤30克，焦枣仁15克，红枣30克，薏苡仁（包）60克。

上方随症加减治疗，病情已稳定，一直坚持中医中药治疗，5年后改为每年服药8个月，亦未见明显反复。2008年6月复查，肿瘤指标、生化检查无殊，腹部B超亦未见明显异常。

按：胰腺癌在消化系统恶性肿瘤中发病率较低，但恶性度很高，进展快，预后差。中医古籍中并无胰腺癌的病名，何任认为胰头癌类似于“心积”“伏梁”“积聚”“腹痛”“黄疸”等疾病。其发生发展与后天失养、饮食失调、七情郁结所致机体免疫功能失控密切相关。湿热、瘀毒、正虚是其发病的基本病理因素，而这三大病理因素主要归因于肝脾功能失调，其中中焦脾胃功能失调为关键。只有在调理后天脾胃的基础上，参以理气、化湿、消积之法，才能药中肯綮，控制住胰腺癌发展的势头。该例患者胰腺癌术后，症结在于正虚，故治疗始终以扶正为主，养正则积自消。初诊为便稀、次多等脾虚证所苦，故处方以参、芪、苓、术等健脾益气为主，合佛手、厚朴花、沉香曲等斡旋气机，枸杞子、女贞子、麦冬等滋阴补液，所谓“留得一分阴，便保一分命”。稍做出入，续进半年余，诸症轻瘥，唯见药后或食后脘腹稍胀滞不适。调以参、朴、姜、连、芩为基本方，演化自经方泻心汤，是何任常用的一组药对，有补益脾胃、消痞散结的作用，对于术后腹胀不适具有明显的疗效。随症加减，症情转稳。特别值得一提的是，何任在肿瘤病人的处方中都会加薏苡仁 60 克，嘱其每日煮烂，当早餐食，扶正祛邪，有助复健。

十二、肾癌

验案举例 孔某，男，44 岁。2005 年 3 月 4 日初诊。左肾移形细胞乳头状癌Ⅱ级术后 1 年余，未作全身化疗，局部丝裂霉素膀胱冲洗近 1 年。一个月前因脘腹剧痛，血淀粉酶 1500U/L 而住院治疗，诊为胰腺炎。刻诊：精神疲软，脘腹不舒，作胀隐痛，纳少，便调，苔薄，脉弦。当扶正祛邪，蠲解为先。处方：延胡索 20 克，白芍 20 克，生甘草 10 克，川楝子 10 克，蒲公英 30 克，沉香曲 10 克，猫人参 30 克，白花蛇舌草 20 克，乌药 10 克，佛手片 10 克，薏苡仁（包）60 克。

上方适时调以莪术、焦山栀、制香附等，每天早上薏苡仁煮粥食，以代早餐。服药 2 个月，患者自我感觉体力恢复，精神足，脘腹舒如。

2005 年 5 月 13 日诊：近日查 B 超，示肝区脂质沉积，胰头部低回声团，右肾结晶。服药后脘腹隐痛等均已瘥减，近一周来感觉倦怠乏力，苔薄白，脉濡。宜益理之。处方：太子参 20 克，黄芪 30 克，女贞子 15 克，猪苓 30 克，茯苓 30 克，干地黄 20 克，山萸肉 10 克，延胡索 20 克，白芍 20 克，生甘草 10 克，川楝子 10 克，蒲公英 30 克，沉香曲 10 克，猫人参 30 克，平地木 15 克，红枣 30 克。

上方予铁皮石斛、乌药、制香附等出入 1 个月余，诸症好转，但不能尽去，时好时坏。

2005 年 7 月 2 日诊：CT 检查示胰头左后方囊性团块。右臂酸痛，倦怠乏力，苔薄白，脉弦而虚。宜益气血，祛余邪，利经络。处方：生地黄 30 克，茯苓 30 克，炒丹皮 10 克，山萸肉 10 克，山药 30 克，泽泻 10 克，黄芪 30 克，猪苓 30 克，女贞子 15 克，伸筋草 15 克，忍冬藤 30 克，络石藤 30 克，平地木 15 克，铁皮石斛（包）12 克，薏苡仁（包）60 克，猫人参 30 克，白花蛇舌草 20 克。

服上方以后，患者诸症得瘥。后续处方以六味地黄汤为主加减治疗，同时依据扶正祛邪的原则，应用猫人参、白花蛇舌草、绞股蓝等抗肿瘤药物，患者胰腺炎未再发，肾癌术后各种不适症状也得好转。随访患者，坚持中药治疗，未有其他重大疾病，自谓咳嗽感冒亦少见。

按：肾癌属中医“石瘕”“肠覃”“血尿”范畴。本例肾癌乃由肾阴不足，邪浊羁滞下焦所致。肾癌为患，癥积既成，邪浊所致，邪不去则正难安。虽然手术去除了积聚成形的“邪”，但余邪尚存，正是这些余邪的存在打破了机体的阴阳平衡，故而变证丛生。患者就诊之初，症见脘腹不舒，作胀隐痛等，西医诊断为胰腺炎，中医辨为正气不足，邪羁中焦。何任并不急于处理“肾癌术后”这一矛盾，而是以治疗胰腺炎为要务，此即“急者治其标，缓者治其本”也。方中延胡索、白芍、生甘草、川楝子、蒲公英、沉香曲是何任的常用药组，可以缓急止痛，安理中焦。服药后脘腹疼痛等均已瘥减，只觉倦乏无力，何任当机立断，开始以扶正为主，适当祛邪。2005 年 7 月 2 日复诊时，何任始将重点放在肾阴不足这一根本矛盾上，以六味地黄汤为主方加减化裁，对症处理。三次变法立方，体现了何任抓住主要矛盾、当前矛盾，“燮理阴阳”，恰恰起到了“治病必求其本”的作用。如今患者不论生活还是工作，都与常人无异，对何任充满感激之情。但是何任认为，之所以该患者取得如此好的临床效果，还与本人的心理因素有关。所有的癌症病人如果能够科学地把心理卫生和药物治疗结合起来，不受或少受心源性、医源性的刺激和干扰，在现有治疗条件下，一定能够延长生存期，提高生活质量。

十三、大肠癌

验案举例　赵某，男，60 岁。1996 年 12 月 2 日初诊。直肠结节型高分化混合性腺癌术后 2 月余，左下腹永久人工肛门，化疗中。胃纳不馨，心下呕泛，大便次少，苔淡舌红，脉弦而虚，当扶正祛邪。处方：太子参 20 克，黄芪 30 克，女贞子 15 克，猪苓 30 克，茯苓 30 克，枸杞子 20 克，白花蛇舌草 20 克，猫人参 30 克，绞股蓝 20 克，莪术 15 克，香茶菜 30 克，肉苁蓉 20 克，佛手片 10 克，神曲 10 克，炒谷芽 30 克，薏苡仁（包）60 克。

上方适时调以七叶一枝花、净连翘、红枣、焦六曲等，服药 2 个月余，自述在化疗期间恶心呕吐等症状均有所好转，白细胞维持在 3×10^9/L 左右，顺利结束化疗。

1997 年 2 月 3 日诊：直肠结节型高分化混合性腺癌术后，化疗。近日来夜间口干，思饮水，大便干燥，夜寐欠安，苔白，脉弦。宜扶正祛邪。处方：天花粉 15 克，知母 10 克，玄参 10 克，麦冬 10 克，太子参 30 克，黄芪 30 克，女贞子 15 克，猪苓 30 克，茯苓 30 克，神曲 10 克，生地黄 20 克，猫人参 40 克，白花蛇舌草 20 克，七叶一枝花 15 克，薏苡仁（包）60 克。

服上方 1 个月余，口干、便干等症状均有好转，夜间睡眠亦转安。

1997 年 2 月 8 日诊：近一周来口腔溃疡，为红为痛，大便偏干，苔白，脉微数。正虚邪实，宜清养之。处方：净连翘 15 克，金银花 15 克，黄芩 10 克，黄柏 10 克，蒲公英 30 克，黄连 40 克，生大黄 5 克，猪苓 30 克，白花蛇舌草 20 克，猫人参 40 克，七叶一枝花 15 克，铁皮石斛 12 克，薏苡仁（包）60 克。

服上方 1 月余，患者症情维持稳定，口腔溃疡明显好转。

1997 年 3 月 13 日诊：近日尿时有刺激感，尿色量正常，苔薄白，脉弦。宜益理清消。处方：太子参 30 克，黄芪 30 克，黄芩 10 克，蒲公英 30 克，净滑石 10 克，生甘草 10 克，茯苓 30 克，猪苓 30 克，淡竹叶 10 克，猫人参 40 克，白花蛇舌草 20 克，生大黄 5 克，红枣 30 克，铁皮石斛（包）12 克，薏苡仁（包）60 克。

上方陆续进 21 剂，患者小便畅快，大便如常。

1997 年 5 月 2 日诊：复查肿瘤指标无殊，药后尿路刺激症状消失，胃纳转佳，夜寐可，大便日一行，再宜扶正祛邪。处方：太子参 20 克，黄芪 30 克，女贞子 15 克，猪苓 30 克，茯苓 30 克，枸杞子 20 克，白花蛇舌草 20 克，猫人参 30 克，三叶青 30 克，川朴 10 克，黄芩 10 克，神曲 10 克，淮小麦 40 克，生甘草 10 克，红枣 30 克，薏苡仁（包）60 克。

后续治疗扶正祛邪并进，患者一直坚持服用中药十余年，症情稳定。2008 年 2 月 27 日查肿瘤指标、全腹 CT 平扫及增强，结果无殊。

按：大肠癌包括结肠癌和直肠癌，属中医“积聚”“脏毒”“锁肛痔”“肠风”“便血”等范畴，多由忧思郁怒，饮食不节，久痢久泻，脏腑经络功能失调，气血痰食郁结聚积而成。本例为直肠癌术后，病邪已去大者，唯留有余邪，正气不足而已。何任认为手术破坏了人体正常的气机升降出入，对小肠分清泌浊、大肠传导受物的功能造成了很大的破坏，对于改道手术者更加不难理解。患者初诊之时，为化疗带来的胃肠道反应所苦，且手术、化疗已使气阴耗伤。何任抓住正虚兼有余邪的病理矛盾，以参芪温养之，兼以白花蛇舌草、猫人参之品清解之。对于大便干燥、口腔溃疡、尿路刺激症状，分别以滋阴、清解、清利之法，对症处理，都取得了很好的临床效果。特别值得一提的是何任应用白花蛇舌草的经验，何任将该药列为广谱抗癌的第一位，基本上每个肿瘤病人，只要体质尚可，没有虚弱症状，往往投以此中药 20 ～ 40 克。他医往往认为此药太过寒凉，如此用量，而且持续时间这么长，病人当不耐受。

然而临床实践证明，在参芪等药物的辅助之下，该药的“寒凉”之性被克制，而抗癌抑癌之效益彰。

十四、膀胱癌

验案举例 申某，男，65岁。1994年11月23日初诊。膀胱移行细胞乳头状癌（Ⅰ级）术后5个月，未行化疗。膀胱镜检查示：膀胱内壁黏膜充血水肿，血管明显，轻微滤泡样增生，未见明显占位性病变。患者惊恐悲观，胃纳不开，语声低微，尿中带血，舌质红苔薄，脉细。证属肾阴不足，邪侵下焦，当先滋肾阴。处方：北沙参20克，黄芪30克，女贞子15克，猪苓30克，茯苓30克，铁皮石斛12克，生地黄20克，炒丹皮10克，山药20克，山萸肉10克，泽泻10克，血余炭10克，生甘草10克，淮小麦40克，红枣30克，薏苡仁（包）60克。

上方守义治疗半年余，患者自觉症状大为改善，胃口大开，可以进食两碗米饭。说话语声转高，情绪明显好转。自谓进药后1个月至今未见血尿。

1995年5月13日诊：膀胱移行细胞乳头状癌（Ⅰ级）术后11个月，未行化疗。精神转佳，胃纳开，唯小便不爽利，偶见尿黄尿少，夜寐安，大便尚调，舌红苔白，脉弦。宜扶正祛邪。处方：西洋参4克，黄芪30克，女贞子15克，猪苓20克，茯苓30克，铁皮石斛12克，生地黄20克，炒丹皮10克，山药20克，山萸肉10克，泽泻10克，炙鳖甲（先煎）10克，焦山栀10克，车前子10克，薏苡仁（包）60克。另予中成药知柏地黄丸，每次8丸，一日3次。

上方守义治疗半年余，患者诸症均有好转，每日尿量在2000ml左右，色清，未见浑浊。

1996年2月12日诊：服药后小便改善，近日感左少腹有牵掣感，会阴亦酸楚欠舒。膀胱镜检查未见明显占位性病变，膀胱黏膜轻度充血。舌淡苔白，脉濡。正虚邪实，按原旨进。处方：党参30克，黄芪30克，猪苓15克，茯苓15克，杜仲15克，干地黄10克，炒丹皮10克，山萸肉10克，山药15克，炙鳖甲（先煎）15克，延胡索20克，白芍20克，生甘草10克，蒲公英30克，七叶一枝花15克，红枣30克，薏苡仁（包）60克。

服上方3个月余，患者症情维持稳定并有好转，左少腹牵掣感、会阴酸楚等症状均消失。

1996年6月6日诊：膀胱移行细胞乳头状癌（Ⅰ级）手术后，未行化疗，中药治疗已经1年余。膀胱镜检查提示：膀胱黏膜无明显充血，未见新生物。患者病情稳定，精神佳，开始工作，唯工作后偶感乏力，腰酸。治当扶正祛邪，以求稳定。处方：党参20克，黄芪30克，女贞子15克，枸杞子30克，茯苓30克，猪苓30克，猫人参30克，白花蛇舌草20克，平地木10克，仙鹤草15克，炙鳖甲（先煎）10克，薏苡仁（包）60克。另予中成药六味地黄丸，每次8丸，一日3次。

上方守义治疗，15年间从未中断，前后进行过十多次的膀胱镜检查，除第一次有阳性表现外，其余都为阴性。后来患者每年服药半年左右，自感服药后精力充沛，饮食睡眠均有很大改善，生活如常人。

按：膀胱癌属于中医学中“溺血”“尿血”“血淋”“癃闭”等范畴。何任认为，膀胱属肾，故其治疗应从肾论治。肾为一身之根本，肾脏的阴阳平衡，是保证人体健康的基本条件。反之，则病患不断。肾气亏虚，膀胱气化功能失常，湿热蕴结，痰瘀互结是膀胱癌发病的基本病机，益气补肾、清热利湿、化痰祛瘀为其基本治法。本例因家属向患者隐瞒病情，膀胱癌术后出院没有积极治疗，3个月后再见尿中血块，故病人因恐惧而情绪悲观，膀胱镜检查无复发，胃纳不开、语声低微因心理因素而致，察舌按脉，辨为肾阴不足，邪侵下焦证。滋肾阴以六味地黄丸为基础方，加血余炭10克止血，合入甘麦大枣汤安脏气、调情志。服药后1个月即未见血尿，症状大为改善，胃口即开，情绪好转。后续处方以扶正祛邪为主，或调配中成药六味地黄丸，缓图治本。关于患者对病情是否应知情的问题，何任特别强调，有时候善意的谎言是必要的，但是不能够因为隐瞒而放弃后续治疗。也有些时候，患者的知情反而能起到积极的作用，如配合医生治疗，及早发现各种不良信号等。该例患者恰恰相反，着实令人遗憾，值得我们临床医师反思。

十五、卵巢癌

验案举例　刘某，女，42岁。2006年6月8日初诊。卵巢黏液性腺癌手术后化疗，复发，再做化疗，但效果不甚明显。下部排红及稠带不止，盆腔巨大肿块，大小为8cm×6cm×7cm，多房性。苔黄腻，舌红绛，脉弦而虚。证属正气不足，邪羁下焦，当扶正祛邪。处方：党参20克，黄芪30克，女贞子15克，猪苓30克，茯苓30克，枸杞子30克，白花蛇舌草30克，猫人参40克，三叶青30克，干蟾皮6克，白芷10克，苍术15克，白术15克，山药30克，炒荆芥炭15克，芡实20克，薏苡仁（包）60克。

上方适时调以焦山栀、净连翘等，服药3个月余，诸症有减，下部排红、稠带明显减少，但是肿块无缩小。自感乏力、寐差等情况均有好转。患者求治于其他大医院，均因病情危重、经济困难而未成，故没有再次接受化疗和放疗。

2006年9月3日诊：服用上方稳定3个月，三天前突然排红增多，神疲力乏，语声低微。B超提示：盆腔子宫缺如，探及13cm×12.4cm×13cm的巨大肿块，旁及多个液性暗区。苔白，脉弦。宜摄血为先。处方：炒黑蒲黄15克，炒丹皮10克，炒棕榈炭15克，炒荆芥10克，血余炭10克，阿胶珠10克，炒地榆10克，猫人参30克，白花蛇舌草30克，制香附10克，神曲10克，薏苡仁（包）60克。

服上方1月余，下部排红时多时少，终不得净。正虚已极，邪浊炽盛。当摄理并重。

2006年10月29日诊：再次B超提示盆腔子宫缺如，探及12cm×11cm×10cm的巨大肿块，内部回声不均匀，膀胱内有大小为4.3cm×3.8cm占位。下腹胀，小便急，前阴排红不已，苔薄，脉虚。正虚邪实，再宜摄血培本。处方：干地黄30克，茯苓30克，炒丹皮10克，山萸肉10克，山药20克，泽泻10克，白术15克，党参20克，黄芪30克，莲房炭30克，炒黑蒲黄15克，炒棕榈炭20克，血余炭10克，阿胶珠10克，炒地榆15克。

上方开始以扶正为主，摄血为辅。适时调以炒当归、凤尾草、藕节、黄芪、党参等，治疗3个月余，患者症情维持稳定，出血时多时少，体质有所改善，下腹胀痛减轻。

2007年3月3日诊：B超提示，肝右前叶11cm×5.5cm无回声光团，边界不清。下部排红不已，带下频，脘腹作痛，腹水，舌红苔白。气血不足，浊毒羁滞，宜扶正祛邪，益理助气。处方：延胡索20克，白芍20克，生甘草10克，川楝子10克，蒲公英30克，沉香曲10克，乌药10克，制香附10克，海螵蛸10克，薏苡仁（包）60克。

上方陆续进21剂，患者腹痛减缓，排红如前。

2007年3月24日诊：患者卵巢黏液性癌手术后复发，膀胱转移，肝转移。下部排红不已，但自述血色较淡，腹不甚痛，唯小便时必出大便，气血亏虚，再宜扶正祛邪。处方：干地黄30克，茯苓30克，炒丹皮10克，山萸肉10克，山药20克，泽泻10克，杜仲10克，川断10克，玉米须30克，黑蒲黄20克，茜根炭 15 克，阿胶珠 15 克，血见愁 30 克，海螵蛸 20 克，无花果 30 克。

上方调以失笑散、泽兰、仙鹤草、藕节之属，患者诸症稳定，未有大出血发生，调治一年余。

2008 年 2 月 27 日查血常规：白细胞 9.5×10^9/L，血红蛋白 124g/L，血小板 20.1×10^9/L。B 超提示：盆腔内部结构紊乱，肿块无减小。随访患者仍每周门诊治疗，呈消瘦貌，下部排红仍有。

按：卵巢癌是妇女癌症死亡的主要原因之一，70% 的卵巢癌患者就诊时已为晚期，大多数已扩散到子宫、双侧附件、大网膜及盆腔各器官，所以卵巢癌在诊断和治疗上都是一大难题，且易复发，5 年存活率只有 20% 左右。卵巢癌属于中医“肠覃”“积”的范畴。何任认为，卵巢癌发生发展是一个正虚邪实的过程。因脏腑亏虚、营卫失调而致湿热毒内侵，或正气虚弱，脏腑气血功能失调，气滞、血瘀、痰浊、湿热毒邪作用于机体，气血乖违，瘀血内停，痰凝毒聚，集于胞脉、胞络之中，日久所积而发病。因此，在临床上以扶正固本、祛邪攻毒为主。本例患者术后复发，再化疗已出现耐药，效果不明显。处方当中，何任紧紧抓住扶正祛邪这一根本大法治疗，初始诸症有减，怎奈患者邪浊炽盛，正气虚极，处方中稍有攻邪之品，即下血不止，其人更虚，而症状不得好转。见下部排红增多，急则摄血为先，施以不少炭类药，效不明显，最后思量再三，何任抓住正气不足这一矛盾，从培补真元出发，兼以摄血，“放弃”祛邪，终于使疾病有所控制。此中“放弃”，实则体现了何任“不断扶正，适时祛邪，随证治之”的治疗原则。“放弃”不是真的放弃，是“时机未到”，而另一方面，我们也可以理解成“扶正”就是“祛邪”。古人云：“凡积聚之治，一曰攻，二曰消，三曰散，四曰补，四者而已。”虽然将补放在最后，但是有学者研究中医古方中治疗癥瘕积聚的方子发现，以补益类药为多，特别是补气类药，所占比例较大，可见“扶正”是治疗肿瘤的根本所在。由于卵巢癌发现较晚，正虚邪实是其病机，治疗不可单纯扶正，亦不可一味攻邪。本案患者，何任后来以六味地黄汤为基础，针对下血等临床表现适时调整中药，基本控制了病情。其别样的临床思路，值得我们细细体会。

十六、前列腺癌

验案举例 患者，男，81 岁。1994 年 8 月 6 日初诊。前列腺癌并骨转移去势术后，内分泌治疗中。患者低热，浑身骨痛，尤以左肩胛处、左胸6～8肋骨处明显，精神委顿，纳少，小便不利，舌红苔薄，脉弦。证属气阴不足，当扶正祛邪，益气养阴，并清利之。处方：黄芪30克，党参30克，女贞子15克，枸杞子20克，猪苓30克，茯苓30克，猫人参40克，白花蛇舌草15克，生地黄20克，山药20克，炒丹皮10克，山萸肉10克，泽泻10克，薏苡仁（包）60克。

上方服3个月，其中薏苡仁每天早上煮粥食，以代早餐。低热渐去，精神好转。

1994年11月16日诊：服药后精神好转，低热消失，但时有烘热，汗出。全身骨痛仍有，胃纳不开，小便时有不畅，舌红苔薄，脉涩。治以扶正祛邪，原旨续进。处方：生地黄20克，山药20克，茯苓30克，炒丹皮10克，山萸肉10克，泽泻10克，女贞子20克，旱莲草15克，丹参30克，川芎20克，川萆薢10克，萹蓄10克，延胡索20克，白芍20克，生甘草10克，滑石10克，猫人参40克，白花蛇舌草15克，薏苡仁（包）60克。

上方守方7个月余，患者全身骨痛减，可行走。1995年6月25日于上海中山医院行骨ECT检查结论为：全身骨骼显影清晰，放射性分布均匀，未见明显放射性稀疏或浓聚。总前列腺特异抗原69.2ng/ml。

1995年7月6日诊：前列腺癌并骨转移去势术后1年，内分泌治疗，未行放化疗。患者骨痛减，唯有烘热汗出，小便较前为畅，次数多，胃纳渐开。白细胞偏低，舌淡苔薄，脉略数。治以养阴清热，并祛余邪。处方：生地黄20克，山药20克，茯苓30克，炒丹皮10克，山萸肉10克，泽泻10克，女贞子20克，旱莲草15克，丹参30克，川芎20克，焦山栀10克，淡竹叶12克，绵茵陈30克，金樱子15克，益智仁15克，制何首乌30克，薏苡仁（包）60克。

上方予蒲公英、霍山石斛等随症加减，历时一年余，患者诸症转安。

1996年10月9日诊：患者全身无骨痛，小便舒畅，烘热汗出已经少见，余无所苦。舌淡苔薄，脉弦。治宜扶正祛邪，巩固调达之。处方：生地黄20克，山药20克，茯苓30克，炒丹皮10克，山萸肉10克，泽泻10克，女贞子20克，旱莲草15克，丹参30克，川芎20克，金樱子20克，益智仁30克，平地木15克，川萆薢10克，萹蓄10克，瞿麦10克，金银花20克，连翘10克，红枣30克，薏苡仁（包）60克。

患者坚持服用中药15年，自1999年始，每年ECT检测一次，测PSA多次，均示左肩胛骨、左侧6～8肋骨代谢活跃，与既往对比稳定，未见进展。

PSA 维持在 0 ～ 22.8ng/ml。2008 年 4 月 9 日，浙江大学医学院附属第一医院B超示：膀胱无异常，膀胱左旁见一5.1cm×2.6cm的无回声区，内透声尚佳，前列腺区见一大小约为 4.7cm×3.6cm×3.5cm 的低回声团块，内部回声欠均匀，考虑前列腺癌。PSA 为 7.391ng/ml。目前患者面色红润，行动自如，生活自理。

按：前列腺癌的发病与年龄、种族、生活习惯、高脂饮食、遗传因素、性生活及淋病、病毒、衣原体感染等有关。中医学中无前列腺癌病名记载，根据其症状，应属于“癃闭”“淋证”“虚劳”“溺血”的范畴。前列腺癌的脏腑病变主要责之于肾与膀胱，同时与老龄功能减退、其他脏腑虚衰等有关。其致病机理，前列腺乃多血之脏，痰瘀毒邪易于痹阻，或湿热内聚，或瘀血内停，或疫毒凝结，或嗜食辛辣，或年老肾衰而发病。本案中患者行双侧睾丸摘除术后，虽然肿瘤得以控制，但肾之精气骤然衰减，天癸枯竭，冲任二脉空虚，致气血失和，阴阳失调，脏腑功能紊乱，故而出现了一系列症状，其中潮热、汗出为其典型表现。并骨转移而见全身骨痛，因前列腺属肾，肾主骨，故前列腺癌的骨转移最为多见，治疗上也相对有章可循。何任采用六味地黄汤、二至丸治疗其根本；六一散、八正散之类，通利小便；用芍药甘草汤，佐以解痛；丹参、川芎、延胡等活血祛瘀；猫人参、白花蛇舌草等祛余邪、抗肿瘤。全方立意滋阴益肾、益气扶正、祛邪除瘀，历时一年余，全身骨痛解，体内 PSA 下降至正常，并维持恒定水平，生活质量提高。切记，如果在病人没有证实具有转移灶之前，不可乱用活血化瘀之品，以免促使肿瘤出现转移。

十七、宫颈癌

验案举例 患者，女，74 岁。1993 年 9 月 5 日初诊。宫颈腺癌放化疗后，未做手术。化疗一个疗程结束，查血象：白细胞 1.8×10^9/L，血红蛋白 78g/L。会阴部有山核桃大小肿块一枚，不能坐，下身流出褐色液体较多，时有恶臭，体温 37.6℃，热度不高，面色苍白，乏力，恶心，胃纳差，苔白，脉濡。证属正气虚衰，邪羁下焦，当扶正祛邪，解毒抗癌。处方：西洋参 3 克，黄芪 20 克，党参 20 克，白术 30 克，怀山药 30 克，升麻 3 克，猪苓 15 克，黑蒲黄 9 克，蒲公英 30 克，猫人参 30 克，白花蛇舌草 30 克，半枝莲 15 克，七叶一枝花 15 克，薏苡仁（包）60 克。

服药2个月，体温已降，下身出血水减少，体力渐复。每天早上煮薏苡仁粥，以代早餐。

1993年11月12日二诊：服药后体力渐复，下身出血水少，但仍有，色转红，胃纳不展，苔薄，脉弦。再以扶正祛邪，兼以摄血。处方：生晒参9克，黄芪30克，女贞子20克，黑蒲黄15克，茜草根炭20克，棕榈炭15克，猪苓30克，枸杞子30克，茯苓30克，藕节30克，生甘草10克，淮小麦40克，红枣30克，薏苡仁（包）60克。

服上方1个月余，下身出血水明显减少。

1993年12月2日三诊：服药后体温正常，阴道流出液明显减少，会阴部肿块亦明显缩小，恶心、呕吐消失，头晕重亦解，体力渐复。查血象：白细胞 3.3×10^9/L，血红蛋白102g/L。舌红苔少，脉弦。治以扶正祛邪，益气养阴健脾。处方：西洋参3克，黄芪20克，党参20克，白术30克，怀山药30克，苍术15克，猪苓15克，芡实15克，蒲公英30克，猫人参30克，白花蛇舌草30克，半枝莲15克，七叶一枝花15克，薏苡仁（包）60克。

同时给予外洗方：野菊花30克，蛇床子20克，金银花20克。每日一剂，煎汤外洗阴部。

上方以佛手片、焦六曲等随症出入。4个月之后，诸症均明显减轻。

1994年3月10日四诊：患者会阴部肿块明显减小，阴道内出水基本消失。头晕重解，身体逐渐恢复，胃纳一般，二便无殊。血象示：白细胞 4.2×10^9/L，血红蛋白115g/L，血小板 110×10^{12}/L，舌红苔淡，脉微弦。证属正气渐复，余邪未清，当乘胜追击，按原旨进。处方：生晒参9克，黄芪30克，女贞子15克，茯苓30克，枸杞子20克，猪苓30克，炒丹皮10克，山萸肉10克，怀山药20克，泽泻10克，生地黄20克，猫人参30克，焦六曲10克，白花蛇舌草30克，平地木10克，薏苡仁（包）60克。

上方随症加减，历时6个月余，患者诸症转稳。会阴部肿块消失，阴道未再出现渗液，亦无血水。目前患者健在，其间多次检查肿瘤指标等，均未升高。未再做化疗和任何西医治疗。

按：宫颈癌相当于中医的“带下”“崩漏”“癥瘕”等范畴。其发病机理主要是七情内伤、冲任失调、肝脾肾诸脏虚损，从而导致机体免疫功能低下，外受湿热，或积冷结气，血寒伤络，瘀阻胞络而致此病。本案中患者年事已高，未行手术，化放疗一个疗程结束，身体已承受不住，元气大伤，则见乏力、面色苍白、低热等症，下部毒邪留恋则见褐色液体流出，气味恶臭。何任判断为正气虚衰，邪羁下焦证，扶正祛邪并进。方中西洋参、党参、黄芪扶助正气，蒲公英、半枝莲、猫人参、七叶一枝花、白花蛇舌草清热解毒抗癌，并取完带汤之意，健脾化湿。治疗两月余，总体情况有所好转，下身出血水少、色转红，故转而使用茜草根炭、棕榈炭、藕节等摄血之品，以防气随血脱，病情益重。三诊时下身出血水明显减少，会阴部肿块亦减小，诸症转好，何任取其自定“六味益元汤”为底方，扶正为主，并加强抗肿瘤力度，使积块得消。四诊时患者诸症瘥，续予“六味益元汤”并合六味地黄汤培元固本，兼以消瘤善后。综观该病例的治疗过程，何任的方法和策略一览无余。其循序渐进，自成章法，每一次用药转方，皆有其独特的思考。而当我们把这些思考写在纸上的时候，又可以让我们看得清楚，弄得明白，其方法圆通，真所谓“行方智圆”。

十八、乳腺癌

验案举例　朱某，女，46岁。2003年1月27日初诊。左乳腺浸润性导管癌（单纯癌）手术后，化疗1次，腋下淋巴结转移灶，局部切口未愈合。刻诊：患者精神疲软，左肩胛处作痛，纳少，便调，左少腹疼痛，时有形寒，盗汗，苔薄白，脉弦。证属邪羁中焦，气阴不足，当扶正祛邪，并局部消解。处方：净连翘10克，蒲公英30克，金银花15克，黄芩10克，太子参30克，川朴花10克，黄芪30克，女贞子15克，延胡索20克，白芍20克，生甘草10克，煅龙牡各15克，山慈菇10克，神曲10克，薏苡仁15克。

上方适时调以焦山栀、制香附等，服药1个月，患者诸症均减，于2003年2月底开始接受放疗。

2003年3月10日诊：左乳腺浸润性导管癌（单纯癌）手术后，化疗3次，腋下淋巴结转移切口破溃，用药后已经长好，现放疗一个疗程结束，切口下部见血水，左侧少腹痛已解，咽干咳嗽缘于放疗引起，CT提示放射性肺炎。苔薄白，脉弦，宜益理之。处方：黑蒲黄10克，炒荆芥穗10克，炙百部20克，白前10克，连翘10克，蒲公英30克，白术30克，山药30克，穞豆衣30克，焦六曲10克，炒谷芽30克，薏苡仁（包）60克。

上方以铁皮石斛、乌药、制香附等出入1个月余，诸症好转，但不能尽去，时好时坏。

2003年6月2日诊：左乳腺浸润性导管癌（单纯癌）手术后，化疗结束，腋下淋巴结转移。近日B超提示：乳腺小叶增生伴小结节形成，大小约1cm×0.5cm，并服三苯氧胺。肝功能示：ALT 139U/L，AST 104U/L。乏力，喉间痒咳，苔薄，脉濡。宜渗清益理。处方：绵茵陈30克，垂盆草30克，延胡索20克，白芍20克，生甘草10克，太子参30克，川朴10克，小青皮6克，苏梗10克，姜半夏10克，茯苓30克，淮小麦30克，蒲公英30克，红枣30克。

服上方28剂后复查肝功能，均降至正常水平。

2003年6月30日诊：左乳腺浸润性导管癌（单纯癌）手术后化疗、放疗，腋下淋巴结转移，放射性肺炎。动则气喘，咳嗽，苔腻，脉濡。宜益理助气。处方：党参20克，黄芪20克，当归10克，丹参20克，熟地20克，麦冬10克，地龙10克，桔梗6克，炙百部20克，五味子10克，神曲10克，生甘草10克，淮小麦40克，红枣30克，焦枣仁10克，仙鹤草30克，薏苡仁（包）60克。

上方加减天冬、净连翘、川贝母等，调治3个月余，咳嗽、肝功能等均告瘥。

2003年9月15日诊：精神爽，咳嗽瘥减，余无所苦。近检各项肿瘤指标，均无殊，治宜扶正祛邪。处方：党参20克，黄芪30克，女贞子15克，猪苓30克，茯苓30克，枸杞子20克，丹参20克，炮山甲（先煎）10克，平地木10克，白花蛇舌草30克，猫人参30克，神曲10克，淮小麦40克，生甘草10克，红枣30克。

服上方后，患者诸症平稳。后仍坚持中药治疗，自谓咳嗽感冒亦少见，免疫力明显提高。

按：乳腺癌，即中医之“乳岩”。历代医家对乳岩的病因病机论述颇多，概而言之，由于正气不足，七情内伤或感受六淫不正之气，导致机体阴阳失调、脏腑功能障碍、经络阻塞、气血运行失常，痰气瘀毒等互相交结，而致肿瘤形成。本例患者因过食哈士蟆诱发乳癌，发现及时，即行手术，并行化疗。因手术伐伤人体正气，化疗亦耗气伤津，则出现形寒、疲乏、盗汗等症，在相当程度上影响其生活质量。一诊处方，以参、芪扶正气，黄芪亦能收口生肌；芍药、甘草、延胡等解左侧肩胛、少腹之疼痛；蒲公英、金银花、连翘等清解余邪；女贞子、煅龙牡滋阴敛汗；神曲、薏苡仁、厚朴花调理中焦脾胃。服药一月余，诸症均减，局部切口愈合，因接受放疗，切口现血水，并发放射性肺炎。对于放疗引起的放射性肺炎，何任坚持扶正为本，同时投以止嗽散加减，多能获得良效。

十九、脂肪肉瘤

验案举例 潘某，女，36岁。2008年3月10日初诊。左臀部脂肪肉瘤术后复发，再手术，又复发，又手术，共3次，并子宫肌瘤。目前臀部肿块如鸡子，略能活动，二便无殊，时有腰酸，苔微腻，脉涩。证属肾阴不足，气壅血滞。宜活血化瘀，兼益肾阴。处方：天花粉15克，皂角刺10克，炮山甲10克，制乳香6克，制没药6克，金银花40克，当归10克，赤芍20克，生甘草10克，黄柏10克，桃仁10克，牡蛎15克，茯苓30克，干地黄30克，浙贝10克，藤梨根30克。

2008年3月24日诊：进上药后，患者自觉肿块较前变软、变浅，余无殊。苔微白腻，脉涩。再按原旨进。处方：金银花40克，天花粉15克，干地黄30克，黄柏10克，皂角刺10克，炮山甲10克，土贝母10克，白芷10克，当归10克，赤芍20克，桃仁10克，藤梨根30克，黄芩10克，制香附10克，黄芪15克。

2008年4月7日诊：服药至今病情稳定，局部肿块明显减小，自感舒如，苔白厚腻，脉涩。再益肾并清消。处方：金银花40克，天花粉15克，生地黄30克，黄柏10克，皂角刺10克，炮山甲10克，当归10克，土贝母15克，白芷10克，赤芍20克，蒲公英30克，黄芪15克，防风10克，桃仁10克，黄芩10克。

2008年5月5日诊：进药后臀部肿块已经不可触及，未见异殊。CT示：臀部尚有若干异常。宜原旨再进。处方：金银花40克，天花粉10克，皂角刺10克，炮山甲10克，生地黄30克，黄柏15克，当归15克，土贝母20克，防风10克，白芷10克，赤芍20克，桃仁10克，黄芩10克，制乳香6克，制没药6克。

服上方1个月。并服六味地黄丸，共2瓶，每次8颗，每天3次。

患者于2008年8月复查B超，提示原手术切口右上方见多个低回声结节，较大者一个，为0.4cm×0.5cm，切口下方左侧多个低回声结节，较大者两个，分别为1.6cm×1.3cm和1.1cm×0.6cm。效不更方，继予上方治疗，并口服六味地黄丸，随访半年，临床告愈。

按：脂肪肉瘤属于软组织肉瘤的一种，其恶性程度高。为了提高生存率，须力求早期诊断、早期手术治疗。脂肪肉瘤切除后，局部较易复发，并且手术质量直接与术后复发率相关。脂肪肉瘤属中医学“肉瘤”范畴。《外科正宗》曰：“脾主肌肉，郁结伤脾，肌肉消薄，土气不行，逆于肉里而为肿，曰肉瘤。”此属脾失健运，痰湿内生，气血郁结，逆于肉里而发病，故治疗当健脾胃为主。前人亦多从脾胃论治而获效。但是本案当中，患者脾胃健运，纳食大便均无异常，形体、舌苔脉象均非脾胃虚弱之象。故何任按杂病论治，从“虚者分脾肾，实者明痰瘀”的基本原则出发，据腰酸、脉涩，辨为肾阴不足，气壅血滞证。治疗以活血消肿为第一要义，选用仙方活命饮。前人谓仙方活命饮是“疡门开手攻毒之第一方”。方中金银花重用至40克，清热解毒，疗肿节；当归、赤芍、乳香、没药、桃仁、红花行气活、血通络消肿；白芷、防风辛散透表，给邪出路；天花粉、贝母清化痰结；穿山甲、皂角刺通行经络，直达病所以消肿块。诸药配伍，肿块自消。然病从先天而来，责之肾阴不足，故予熟地黄等填补肾阴，最后更以六味地黄丸善后调之。

二十、霍奇金淋巴瘤

验案举例 患者，女，14岁。2006年10月5日初诊。霍奇金淋巴瘤，化疗5次，一度虚弱不支，不能耐受化疗，出院调养。双侧颈部浅表淋巴结肿大，左侧明显，曾发低热，体温37.6℃。今面色萎黄，张口疼痛，时有鼻血，咽喉欠利，无痰。证属气阴不足，邪浊滞留，当益气养阴，扶正祛邪为主。处方：焦山栀10克，黄芪15克，女贞子15克，猪苓30克，茯苓15克，藕节15克，三叶青10克，猫人参20克，白花蛇舌草15克，薏苡仁15克，蜜炙桔梗4克，夏枯草15克，仙鹤草15克，红枣20，炒丹皮10克。

2006年11月16日二诊：患者服药以后咳嗽少，咽喉已畅爽，面色稍好转，已能够顺畅张口，肿块明显缩小变软。前日复查，示肝功能异常，估计缘于化疗。现口干口苦，汗出，大便结，舌红苔少，脉弦。治以扶正祛邪，益气养阴。处方：山海螺15克，黄芪20克，女贞子15克，猪苓30克，茯苓30克，土贝母10克，天冬10克，乌毛豆30克，猫人参30克，无花果20克，平地木15克，麻仁10克，红枣30克，薏苡仁（包）60克。

上方治疗开始，由于患者病情明显好转，医院建议进行放疗，遂一边放疗，一边按上方出入治疗。3个月之后，放疗结束，期间自我感觉均较先前化疗时舒服很多。

2007年2月22日三诊：霍奇金淋巴瘤，化疗、放疗后。患者胃纳不开，恶心呕吐不甚明显，唯头晕严重，甚则不愿起坐，颈部肿块不显，舌淡苔厚腻，脉濡。证属气阴受损，伤及脾胃，导致气血不生。予扶正祛邪并和胃。处方：山海螺15克，天冬15克，黄芪30克，女贞子15克，猪苓30克，枸杞子30克，茯苓30克，平地木10克，三叶青20克，神曲10克，炙鸡内金10克，炒麦芽30克，猫人参30克，白花蛇舌草30克，红枣30克，薏苡仁（包）60克。

其后患者一直以益气养阴为治法，扶益正气，而颈部肿大淋巴结得以消除。

2008年3月13日四诊：霍奇金淋巴瘤，放化疗后一年余，中药治疗至今。3月12日，患者月经初潮，其母代述，认为量偏少，持续4天，余无恙，舌淡，脉虚。气血渐复，邪浊亦渐消，再以扶正祛邪，益气养血。处方：生晒参6克，黄芪30克，女贞子15克，枸杞子20克，猪苓30克，茯苓30克，猫人参40克，白花蛇舌草30克，连翘10克，神曲10克，炙黄精30克，生甘草10克，淮小麦30克，红枣30克，薏苡仁（包）60克。

上方治疗后，患者诸症消失。中药续服，以扶正祛邪为主，加以对症处理，未再做化疗和任何西医治疗，肿瘤未见复发迹象，多次去杭州某部队医院行PET和生化检查，结果均为阴性。2008年3月月经初潮，6月份以后开始正常，每月按时到来，无痛经，历时6天而净。

按：本例霍奇金淋巴瘤术后，化疗5次，致使气阴两伤，症见面色萎黄、咽喉欠利、时有鼻血，张口疼痛乃邪浊滞留。方中黄芪、女贞子、茯苓、猪苓、红枣益气养阴，仙鹤草、藕节、焦山栀清热止衄，三叶青、猫人参、白花蛇舌草等清热解毒、祛余邪。从二诊开始，何任紧紧抓住正气不足、气阴两亏的矛盾，以自创益元汤为基础，加减运用黄芪、生晒参、女贞子、枸杞子、茯苓、猪苓等，同时注意顾护胃气，终于使肿块得消，而体质得健。接下去的化疗、放疗，身体均能承受，毒副作用减轻，这与配合应用中药有关。由于治疗之初，患者正处于天癸萌动之时，扶益正气，补益气血尤其重要。方中生晒参、白术、茯苓、甘草补脾益气，炒麦芽、炙鸡内金等和胃，枸杞子、女贞子、制黄精调补肝肾。药理研究证明，黄芪、党参、白术、茯苓等中药有增加红细胞、白细胞及血小板的作用，还可增强免疫活性细胞的功能，通过激活巨噬细胞或淋巴细胞产生白细胞介素、干扰素、肿瘤坏死因子等，增强机体自身的抗肿瘤能力，同时还能增强机体的应激能力，提高整体免疫功能，从而发挥扶正固本的作用。

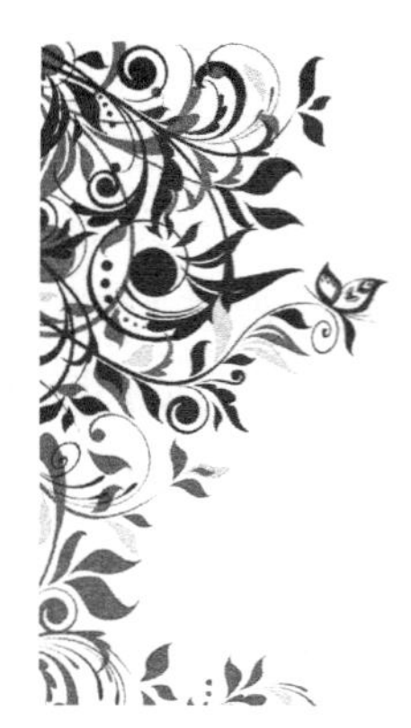

第五章

学术成就

何任作为我国著名中医教育家、临床家，学术成就卓著。学术上推崇经典，对仲景学说造诣精深，被日本学者誉为“中国研究《金匮要略》的第一人”。著作《金匮要略新解》被译成日文出版，为日本《金匮要略》之教材。主持部级课题《金匮要略校注》，获部级科技成果二等奖。另有《金匮要略通俗讲话》等著作10余部，学术论文200多篇。科研项目获浙江省中医药科技进步二等奖，多个经验方供厂家研究开发及获准为医院制剂。

何任临床诊病，做到潜心研究，务求疗效确定，治程快捷。遇重病大证，常以经方取效；遇杂病、疑难症，则经方历代各家方选而用之。治疗肿瘤采用扶正祛邪法，并探索出“不断扶正，适时祛邪，随证治之”的治疗原则。妇科宗陈素庵、傅山，以健理法治经、带，以益调奇经法治崩漏，以运利经脉法治癥瘕。诊治时病则善用江南温病学派法则，以轻清渗解。

第一节　精研《金匮》法仲景

张仲景所著《伤寒杂病论》是中医必读的四大经典之一，分为《伤寒论》和《金匮要略》两大部分。何任从事临床和教学数十载，尤其尊崇仲景学说，并善于运用经方治疗疑难杂症。

一、精研《金匮》，著作等身

何任在中医药研究中最大的贡献是对《金匮要略》的研究。《金匮要略》

是我国现存最早的一部论治杂病的专书，其中蕴藏着中医学术的指导思想和治疗法则，以及具体疾病的辨证施治和理法方药，具有极高的学术价值。

何任从七岁就开始接触《金匮要略》，经“上海新中国医学院”四载寒窗的学习，加上自己几十年的研究、临床经验，对《金匮要略》纵横关联，条分缕析，把“死书”变成了当代人可以畅读的“活解书”。他不仅探索《金匮要略》的沿革、版本、注本、注家，而且对其学术思想、治疗法则、立法、制方等各个方面都进行了深入研究，完成了相关著作十余种，论文数十篇。从普及读物、中级读物，到高级读物，乃至《金匮要略》方的临床应用，都有不同角度的探索。

早在1958年，何任就编撰了中华人民共和国成立后第一部《金匮要略》读物——《金匮要略通俗讲话》。该书采用白话形式，以表达原文的精神为主，参酌历代注家精义，贯彻古为今用之旨，而以临床实践为依归，对《金匮要略》原文进行了全面阐释。

1960年，何任又整理出版了《金匮要略归纳表》，第一次以图表例示的形式全面阐述《金匮要略》的学术体系与要点，全书提纲挈领，精要独到。

1978年，《金匮方的临床应用选编》一书由浙江中医学院编印。这是何任临床应用《金匮要略》方的医案实录，为后人应用《金匮要略》方做了大量示范，有较高的参考价值。

1982年，何任编撰的《金匮要略新解》由浙江科学技术出版社正式出版。此书以《金匮要略》历代注家为依托，结合何任自己三十余年研究《金匮要略》的心得和临床经验，并纵横联系《黄帝内经》《伤寒论》等经典著作，提出了许多崭新的见解，同时也为《金匮要略》的研究提供了新的思路。1988年，此书的日文翻译本《金匮要略解说》由日本东洋学术出版社出版，成为日本医界学习中医的重要教材之一。

1983年，《金匮要略提要便读》由北京科学技术出版社出版。该书对原著各条文做简要夹注，列于每篇之前，接着是“提要便读”，对该篇原文所载之病因、症状和治疗等加以归纳分析，提纲挈领，分别主次，使读者易于领会和掌握原著的主要内容和基本精神，适宜于短期提高进修班或教学课时不多的学习进修之用。

1986年，《金匮要略讲义》由湖南科学技术出版社出版。该书为卫生部下达的全国高等中医院校函授统一教材，历时三年编写完成，并通过专家鉴定出版，成为全国高等中医院校函授通用教材之一。其特点是有利于自学，

深受读者赞许，已多次再版。

1988 年，《湛园医话·金匮燃犀录》由上海科学技术出版社出版。是书摭拾历代名家探究《金匮要略》之卓见，并酌加按语，可作为深入研究《金匮要略》、探索各家注释要义之参考，适合于中、高级中医人员阅读。

1990 年，受国家中医药管理局委托，何任主编了《金匮要略校注》《金匮要略语译》二书，由人民卫生出版社正式出版。其中《金匮要略校注》一书获国家中医药管理局科技进步二等奖，成为现代校注《金匮要略》最权威的版本。全书以元·邓珍仿刻宋本《新编金匮方论》为底本进行整理，凡二十五篇，每篇有“提要”“校注”“按语”，末有“校注后记”，文献丰富，考证详实。既保持了《金匮要略》原书旧貌，又体现了近代学者研究《金匮要略》的新成就，是目前研究仲景学说的重要书籍。《金匮要略语译》则是在《金匮要略校注》的基础上，用白话文进行翻译的通俗读物。该书将《金匮要略》原文、方药等逐一语译，说理清晰，文字晓畅，是历代《金匮要略》语译著作中的上乘之作。

1991 年，《金匮方百家医案评议》由浙江科学技术出版社出版。该书用十余年时间收集了古今 173 位医家近 200 例的《金匮要略》方医案，在同道和中青年医生的协助下，精心选择，加以注释评议，为临床应用《金匮要略》方提供了翔实的参考资料。

2008 年，何任主编的《金匮要略临证发微》由上海科学技术出版社正式出版。该书以临证运用经方的体会来探究《金匮要略》方的运用规律，探微索隐，解疑释惑。既有深奥的理论，又有浅显的解说，既有理论文献的依据，又有临床实践的佐证，故可作为中医临床工作者运用《金匮要略》方的临证指南，亦可作为中医药院校师生讲授和学习《金匮要略》的参考用书。

何任研究《金匮要略》，不仅出版了系列著作，而且有大量的论文发表，如《从学习〈金匮〉看如何学习古典医籍》（《中医药学报》1981 年第 1 期）、《抚古瞻今话〈金匮〉》（《浙江中医学院学报》1981 年第 2 期）、《读经读注，经注并参——略谈〈金匮〉的注本》（《浙江中医学院学报》1983 年第 1 期）、《〈金匮〉的辨证论治法则》（《浙江中医杂志》1983 年第 2 期）、《〈金匮〉的沿波讨源》（《中医药学报》1984 年第 5 期）、《对〈金匮要略〉研究的刍见》（《中国医药学报》1997 年第 4 期）、《金匮方临床医案》（《中医学报》2012 年第 5 期）等。

在研究《金匮要略》的过程中，何任尤其重视以下几点：

（1）重视学习方法的研究：由于《金匮要略》成书于汉代，年代遥远，文辞古奥，对今人，特别是广大青年中医来说较难理解。因此，掌握正确的学习方法是学好《金匮要略》的重要一环。有鉴于斯，何任对怎样帮助中医药人员学好《金匮要略》做了较多的研究。他针对不同的对象撰写了不同的著作，以引导他们学习《金匮要略》。例如《金匮要略通俗讲话》《金匮要略新解》是为初学中医，古文基础较差者而编著的；《金匮要略归纳表》《金匮要略提要便读》提纲挈领，是为有一定基础者或西医学习中医人员，在短时期内要求掌握《金匮要略》基本内容而撰写的。除著作外，亦有不少论文是专门论述如何学习《金匮要略》的，如《与初学中医的同志谈谈学习〈金匮要略〉》《从〈金匮〉看如何学习古典医籍》等。何任强调，学习《金匮要略》应该：①概括地了解《金匮要略》基本内容。②搞清《金匮要略》与《伤寒论》的关系。③理解《金匮要略》“治未病”的思想。④掌握《金匮要略》基本的治疗理论与法则。

此外，何任对《金匮要略》的沿革、版本及注本的源流、特点等问题也做了较为细致的归纳，如《读经读注，经注并参——略谈〈金匮〉的注本》《〈金匮〉的沿波讨源》等论文就是介绍这一问题的。文中对历代《金匮要略》注本的特点以及《金匮要略》专注以外的散注提出说明，一方面反映了他研究《金匮要略》的深入，另一方面对中医药人员学习、研究《金匮要略》确有较大的指导价值。这些著作和论文对指导《金匮要略》的学习，继承和发扬《金匮要略》起到了积极的作用。

（2）重视研究的实用性：《金匮要略》是一部经典著作，怎样研究，从什么角度进行研究是非常值得探讨的。古往今来，一些研究古典医著者脱离实际，以经解经，对临床实际却并无多大益处。何任认为，学习和研究《金匮要略》不应该“就《金匮要略》论《金匮要略》”，而应该把它同临床实际紧密地结合起来，把研究的结果用于更好地指导临床实际。因此，他在研究《金匮要略》时非常重视其实用性。

第一，在选择研究《金匮要略》的内容方面，何任重视《金匮要略》中对临床有指导价值的部分。例如他总结了《金匮要略》中有关论治的内容，撰成《〈金匮要略〉辨证论治法则》一文，提出了《金匮要略》治疗疾病的六大法则，即：①掌握疾病的先后缓急，采取适宜的治疗步骤的原则。②早期诊断，及时治疗的原则。③确定病邪归聚部位，然后用药攻治的原则。④虚者治其虚，实者治其实，补不足，损有余的原则。⑤祛邪安正与扶正祛邪的原则。⑥随证治疗的原则。对临床治疗疾病有一定的指导意义。

第二，何任在临床上广泛地应用《金匮要略》方剂，以临床来验证、研究《金匮要略》方剂的实用价值。他认为："学习《金匮要略》还必须结合医疗实践，要在临床上应用《金匮要略》方剂，实践越多，对《金匮要略》的理论和方药体会越深。"这些内容在《金匮方临床应用选编》《何任医案》等著作中均有体现。

第三，何任善于应用《金匮要略》方剂验案来说明《金匮要略》中的学术问题。如《金匮要略新解》《湛园医话·金匮燃犀录》中均附有不少他使用《金匮要略》方剂的验案。

第四，何任研究《金匮要略》学术问题的落脚点也是在临床实际上。《金匮要略》与其他经典著作一样，也存在众说纷纭、见仁见智的学术问题。对于这些问题，他从不盲目信从，而是结合临床实际情况综合分析，然后作出判断。例如《腹满寒疝宿食病》中"发则白汗出"一句，《古今医统正脉全书》本"白汗"作"白津"。历代医家对"白汗""白津"争论不休，解释也极为复杂。而何任认为，临床上剧烈腹痛的病人常会冷汗直流，因而作"冷汗"解释符合临床实际。又如《妇人妊娠病》中，有"……设有医治逆者，却一月，加吐下者，则绝之"一段。对"绝之"二字，历代医家有不同的见解，有的作中止妊娠解，有的把"绝"作极端之"极"解。而何任认为此"绝"字，当指停止错误医治，改用正确的方法救治解释。这样既符合医生的职业道德，符合临床实际，又能与这段经文的原意相吻合。再如《金匮要略》治阴毒的升麻鳖甲汤，有的认为升麻鳖甲汤治阴毒无效，他根据自己青年时期使用此方化裁治愈鼠疫，目前又用来治疗血小板减少性紫癜的体会，认为此方使用恰当并非无效，其评价是十分中肯的。

（3）注重研究的系统性：何任研究《金匮要略》，纵的方面，从"脏腑经络先后病脉证第一"开始，到"果实菜谷禁忌并治第二十五"为止，凡二十五篇，每一篇都进行了文字校勘、注释、学术论点阐述，以及药物与方剂临床应用的系统研究。横的方面，从《金匮要略》版本的沿革、历代注本与注家的特点、学习方法，到《金匮要略》基本的学术思想，辨证论治的基本规律和方法，都做过系统的整理，深入的阐发。更值得一提的是，何任根据自己的临床实践，用《金匮要略》方治脘腹痛、妇女更年期综合征、子宫肌瘤等，都取得了很好的临床疗效，并且从现代科学较高水平研究其机理。这些都说明他对《金匮要略》从理论到实践，从基础到临床都做过系统、全面又十分深入的研究。

提及何任在《金匮要略》方面的学术成就和地位，还有一段广为流传的故事。1988～1993年，在每次全国人民代表大会会议期间，北京的董建华院士、刘渡舟教授与何任这三位中医界代表聚首，总有说不完的话，讨论不完的问题。一日，全国人大常委、名老中医董建华院士郑重其事地说道："何任是全国'金匮'方面的顶尖专家，人在南方；刘老是全国'伤寒'方面的顶尖专家，人在北方。《伤寒论》《金匮要略》本属一书，我们东直门医院每年都把你们二老一同请去义诊，可称'南何北刘'，均是'经方大师'"。从此，"南何北刘"的称呼便在中医界广为传颂，成为一段杏林佳话。

二、师法仲景，善用经方

张仲景的《伤寒论》与《金匮要略》奠定了外感热病和内伤杂病的证治基础，被历代医家尊为医方之祖，其方则被称为"经方"。何任临床数十年，对仲景一法一方之运用，均有深入的研究和独到的体会。

何任认为，临床正确应用《伤寒论》方应掌握三个要领：

第一，按八纲认识其主方。《伤寒论》所列113方，各分主阴阳、寒热、表里、虚实。例如芍药甘草与桂枝甘草等为阴阳之主方；桂枝、麻黄、柴胡、越婢、承气、抵当、陷胸、泻心等为表里之主方；四逆、理中、真武、白虎等为寒热之主方；五苓、栀子等为虚实之主方。进而言之，则阴阳中又有寒热、表里、虚实；虚实中又有阴阳、表里、寒热，千变万化，均不离八纲。如芍药甘草汤为阴虚养阴之方；桂枝甘草汤为阳虚扶阳之方；桂枝汤为调营卫之虚热之方；柴胡汤为和气血之实热之方；麻黄汤为表实散寒之方；越婢汤为表实清热之方；承气汤能破阳实；抵当汤乃破阴实，等。种种变化，均按八纲分列之规矩准绳。

第二，从六经分析各方，加以熟悉。六经各有主证，各证又有主方。如太阳经，太阳居表，证在寒水，方亦以解寒水立论，如大青龙汤、真武汤、桂枝汤、麻黄汤等。少阳居表里之间，治宜和解，柴胡之类适为所宜。阳明居里，燥为主证，治宜下达，白虎汤、承气汤等均能治燥。太阴湿土之经，故腹满、脉缓、吐利证多见，用桂枝加芍药汤、桂枝加大黄汤以导其滞。少阴心肾，上火下水，或泻火或壮水，如黄连阿胶汤、附子汤；水盛者，麻黄附子细辛汤；火气微者，通脉四逆汤等。厥阴为肝木心包，分用当归四逆汤、麻黄升麻汤、乌梅丸等。从六经主方主证为基础，以此择之，熟谙之，则运用时自可执简驭繁。

第三，明确方义、药性及其加减。例如桂枝汤方义，先明确其主治太阳中风有汗，再探讨其加减变化。如加重芍药，即变为治太阴腹痛下利；加桂，则治奔豚气病；加芍药、饴糖，则为补中之品；加芍药、大黄，则为攻腐导滞之方。又如四逆汤，加重姜、附，则变为通脉四逆汤；去甘草，则为干姜附子汤。药味之增减，药量之轻重，其疗效迥异。对药物之认识、掌握，也是学用经方不可忽视的。方之取效，固在于辨证之精确，然亦在于对药性之熟谙。能辨病证而用药不当，非但不效，且多贻害。故通晓各药之性能功效，为处剂遣药的重要一环。

对于《金匮要略》方剂的应用，何任认为既要注意与《伤寒论》相同之处，又要分析与其不同之处。《金匮要略》方的临床应用要点有三：

第一，以辨证论治法则来理解《金匮要略》方。《金匮要略》全书按疾病分类分篇论述，但在方剂运用上，始终贯穿着辨证论治的原则，体现了"同病异治"和"异病同治"的内容。如"夫短气有微饮，当从小便去之，苓桂术甘汤主之，肾气丸亦主之""病溢饮者，当发其汗，大青龙汤主之，小青龙汤亦主之"等，均属同病异治。"异病同治"者，如肾气丸，在《金匮要略》中凡五见：一是治虚劳腰痛；二是治短气微饮；三是治男子消渴；四是治脚气上冲；五是治妇人转胞。虽然病种不同，但病机皆属于肾阳衰微、气化失权，故均用肾气丸治疗。又如用大承气汤治痉病、宿食、下利、产后发热，病名虽然各异，但病机皆由胃中实热所致，故均采用荡涤实热、急下存阴之大承气汤。

第二，以治疗八法来概括《金匮要略》方。《金匮要略》关于八法的应用，既体现了辨证论治的精神，又着眼于脏腑辨证的整体观念。①汗法：病邪在表，宜用汗法祛除病邪。《金匮要略·痉湿暍病》云："湿家身烦疼，可与麻黄加术汤发其汗为宜，慎不可以火攻之。"麻黄汤本为治伤寒表实无汗之方，在此针对湿邪在表，用麻黄加术微微发汗，以散在表之湿邪。此外，如越婢汤、越婢加术汤、桂枝汤等，亦属汗法范畴。②吐法：病邪在上，可通过呕吐排除病邪。《金匮要略·腹满寒疝宿食病》云："宿食在上脘，当吐之，宜瓜蒂散。"这是病邪在上，因势利导的方法。但是吐法用之不当，易伤正气，所以目前中医临床上用吐法的不多。③下法：病邪结在里之实证，宜用下法。一般实热相结证用寒下，如《金匮要略·腹满寒疝宿食病》云："脉数而滑者，实也，此有宿食。下之愈，宜大承气汤。”此邪在肠胃之下法。然亦有停痰留饮，瘀血内蓄等证，须去旧生新，如《金匮要略》下瘀血汤、大黄䗪虫丸之类属之。④和法：邪在半表半里或证属寒热错杂，宜用和法。和法包含着和解与调和两种治法。《金匮要略·呕吐哕下利病》云：“呕而发热者，小柴胡汤主之。”此指邪在半表半里，症见寒热呕吐，虽是论杂病，却从少阳证角度，以疏解清热，和胃降逆。⑤温法：寒证宜用温法。《金匮要略·痰饮咳嗽病》云：“病痰饮者，当以温药和之。”痰饮为阴邪，易伤阳气，而阳能运化，寒饮自除，故用苓桂术甘汤、肾气丸之类。另如温法方，《金匮要略》之大乌头煎、通脉四逆汤等均是。寒与虚常并存，故温法亦多与补法配合，如当归生姜羊肉汤即是。⑥清法：清法多用于热证。治百合病之百合地黄汤、百合知母汤，治太阳中热之白虎加人参汤，以及治热利下重的白头翁汤等均属清法。⑦消法：消法多用于邪结在里而未尽实者。《金匮要略·疟病》云：“此结为癥瘕，名曰疟母，急治之，宜鳖甲煎丸”，《金匮要略·水气病》的枳术汤亦是消法。凡气郁、血瘀、停痰、积食、癥瘕、积聚等，多可采用消法。⑧补法：虚证宜补。《金匮要略·血痹虚劳病》的黄芪建中汤、酸枣仁汤、肾气丸等均属之。补法是对气血、阴阳、脏腑虚损给予补益的方法，《素问·阴阳应象大论》所谓“形不足者，温之以气。精不足者，补之以味”即是。

第三，注意《金匮要略》方的煎服法。《金匮要略》之方多为汤剂，非常注重煎法和服法。例如治风湿的防己黄芪汤，从生药的加工，到煎法、服法、加减法，乃至服药后的反应等，都阐述得很详细。又如乌头煎的煎法，也十分详细合理。除汤剂以外，还有鳖甲煎丸、薯蓣丸等丸剂，当归散等散剂，红蓝花酒等酒剂，狼牙汤等洗剂，雄黄熏剂，蛇床子坐药等，不可不知。

得益于对仲景制方、配伍、药性以及运用法度之熟谙，何任临床运用经方得心应手、屡达捷效。例如用小青龙汤而治老年慢性支气管炎、肺气肿；用复脉汤治心衰早期及舌有裂纹；用黄芪建中汤治结核病、胃下垂；用大柴胡汤治急慢性胆囊炎、胃炎；用枳术汤治上腹部肿块；用乌头赤石脂丸治重症脘腹冷痛；用甘姜苓术汤治多年不愈之腰冷痛；用五苓散治脾不散精之慢性腹泻；用猪苓汤治蛋白尿；用金匮肾气丸治慢性肾炎；用温经汤治宫寒瘀滞之功能性子宫出血；用桂枝茯苓丸治子宫平滑肌增生；用桃核承气汤治瘀滞所致的精神分裂症；用风引汤治癫痫；用四逆散治多种情志疾患等，均取得显著疗效。

何任指出，临床运用经方欲得效者，大致不出三方面：一是按仲景原旨，辨证准确，方证相合；二是方证即对而药味、用量不随便增损，以免离开原方原旨；三是对仲景用药之药性的真正领悟。有此三项，则用经方自多捷效。故何任每于临诊疗疾，一经辨证确切，凡方证相符者，多予仲景原方取效。

除按仲景原旨用方外，何任临证时亦知常达变，灵活运用，多发新意。例如芍药甘草汤在《伤寒论》中原是治太阳伤寒误用汗法伤及阴血所致“脚挛急”之方，何任效其法，用于治疗房颤、风心病、甲亢等，每能出奇制胜。（取芍药甘草汤之酸甘化阴，以济亢阳，阳得阴济，则悸、亢自平。）又如半夏厚朴汤原系《金匮要略》治疗“妇人咽中如有炙脔”（后世称为“梅核气”）之方，何任取其行气解郁、化痰散结之功，常用于甲状腺腺瘤、颈淋巴结肿、颈前血管瘤、声带息肉及甲状腺癌、食道肿瘤等有形的气郁痰聚之证，屡达佳效。

第二节　博采众方愈诸病

何任精研《金匮要略》，以仲景学术为核心，但同时又广览诸家，博采众长。何任认为，各家学说互有短长，只有择善而从，才能有利于临床疗效的提高和学术的发展。因此，他宗法仲景，又参合诸家，精益求精，最终融会贯通，形成了自己独到的学术思想和临床经验。

一、精于辨证，长于用药

中医的临床离不开辨证和用药，作为临床大家，何任在辨证和用药方面都有丰富的经验和独到的见解。

（一）临证之时，全神贯注

《素问·宝命全形论》云：“凡刺之真，必先治神。五脏已定，九候已备，后乃存针。众脉不见，众凶弗闻，外内相得，无以形先，可玩往来，乃施于人。”何任认为，此节虽然是说针刺之时，但医生临证亦全应如此。疾病表现，隐奥细微；医生临证，审谛谭思。倘若医生临证时稍有不慎，疏漏万一，便会错失全局，而病人生命，可能就会毁于尔手。故何任每次临证，不带手机，也不允许旁人高谈阔论、接听电话；其诊病开方之时，甚至学生也不随便提问。“病人找你看病，就等于把他的生命完全交给了你。作为医生，此时只应全神贯注，竭尽全力救治病人。只有这样，才无愧于医生这一神圣的称号。”这是何任经常告诫弟子的肺腑之言。

（二）诊病之时，四诊合参

《难经·六十一难》云：“望而知之谓之神，闻而知之谓之圣，问而知之谓之工，切脉而知之谓之巧。”何任认为，《难经》将望、闻、问、切并列论述，明示了四诊合参之意。在诊病之时，因疾病各异，望、闻、问、切虽时有侧重，但四诊合参，仍为必然。古代医著和现代教材中虽屡有舍证从脉、舍脉从证之说，有些医生或老师亦常将此挂在嘴边，以示不凡，甚至单凭脉证治病，但这毕竟极为少数，亦可说是四诊合参之后的一种选择，并非诊病之初就可持有舍证从脉或舍脉从证之心。而且在更多时候，当脉、证不相一致之时，其表明的是病证复杂，或虚实夹杂，或寒热交错，或表里同病，此时更应四诊合参，综合考虑。

（三）辨证之时，首重八纲

祝味菊《伤寒质难》有云：“所谓八纲者，阴阳、表里、寒热、虚实是也。古昔医工观察各种疾病之证候，就其性能之不同，归纳于八种纲要，执简驭繁，以应无穷之变。”何任认为，辨证之法，除八纲之外，虽还有气血津液辨证、脏腑辨证、六经辨证、三焦辨证、卫气营血辨证、经络辨证等方法，但临床运用最多、最有指导意义的，应该还是八纲辨证。因此，何任于辨证之时，首重八纲。同时何任指出，现在教材、临床上似乎有这样的倾向，即辨证越分越细，以为辨证越细就越精确，其实不然。辨证过细，就可能一叶障目，顾此失彼，丢失“整体观念”这一中医之精髓。

（四）治病之时，兼顾邪正

《素问·评热病论》云“邪之所凑，其气必虚”，《素问·刺法论》曰“正气存内，邪不可干”，此二文是历代关于疾病发生最经典、最精要的论述。何任对此深有感悟，并时时运用于临床实践之中。何任认为，祛邪与扶正，两者方法虽然不同，但却是相辅相成，相互为用。扶正，可以补益正气，增强机体抗御和祛除病邪的能力；祛邪，能够消除病邪对人体正气的侵袭与损耗，有利于正气的保存与恢复。特别是对于肿瘤等危重疾病，更需要强调扶正祛邪兼而顾之。何任治疗肿瘤的十二字原则——“不断扶正，适时祛邪，

随证治之”，即是“治病之时，兼顾邪正”的最好体现。

（五）用药之时，力求准确

徐灵胎《医学源流论·用药如用兵论》有云：“以草木之偏性，攻脏腑之偏胜，必能知彼知己，多方以制之，而后无丧身殒命之忧。”故正确辨证之后，如何处方用药，为临证之关键步骤。何任认为，用药之时必须力求准确，而要达到这一目的，又必须注意以下几点：

（1）以经方治病，须按原方配伍，力求准确。何任临床常用经方，用药味少而效宏。他认为，经方用药须有严格规律，并常举例说：“用大承气汤就得按‘四黄、八朴、五枳、三芒’的比例。如果少其中的芒硝，那就不能说用大承气汤，而是用小承气汤。看待这个问题时日本汉医比我们认真。”意思是说要么准确地运用经方，有针对性地辨病、辨证；要么不要说用经方，只能说是个人的经验方。比如泻心汤，某一味药的用量加大，为主药，就分为半夏泻心汤、生姜泻心汤、甘草泻心汤等，而各方中亦有一些增损，但各有其适应证，不可混用。又如用复脉汤治“脉结代，心动悸”，九味药中不能少麻仁的滋养，且应于全方之外视病人习惯，适当加酒入水煎，如此收效要好得多。再如用黄芪桂枝五物汤治疗痹证，断不能在方中加甘草，因为本方是以桂枝汤去甘草，倍生姜，加黄芪而成，适用于阳气不足、营卫不和所致的痹证，验之于临床，如在方中加甘草，则效果常不佳。由此可见，用经方治病必须力求准确，才能切中病机，这是提高疗效的重要因素。

（2）用时方或其他医家方，必须掌握其方特点，正确使用。“时方”习惯上指的是经方以外的治温热病各家方，如三仁汤、清营汤之类。何任认为，这种方剂，基本上是结构完善的，一般宜全方使用，不可过多增减。至于内、妇科等其他方，都融贯当时医家的探索经验，方始形成。如妇科中的完带汤，是很典型的例子。此方是明末医家傅青主经验之结晶，用于治疗脾虚带下确有显效。方中用白术一两、山药一两，都较其他药为重，故用此方须用全方，白术、山药之量亦须用足，即各30克，效用方明显。

（3）熟悉方药，运用时才能得心应手。何任常说：“药物之能治病，总离不开祛除病邪，协调脏腑，纠正偏颇，和调阴阳，恢复元气。故而识药物，先当明白标志药物性能之性和味，反映药物作用部位之归经，指示药物作用趋向之升、降、浮、沉，以及有毒、无毒、用量等。这必须经过一定程度的熟习和一定时间的实践，方能了然。”“对于方剂，从古到今，医书所载，何止千万。即从《黄帝内经》的半夏秫米汤、四乌贼骨一藘茹丸，至《圣济总录》《圣惠方》《太平惠民和剂局方》，至今仍为现代医家常用。医生应熟记各家名方，用时方可探囊取物，信手拈来。我们常用的《太平惠民和剂局方》二陈汤、逍遥散、参苓白术散，刘河间的天水散，李东垣的补中益气汤、朱砂安神丸，朱丹溪的越鞠丸、保和丸、大补阴丸等都是配伍极好的名方。至于明清各医家的名方，更是不少。如王清任的诸逐瘀汤，其组成药物、用法、功效、主治、适应证和方义都应熟悉了解，运用自能准确。用得恰当，远比临时凑合的方子效果好。”

二、内科杂病，兼收博采

何任临证不仅善用经方，而且博采众长，择善运用历代各家名方、时方、验方，以及现代研究之成果。旨在精益求精，提高临床疗效。如常用钱乙《小儿药证直诀》之六味地黄汤治疗肾虚所致的干燥综合征、糖尿病、尿频尿急、硬皮病；用李东垣《兰室秘藏》之龙胆泻肝汤治疗肝胆湿火上扰之眩晕证，用当归六黄汤治阴虚盗汗证；用《脾胃论》之补中益气汤治疗中气下陷的胃下垂、慢性泄泻、耳鸣失聪；用《太平惠民和剂局方》之逍遥散治疗乳癖，用失笑散治妇人痛经及癌症疼痛；用《仙授理伤续断秘方》之四物汤及《严氏济生方》之归脾汤治疗癌症放、化疗后之体虚、血三系偏低；用王孟英《温热经纬》之甘露消毒丹治疗黄疸型肝炎及急性肠胃炎；用程国彭《医学心悟》之止嗽散治疗外感、内伤之咳嗽；用傅青主之定经汤治疗妇人月经失调，用完带汤治脾虚不运、湿浊下注之带下等，多获良效。

此外，得益于对中医古籍的深入研究，何任在临床上常会试用一些“新方”。如唐·王冰撰有《元和纪用经》一卷（见《宋史·艺文志》），此书世传绝少，今罕有用其方者。何任研读《元和纪用经》后，即对其中所列八十一方试用若干。如用鸡舌香散（丁香、高良姜、白芍、甘草）治心腹痛、泄泻；用大诃梨勒丸（诃子皮、藿香、肉豆蔻）作煎剂，以治老人及小儿吐泻、胃逆、心腹胀满、霍乱；用“疗小儿三岁不能行方”（五加皮为末，调一粟壳，在粥饮中滴酒少许，日三服。）治腰脊脚膝筋骨软躄；外用阳粉散（麻黄连节、藁本、白芷、米粉），内服牡蛎术散（白术、牡蛎炒黄、防风），治误服感冒片所致汗出过多、头眩体乏之症等，均获佳效。

在丰富的学术思想引导下，针对不同的病证，何任总结了一系列独到的临床经验。今以胃病、喘证、湿温证治疗为例，介绍其临诊经验。

（一）治胃病设和胃四法

在内科杂病中，何任尤其擅长治疗胃病，不但疗效显著，而且颇有心法。何任认为，诊治胃病的要点在于“和调”，即以和调为治疗大法。盖胃居中焦，承上启下，主受纳和腐化，为水谷之海；与脾为表里，司运化而濡养周身，共为后天之本，又升清别浊，为清气升降运动之枢纽。胃气以和降为顺，以通为用，顺其性则安，逆其性则病。临床上胃病常见之证候，如胃脘疼痛、胀满不适、嗳气呕吐、胃纳呆滞等，多系胃气不和，失于通降所致。故治疗应着重于和调胃气，以复其和降顺达之性。若胃气和降顺达，则诸症自能得解。

基于胃气以和降为顺之性，结合临床常见之证因，何任设立了理气和胃、散痞和胃、养阴和胃、健中和胃四法，分而治之，每能奏效。

（1）理气和胃法：本法适用于胃病因情志不舒，肝郁气滞，逆而犯胃，致胃气不和，通降失常而发者。主要症见胃脘疼痛，胀闷，嗳气，大便不畅，苔白或白厚，脉弦等。盖肝主疏泄，性喜条达，五行属木，易克土犯胃。若情志不舒，肝气郁结，不得疏泄条达而横逆犯胃，致胃气失于和降顺达，则郁而为痛。气机不利，肝胃气逆，则脘胀、嗳气。肝失和降，气滞肠道，传导失常，则大便不畅。此类病人，常可因心情不畅而易发或加重，治宜理气和胃。基本方用：柴胡 9g，炒枳壳 9g，九香虫 6g，绿萼梅 6g，陈皮 6g，白芍 15g，炙甘草 9g，蒲公英 15g ～ 30g。随症加减：恶心加姜竹茹 12g；泛酸加煅瓦楞子 12g；纳滞加神曲 9g，鸡内金 9g；便闭加生大黄 3g；便黑加炒地榆 9g，仙鹤草 20g；口干加石斛 15g；疼痛剧烈者可酌加五灵脂 9g ～ 15g，炙刺猬皮 9g。方中柴胡、炒枳壳、九香虫疏肝解郁；陈皮、绿萼梅理气和胃；芍药、甘草缓急止痛；蒲公英清肝胃郁热而消炎止痛。诸药合用，共奏理气和胃止痛之功效。凡胃病以上述脉症为主者，投之多能显效。

（2）散痞和胃法：本法适用于胃病因误治或饮食等伤及脾胃之气，邪热乘虚内犯，使脾胃不和，寒热错杂，虚实互见，升降失常，气机痞结中焦，及脾胃气虚，和降失常，气机痞滞所致之胃脘胀满不舒，或有如物塞滞，噫嗳不爽，干呕时作，纳滞，大便干稀不调，苔白，脉弦或濡等症。胀满而不痛是本法的主要适应证。基本方用：姜半夏9g，干姜6g～9g，黄芩9g，黄连3g，太子参15g，厚朴9g，陈皮6g，白芍15g，蒲公英15g～30g。随症加减：便闭者黄连减量，加生大黄3g或火麻仁15g～20g；便溏次较多者加苍术12g～15g；干呕频作加沉香曲9g；纳滞加神曲9g，鸡内金9g；伴隐痛者加延胡索9g。是方用半夏、干姜、陈皮、厚朴，辛开温散、和胃降逆以消痞；佐黄芩、黄连、蒲公英，苦寒降火以清热；辅以太子参、甘草、白芍等补中益气，以扶正祛邪。全方辛苦并用以顺其升降，寒热并进以和其阴阳，补泻同施以调其虚热。立意周全而旨在调和胃气，复其升降，达到散痞和胃之目的。凡胃病以胀满不适为主者，加减治之，屡用达效。

此散痞和胃法，系何任效法仲景半夏泻心汤而设。盖仲景于《伤寒论》及《金匮要略》中有论“心下痞”之证治。夫“心下”者，胃也。而心下痞，乃指胃脘部胀满，按之柔软而不痛之症状。仲景本意，“心下痞”多由伤寒表邪未解，误用下法，而邪气乘虚内陷，结于心下，以致阴阳不和，寒热错杂，升降失常，上下不通，虚实夹杂，气机痞塞中焦所致。故仲景以半夏泻心汤，辛开苦降，寒热并调，补泻同施，以和胃降逆，散结消痞。何任认为，临床所见此证甚多，并非都是由伤寒表邪误下所致，内伤杂病之心下痞亦为常见。此病多因忧郁气结而致心下痞，或饮食伤胃而致心下痞，亦可因其他疾病治疗伤及胃气而成痞，或久病脾胃气虚而成痞等。慢性胃炎、胃与十二指肠球部溃疡、幽门不完全性梗阻、贲门松弛症、贲门癌、胃癌、胃下垂、胃神经官能症等多种疾病，均可出现胃脘胀满不舒等心下痞症状，常可用泻心汤类方加减治疗而获效。

（3）养阴和胃法：本法适用于郁热伤阴，胃失濡养，和降失常而致胃痛隐隐，口干咽燥，大便干结，舌红少津，脉细等症。基本方用：北沙参15g，麦冬15g，当归12g，生地黄15g，枸杞子15g，白芍15g，炙甘草9g，蒲公英15g～30g。随症加减：大便闭结加火麻仁15g～20g；泛酸加煅瓦楞子12g；便黑加炒地榆9g～15g，仙鹤草20g～30g。是方以一贯煎养阴和胃，佐白芍、甘草，既可酸甘育阴，又能缓急止痛。辅以蒲公英，止痛清郁热。诸药合用，共达养阴和胃止痛之功效。凡胃病以上症为主者，用之常获佳效。

（4）健中和胃法：本法适用于胃病因脾胃虚弱，和降乏力，或中阳不足，脾胃虚寒，升降失和所致之胃脘隐痛，缠绵不已，喜温喜按，空腹痛甚，得食痛减，神疲乏力，或泛吐清水，大便溏，苔白，脉弱等症。基本方用：黄芪 15g ～ 30g，白芍 15g，炙甘草 9g，干姜 6g ～ 9g，乌药 6g，党参 15g ～ 20g，茯苓 15g，九香虫 6g，蒲公英 20g ～ 30g。随症加减：泛吐清水较多，加姜半夏 9g；泛酸加吴茱萸 4g，煅瓦楞子 12g；纳差加炒谷芽 30g，鸡内金 9g；便溏加苍术 15g。是方以黄芪、党参、茯苓健中益气；佐干姜、乌药温中散寒；辅以白芍、炙甘草、九香虫、蒲公英缓急止痛，合之有健中和胃止痛之功效。凡胃病见上症者，加减治之多获良效。

（二）平喘证重虚实之辨

喘证为临床常见病证，其发多责之肺、肾。盖肺为气之主，肾为气之根。肺主出气，肾主纳气，阴阳相交，呼吸乃和。倘若出纳、升降失常，喘疾即作。分而言之，肺主气，外合皮毛，内为五脏华盖。若外邪袭表犯肺，或他脏病气上干，皆可使肺失宣降，肺气壅实，呼吸不利而喘；若肺虚，气失所主，亦可少气不足以息而为喘；若肾元亏虚，根本不固，摄纳失常，则气不归元，可致气逆而喘。

对喘之辨证，何任认为首先当明虚实。临诊较简易的辨虚实方法是：实喘者，气长而有余；虚喘者，息促而不足。实喘者，胸满声粗，此邪客于肺，上焦气壅所致；虚喘者，呼长吸短，此肾不纳气，孤阳无根所致。在临诊中，何任常以“胸满声粗”或“呼长吸短”结合四诊，以辨喘之实虚。

首分喘之虚实固属重要，但病情错杂者，往往下虚、上盛并见。实喘病久伤正，由肺及肾，或虚喘复感外邪，或夹痰浊，则病情虚实错杂，常多见邪气壅阻于上，肾气亏虚于下之证候。亦有病情甚重者，不仅肺、肾俱虚，且有孤阳欲脱，牵累及心，使心气、心阳亦同衰竭。阳气亏虚不能鼓动血脉之运行，血行瘀滞者可见面色唇舌指甲青紫，喘汗不已而成脱象。此种亡阳亡阴之危候，亦非少见。

喘证之治，何任认为喘之由于邪客于肺，上焦气壅，呼吸不利，气盛脉实，滑数有力，总以疏利为是，如用定喘汤。肺感风寒致喘，常用三拗汤、覆杯汤（见《外台秘要》引《范汪方》）等；肺寒挟饮，肺胀水停，脉浮，则宜小青龙汤；肺热痰水证明显，可用麻杏石甘汤；肺气不降，浮肿而喘，可予麻黄汤加桑白皮、茯苓之类；水病喘满，肾邪犯肺，则以通阳泻浊之法，方用真武汤合四苓散。此外，痰喘必涤其源，气喘必平其气，前者用温胆汤，后者用半夏厚朴汤等，均为治实喘之常法、常方。若见吸气短促，遇动则剧，气弱脉微，定其外无客邪，内无实热，皆为虚候。其肺虚金燥者，多用生脉饮；肾阴亏虚、肺受其烁，则宜六味地黄汤加麦冬之类；肾阳虚气脱而喘，则参麦六味丸、金匮肾气丸等酌情而用；肾不纳气，身动而喘，则加沉香、黑锡丹等以导火归原；其重症气欲脱者，则急需接续真元，用人参、紫河车、五味子、紫石英之属。

（三）疗湿温谨守病机

何任认为，湿温病多由于暑雨炎蒸，氤氲而化生湿热。人感而病，一般发病缓慢，病程较长，初起恶寒身重，头胀而痛，胸闷身热，热势不扬，舌苔黏腻或白或黄，脉多濡缓，继则但热不寒，湿热郁而成。病在太阴脾、阳明胃。湿温病与现代医学所说的伤寒、副伤寒类似，属急性传染病。其他如沙门氏菌属感染、流行性感冒、钩端螺旋体病等，若表现为湿热证候者，亦可按湿温病辨证处理。

湿温乃湿热之邪所致的热病，故其辨证亦以卫气营血与三焦为要点。一般初起邪在上焦和卫分，尚属轻浅。随着病证演变，则入中焦与气分，其病情渐见转重。若病邪进而深入下焦或营血分，此时病已深沉。这是一般温病正常进程，即顺传。此外亦有由上焦肺卫直入营血者，即是逆传。

湿温的辨证总离不开上述温病的辨证要点。但湿温初起，卫分见证为时甚短，且多伴有温邪蕴脾的气分见证，而呈现卫气同病。随着表证消失，则气分湿热逐渐转盛。就湿温病一般进程而言，初起阶段湿中蕴热，多表现为湿重于热；病渐进，湿热逐渐化燥，出现湿热并重现象，甚至转化为热重于湿。湿热郁蒸气分，病变虽以太阴脾、阳明胃为主，但其邪亦可弥漫三焦，波及其他脏腑，出现多种证象。

湿温之偏重于湿者，多见足太阴脾经症状；偏重于热者，则见足阳明胃经症状。脾胃位于中焦，故湿温见证以中焦证为主。足阳明病的见症是：发热不恶寒，反恶热，日哺益甚，语声重浊，呼吸气粗，大便秘，小便涩，苔黄甚则焦黑起刺；足太阴病的见症是：身热不扬，午后较甚，体痛且重，胸闷不欲食，或见泛恶，大便溏薄，苔腻脉缓。此等见症，均为常见。

对湿温之诊断，何任认为应注意四诊合参，而于舌苔、脉象、大便更当十分重视。何任指出："我于临床见湿温之舌苔，初病白腻，既而转变为黄腻。白如积粉表明湿重，苔转黄腻表示热重，甚则黄褐乃至焦黑。若舌苔黄燥而舌质红绛，则湿邪化燥。湿温后期阶段，苔亦有渐剥脱，舌尖先现红色。""湿温之脉象，并非均随身热之高低而起变化。余常见热甚高达 40 度以上而脉不过略见滑数者。常视兼症而异：或缓滞，或弦疾，或有模糊难辨之形。但若便血虚衰，脉多细小近无。”“湿温证之大便，亦为辨识之重要依据。吴又可说：‘热结旁流，协热下利，大便闭结，大肠胶闭，总之邪在里，其证不同者，在乎通塞之间耳。’又说：‘况多有溏粪失下，但蒸作极臭，如败酱，或如藕泥，临死不结者……虽结粪，得瘀而润下，结粪虽行，真元已败，多至危殆。’余常于临诊中细加辨析，吴氏此说，细微而实用。”

对湿温之证治，何任非常强调“谨守病机”。而病机之判断，首须辨证。如湿温化热，燔灼营分，血病热扰，上溢下决，症常见吐衄，或为便血。若血外夺而里热降泻，自是吉象。若血既外夺而反见昏谵烦躁，症不轻减，即是重证。必使血止而热亦渐除，方为顺。湿温的治疗大法，当以湿热俱清为宜，此为原则。但其变病，如神昏、谵妄躁狂、大便下血、瞀乱痉厥等，则按卫气营血及各自病机论治。

由于湿温为湿热之病，故虽有卫气营血之不同，而治法总离不开分消湿热。其中又当分析其湿重于热、热重于湿等侧重病情兼各种变证。大体上：初起内外合邪，湿遏卫气时，宜芳香宣透以化表里之湿。表证解除后，则宜宣化气分湿浊，并视症状兼佐清热。湿渐化热，湿热症状俱现，则既化湿，又清热。湿邪化热而出现热重于湿，自以清热为主，兼及化湿。湿热完全化火，即以化燥化火论治。至于热炽气分、腑实燥结、络伤便血、气随血脱等证，则分别以清热生津、通腑清热、凉血止血、补气固脱施治。总之，湿温起病缓慢，病势缠绵，整个病程以气分时间较长。兼证、变证甚至到恢复阶段，亦须谨慎地重视余邪是否清除。各阶段各时期总以按其病机所在，辨证施治为要。

至于具体方药，自初起卫分证解表宜用淡豆豉、大豆卷、冬桑叶、甘菊花及藿朴夏苓汤或黄芩汤、银翘散之类；卫分证出现湿热见证者用三仁汤、葛根芩连汤、益元散、苍术白虎汤、竹叶石膏汤；营分血分证时用清营汤，兼里实用凉膈散，兼神昏用玉枢丹、安宫牛黄丸，化燥用增液汤；便血（伤寒肠出血）则须用犀角地黄汤、黄连阿胶汤等。

此外，何任对湿温辨治以后的饮食调理亦非常重视。他认为：“湿温证初愈之时，往往病邪缠留不尽，其时既须药治，亦须谨慎饮食……余见湿温病初愈，其时胃纳转佳，由于饮食过多，或进厚味、油腻过早，往往病情反复者有之。其严重者，亦可导致死亡。亦即古人所谓‘食复’也。故湿温重证以后，只可进清淡稀粥之类，当然亦须注意必需之营养及补充维生素等，经过一段恢复之过程，始可渐增饮食。”

三、妇科调治，重视奇经

对妇科经、带、胎、产诸证，何任尤其推崇陈自明、傅青主的辨治经验。何任指出：“概论妇科各病者，始于宋代陈自明《妇人大全良方》。是书承袭前代医家学说，博采诸善，附以家传验方，为后世妇产科奠定了基础……其后颇为闻名之妇科佳著，当推《傅青主女科》。其立论定方，均不落古人窠臼，用药纯和，无一峻品，辨证详明，易于了解。对后世妇科临床，影响深远。”

妇科之诊断，何任认为与其他各科大致相同，应当四诊参合进行。然妇女又有经、带、胎、产之特殊，故运用四诊尤须细微周详。必要时触诊、按诊以及现代医学有关化验亦宜合而参之。何任认为，妇科四诊之中，以问、切二诊最为重要。

问诊时，对月经史、婚孕产史须逐一询明，然后及于月经有无紊乱、闭停，月经量之多少，色、质，行经前后全身、胸腹之感觉，疼痛与否，平时带下，经前经后带下之量，性质之清、浊、腥、秽，下腹部之感觉，有无肿块，乃至饮食、大小便等。

切脉时，则常须注意尺脉。以月经脉候论之：尺脉滑，反映血气实，常见为经脉不利；微弱者，多为少血；微涩者，多闭经；脉来弦劲，若问诊得知少腹痛，则月经多不利。若弦劲而偶有断续之势，则不仅少腹痛，且有痛引腰胁乳胸之症状。胎前脉候，经停二三月，脉形滑数，尺中按之不绝，多为妊娠。配合尿检，常能一致。产后之脉，大都以缓、滑、沉、小为宜，尤以新产妇人多见，实、大、弦、急、坚、牢等均非产后正常脉象。带下脉候，若兼症少或无，脉虚而迟者，其证轻；数而实者，其证重。带下而经行量多如崩者，常见脉浮动。

在望诊中，面部色泽之变化，常反映脏腑气血之盛衰。望舌之中，舌质鲜红为血热，淡红为血虚。唇色青紫为寒凝血瘀，多见于癥瘕等证。闻诊则与内科基本相同。

对于妇科病之治疗，何任认为必须根据“治病必求于本”这一总则，运用四诊细致诊断，辨证处理。一般妇科病的治法有调气血、和脾胃、理肝肾等。除此之外，必须注意以下几点：

一是治妇人诸证，总于诊断中注意月经情况，而于治疗中重视调经。宋高宗时太医陈沂有云：“女子经血宜行，一毫不可壅滞。既名月经，自应三旬一下。多则病，少则亦病。先期则病，后期则病，淋漓不止则病，瘀滞不通则病。故治妇人之病，总以调经为第一”“凡治妇女之疾，先须调经。”何任验诸实践，凡月经不调者，则癥瘕痃癖，肿胀烦满，骨蒸劳瘵，诸症由此而生。但先调经，同时治疗诸疾，常能事半功倍。

二是治妇科病应重视和气。妇科诸疾与气血关系至密，而于气尤为重要。妇人多气者，情不能舒，忧思忿怒，肝火时动。朱丹溪谓：“血气冲和，万病不生，一有怫郁，诸病生焉。”气郁血滞则经不调，胎孕不安，产后腹痛，神情抑郁，诸证均现。盖七情所生之气，反为元气之害。和气则能使元气复而脏腑功能正常。故治妇科病，调气血中必重和气，而疏肝、理脾亦参酌在其中。

三是诊治妇科病必通晓奇经之理。奇经八脉为十二经脉以外之任、督、冲、带、阴跷、阳跷、阴维、阳维，具有联系十二经、调节气血之作用。何任认为，妇科之经、淋、带、崩漏、产后各证均与八脉有关。叶天士云：“八脉隶于肝肾，一身纲维。八脉乏束固之司，阴弱内热，阳微外寒矣。”正经犹沟渠，奇经犹湖泽。雨降沟盈，溢于湖泽，而正经病久，延及奇经。妇科疑难之疾，常为病久入络，气血消耗，渠枯泽竭也。何任治经行如崩，久不愈者，常用补奇经之法而收显效。

补奇经之法主要为“补益冲任”。何任认为，妇人之疾以经、带、胎、产病居多，此四者无不与冲、任两脉有关。夫冲为血海，任主胞胎。冲任上渗诸阳，下灌三阴，与十二经相通，和任脉同源相资，由是冲脉大盛，故《灵枢》称冲脉为五脏六腑之海、十二经之海、血海。任脉则与诸阴经相连，有“任为阴脉之海”之说，其承阴血、津液，以养胞胎，泌带液。两脉又同源出胞中，在女性生理中有着重要的作用。冲脉血海之盈缺，任脉阴津之荣枯，与经、带、胎、产等正常与否均密切相关，故张景岳在《妇人规》中谓“冲脉为月经之本也”。《临证指南医案》云：“血海者，即冲脉也，男子藏精，女子系胞，不孕、经不调，冲脉病也。”《医学源流论》则进一步指出：“冲任两脉皆起胞中……此皆血之所以生，而胎之所由系，明于冲任之故，则本源同悉，而后其所生之病，千条万绪，以可知其所从起。”可见妇科之疾，多与冲任受损有关。因此，何任临诊治疗妇科疾病，尤其对月经失调、崩漏、带下、不孕、产后病等疾，注重补益冲任以治其本。并根据多年临床经验，创制了“补益冲任汤”，用之多获显效。

以下分别以月经不调、痛经、崩漏、带下四证为例，介绍何任治疗妇科疾病的经验。

（一）月经不调

何任治月经不调，常以四物汤为基本方，兼采益母胜金丹（即熟地、当归、白芍、川芎、丹参、茺蔚子、香附、白术8味，以益母草、水、酒各半熬膏，蜜丸），视辨治需要而随证用之。逍遥散加减亦为常用效方。但如为月经先后不定期则往往先用定经汤（菟丝子、白芍、当归、熟地、白茯苓、山药、荆芥穗、柴胡）以定经并舒肝肾之气，往往有明显效果。傅青主论定经汤，谓：“此方舒肝肾之气，非通经之药也。补肝肾之精，非利水之品也。肝肾之气舒而精通，肝肾之精旺而水利，不治之治，正妙于治也。”

（二）痛经

何任治痛经，不主张分型太繁，首先辨清虚、实、寒、热即可。就临床而言，虚证痛经大多属于功能性者为常见，中药治愈率较高；实证痛经多有器质性改变，如子宫过于前屈或后倾，子宫颈管狭窄等，中药治疗之显著有效力相对较低。治痛经基本方为《金匮要略》当归芍药散加减，以当归、白芍、延胡索、制香附为主，视其寒、热、虚、实，适当加味。虚者加黄芪、川断；实者加木香、川楝子、川芎；寒者加木香、小茴香、紫苏梗；热者加丹皮，易白芍为赤芍；血瘀者加蒲黄、五灵脂。因瘀明显而喜热者，则以少腹逐瘀汤为主，多能收到明显温经、止痛、逐瘀的效果。较轻之痛经，或因学习、工作等关系服水煎药不方便者，可冲服益母膏，亦能调达气血而止痛。

（三）崩漏

何任治崩漏，宗法“急则治其标，缓则治其本”的原则，根据病程新久，证型虚实，分别采取“塞流”“澄源”“复旧”三法循序治之。何任指出：“塞流者，以止涩杜其崩血之流，即是急则治其标；澄源者，是探求其因，寒者温之，热者清之，虚者补之，实者行之，以正其本，清其源；复旧者，是指崩止以后，须用益气血、补冲任之法，以复其体力。”其中应当注意塞流必须显效，盖崩证措施不力出血多致虚脱。治崩之基本方常以黑蒲黄散（炒黑蒲黄、炒阿胶、当归、川芎、炒白芍、炒生地、丹皮、炒黑荆芥、炒黑地榆、醋炒香附、棕榈炭、血余炭）为主塞流，再辨寒、热、虚、实，加以澄源。崩止之后则以复旧为治本的重要一招。复旧不仅可以调益善后，而更重要者为防崩漏止而复作。

崩漏贵在治本。治本之法，即补益冲任两大奇经。何任认为："冲脉不仅是十二经之冲要，更是经络之海。任脉担负妊养，为一身阴脉之要处，任主胞胎。冲任两脉之功用病变虽也与其他各科相关，而对经、带、胎、产关系至要……就崩漏而言，若冲任功能正常，肝、脾、肾各有所司，则症自愈。此足证治崩漏之根本在于益冲任。"补益冲任之方，常用何任创制的"补益冲任汤"。其方组成为：小茴香 3 克，炒当归 9 克，鹿角霜 6 克，党参 15 克，阿胶珠 10 克，沙苑蒺藜 9 克，肉苁蓉 9 克，紫石英 12 克，枸杞子 9 克，炙龟板 15 克，女贞子 12 克，旱莲草 9 克，补骨脂 12 克，淡竹茹 15 克。此方不仅崩漏可用之，凡月经不调、带下、不孕等症属虚者，每以此方加减治之，多获显效。

（四）带下

何任治带下，宗傅青主以健脾胃稍佐疏肝为常法。盖带下初病多由脾湿内盛，积久则湿郁化热，其兼痰者亦多为湿化。如单纯白带，或兼便溏足软者，均以完带汤为主加减治之；如湿热偏甚，带下色黄，兼有秽气，则宜泻其湿热，以易黄汤为基本方。此方不独治黄带，凡有带病见其证者均可治之；如带下脓状有秽臭，并伴下腹胀坠、腰骶酸痛等类盆腔炎症状者，则以龙胆泻肝汤加减治之；带下日久者，宜酌投固涩。若过用清热燥湿之品，则易伤阴液。亦不可过用滋腻之药，以防湿滞；素有癥瘕而带下者，必须消散其癥瘕，以正本清源，方能根治。

四、肿瘤治则，扶正祛邪

肿瘤是危害现代人类生命健康的重大疾病。何任认为，肿瘤的治疗应采取中西医结合的方法，而中医药的治疗，则应遵循"不断扶正，适时祛邪，随症治之"的十二字法则。

（一）不断扶正

所谓"不断扶正"，就是指治疗自始至终要调整正气，培益本元，使患者提高抵抗力。何任认为，癌症的发生，即是人体正气虚衰严重的表现。不论何种癌症，“不断扶正”是最主要的。

根据辨证论治的原则，何任在临床上将“不断扶正”细化为三种具体的治疗方法，即益气健脾、养阴生津、温阳补肾。

1. 益气健脾法

“脾为后天之本”，何任认为，要想扶正治癌，益气健脾乃是首要之法。从临床上观察，癌症患者在疾病发生、发展过程中，除出现一些局部癌症的特别症状之外，常常会出现神疲乏力、面色少华、形容憔悴、食欲不振、胃纳不佳、恶心呕吐、腹胀腹泻、舌淡苔白腻、脉濡细等症状。特别是在患者接受了各种西医治疗措施如手术、化疗、放疗等之后，更容易出现上述症状。这些症状，即为脾气虚衰的表现。对于这些病人，提前采用健脾益气法治疗，就会减少甚至消除以上症状的出现，而症状出现之后采用此法治疗，也能减轻病情的程度，改善生存质量。

益气健脾法治疗癌症，何任常用的方剂有四君子汤、参苓白术散、补中益气汤等。常用的药物则有人参、太子参、党参、黄芪、茯苓、白术、灵芝、扁豆、 五味子、薏苡仁、大枣、炙甘草等。

2. 养阴生津法

“存得一分津液，便有一分生机”，何任认为，扶正治癌，养阴生津亦是其中重要之法。癌症患者，或素体阴虚，或癌毒化火，损伤阴津，或放疗后火毒灼伤阴液，或化疗后脾胃受损而气血生化不足，临床上常可见形体瘦削、口燥咽干、头晕目眩、腰酸耳鸣、五心烦热、潮热盗汗、大便干结、舌红苔少、脉细数等症状，此时即需选用养阴生津之法进行治疗。

养阴生津法治疗癌症，何任常用的方剂有增液汤、六味地黄丸、沙参麦冬汤等。常用的药物则有生地、天冬、麦冬、玄参、枸杞子、女贞子、何首乌、黄精、百合、玉竹、龟板、鳖甲、山萸肉、龙眼肉、铁皮石斛、当归、天花粉、阿胶、旱莲草等。

3. 温阳补肾法

“肾为先天之本”，何任认为，在扶正治癌过程中，温阳补肾亦为常用方法之一。从临床上观察，除部分患者素体肾弱阳虚之外，在疾病后期，患者常会出现神疲乏力、少气懒言、畏寒肢冷、腰膝酸软、大便溏泄、小便清长、舌质淡胖、苔白滑、脉虚无力等症状，此等即为肾阳虚衰的表现。采用温阳补肾法治疗，方证适宜，投药之后便可缓解甚至消除如上诸症。

温阳补肾法治疗癌症，何任常用的方剂有桂附八味丸、右归丸等。常用的药物则有补骨脂、骨碎补、肉桂、淡附片、杜仲、菟丝子、鹿角霜、仙茅、仙灵脾、肉苁蓉等。

（二）适时祛邪

所谓“适时祛邪”，又称“适时攻邪”，即适时地用中药抗癌药。癌症的形成与演变，虽然正气是决定性因素，然而邪气的存在，会不断销蚀正气，从而影响病程进展，有时甚至会成为决定性因素。因此，祛邪亦是疾病治疗的重要方面。祛邪的关键在于“适时”，即应根据疾病所处的不同阶段、其他西医治疗方法的运用情况等，采用不同的祛邪方法。比如说，当患者一面在化疗或放疗，即其他医生用攻邪的多了，中药就不一定再用抗癌药物；当化疗等结束或告一段落，患者处在体力较好的恢复时期，可以适时多用些抗癌中药。

根据肿瘤疾病的不同种类、不同证候，祛邪之法亦有所不同。何任认为，从临床实际来看，大致可分为清热解毒法、活血化瘀法、化痰散结法、理气解郁法四种。当然，在临床中这四种方法常根据病情，交叉配合使用。

1. 清热解毒法

肿瘤疾病，不管何种类型，在其发生、发展过程中，总有邪毒积聚、郁久化热之病机，而在证候上亦会时常出现口干咽燥、身烦体热、便闭尿黄、肿瘤局部灼热疼痛、舌质红、脉细数等热毒之征象。因此，清热解毒法为治疗肿瘤最常用的祛邪方法，可用于各种类型的肿瘤疾病。清热解毒之药物，何任常选用的是板蓝根、猫人参、大青叶、野菊花、蒲公英、金银花、白花蛇舌草、三叶青、半枝莲、半边莲、干蟾皮、冬凌草、夏枯草、重楼、连翘等。

2. 活血化瘀法

何任认为，很多肿瘤疾病，在其发生、发展过程中，往往兼有瘀血内阻、凝结成块之病机，而在证候上亦会时常出现肿块触之坚硬或凹凸不平、固定不移、肌肤甲错、舌质紫暗、舌下静脉青紫、脉涩滞等血结之征象。活血化瘀之药物，何任常选用归尾、莪术、桃仁、红花、川芎、丹参、乳香、没药、泽兰、石见穿、蒲黄、五灵脂、水蛭、全蝎、穿山甲等。

3. 化痰散结法

何任认为，很多肿瘤疾病，在其发生、发展过程中，往往兼有痰浊内停、凝结成块之病机，而在证候上亦会时常出现肿块触之坚硬或凹凸不平、固定不移、不痛不痒、胸脘痞满、胁肋支满、呕恶痰涎、咳痰喘促、舌苔厚腻、脉濡滑等痰凝之征象。化痰散结之药物，何任常选用半夏、瓜蒌、皂角刺、山慈菇、浙贝、杏仁、薏苡仁、昆布、海藻、夏枯草、海浮石、生牡蛎、鳖甲、藤梨根、茯苓、猪苓等。

4. 理气解郁法

何任认为，很多肿瘤疾病，在其发生、发展过程中，往往兼有气机郁滞之病机，而在证候上亦会时常出现情志抑郁、胸胁胀闷、善太息、脘腹胀痛、泛恶嗳气、脉弦等气郁之征象。理气解郁之药物，何任常选用川楝子、佛手片、柴胡、郁金、枳壳、厚朴、广木香、香附、陈皮、小青皮、沉香曲、青橘叶、大腹皮、八月札、九香虫等。

（三）随症治之

所谓“随症治之”，即是指在综合考虑癌症病情的基础上，在“不断扶正”“适时祛邪”的原则指导下，随病人就诊时所出现的各种症候表现及体检指标，有针对性地辨证治疗。

何任指出：“病人出现的证，多数是癌肿本身过程中出现的症状，也是不可不知和不可不辨的。在癌肿治疗过程中，由于症状的轻重，病程的短长，以及年龄、性别的差异，饮食、环境的不同，出现的证情多种多样，不尽相同，视证情而进出。如出现疼痛、发热、出血等症状，就要随时加减一些药，如止痛、解热、止血等。有些轻的合并症状，如化疗后的胃口不开甚或呕吐等，就要针对症状而用药。一般随症常用清、解、和、渗以及消导、开胃、调达和营、解热止痛、消肿利尿以及安脏气（癌肿患者失寐者不少）。”

有些症状则是由于治疗产生的，例如有较多鼻咽癌病人，他们大都是接受过放疗的。一般来说，经过放疗，原病灶得到控制。但在这类病人中，有较多出现口腔干燥、牙龈红肿、牙齿摇落、重听等症状。有些患者不了解这是放疗后的反应情况，只当是癌在发展，就迫切要求医生给他治癌。有实践经验的医生就可以依据“随症治之”的原则，用生津、泻火、消解等方法，逐渐使患者恢复。若不明白这点，或缺乏经验的医生，听了病人的诉说，往往无所适从，或者不必要地再投抗癌药，结果是既减轻不了病人的痛苦，还往往造成“虚虚”之弊，无益于病，反增其苦。

当然，多数证还是癌肿本身在发展过程中出现的症状。举肺癌为例：周围型肺癌，病位于肺的边缘部，早期可无症状；中心型肺癌，发生于较大的支气管，症状常较明显，最初出现支气管黏膜刺激症状，常有干咳。肿瘤增大，支气管腔变狭窄，呼吸时可有哮鸣声。支气管远端，痰液不畅，继发感染，这时可见发热、咳唾脓痰，亦能出现肺炎或肺脓肿的症状。癌肿本身糜烂或侵及肺血管，则可咯血。癌肿完全阻塞支气管时，出现肺不张，患者常感胸闷，癌肿转及胸膜，常见胸痛，且可发生血性胸水（所谓癌性胸水）。大量胸水压迫心肺，可以出现气急。癌肿压迫喉返神经时，可出现声哑；压迫膈神经时，可出现膈麻痹；压迫上腔静脉时，静脉回流受阻，头面部和上半身可见浮肿。部分肺癌患者还可以出现杵状指、趾，四肢关节疼痛和男性乳房增大等。这些都是我们在临床上常见到的症状，反映了肺癌从早期到晚期的各个阶段。对这些症状，必须按照中医理论辨别清楚，精细地选方用药，进行“随症治之”。肺癌如此，其他各种癌症也同样如此。在“不断扶正，适时祛邪”的原则下，掌握好“随症治之”，既有助于早期发现并了解癌肿的好、坏、进、退，而且在施治效果上也是很明显能够提高的。

尤其值得一提的是，何任治疗各种肿瘤，多数处方中有薏苡仁一味。一般每日 30 ～ 50 克，另包。将薏苡仁拣淘净后煮烂，于每日清晨空腹当早餐进食，不可间断。其效用非常明显，且价廉而无不良反应。何任曾治一 X 线摄片发现多发性肠息肉的患者，手术难以清除，即嘱空腹服用煮过的薏苡仁。半年以后再做 X 线摄片复查，息肉已不明显。此法简单易行，故在此介绍推广。

第三节　未病先防善养生

当今社会，随着环境的恶化、压力的增加，各种恶性疾病持续高发。如何做到防病御灾、养生延年，成为时下的热点之一。何任一生多次染疾，但总能化险为夷，最终以 92 岁高龄谢世，其防病养生思想值得我们深入研究与学习。

一、上工治未病

所谓“治未病”，通俗说即“预防”思想。一是指预防疾病的发生；二是指当疾病已经发生，如何控制处理，不使它加重，如《难经·七十七难》所云:

“所谓治未病者，见肝之病，则知肝当传之与脾，故先实其脾气，无令得受肝之邪，故曰治未病焉。”

在《“治未病”初探》一文中，何任将治未病的内容大致归纳为六点，即适应四时气候变化、修养精神、节饮食、慎起居、锻炼体魄、讲究环境卫生、防止传染。

1. 适应四时气候变化

《素问·四气调神大论》云：“夫四时阴阳者，万物之根本也……阴阳四时者，万物之终始也，死生之本也。逆之则灾害生，从之则苛疾不起，是谓得道。”何任认为，《素问》此文指出了机体必须适应自然气候的重要意义。对外界不正常的气候，我们要及时避开，并且顺应四时寒暑的变化，如此则外邪不得伤人。

2. 修养精神

《素问·阴阳应象大论》云“怒伤肝”“喜伤心”“思伤脾”“忧伤肺”“恐伤肾”，说明精神的损伤能使人生病。《素问·生气通天论》云：“清静则肉腠闭拒，虽有大风苛毒，弗之能害。”这都是说要思想恬静，既可防止内在致病的七情刺激，也可使肌腠肤表有抗御外邪的能力。

3. 节饮食慎起居

王叔和云：“凡常饮食，每令节俭。若贪味多餐，临盘大饱，食讫觉腹中膨亨短气，或至暴疾，仍为霍乱……夫在身所以多疾者，皆因春夏取冷太过，饮食不节故也。”说明饮食须有节制，否则易生疾病。在起居方面，《素问·举痛论》云“劳则气耗”，指出起居操劳应当适度，否则容易得病。

4. 锻炼体魄

《吕氏春秋》云：“流水不腐，户枢不蠹，动也。形气亦然。形不动则精不流，精不流则气郁。”三国时期的名医华佗据此创造了“五禽戏”，模仿五种动物的动作以促进体魄的强壮。适度锻炼，血脉流通，可防病于未然，如华佗所云：“动摇则谷气得消，血脉流通，病不得生，譬犹户枢不朽是也。”

5. 讲究环境卫生

讲究环境卫生是预防疾病的重要措施。中华文化典籍中有“鸡初鸣、洒扫堂庭”等教导，至朱柏庐《治家格言》明确指出：“黎明即起，洒扫庭除，要内外整洁。”据《后汉书·张让传》记载，灵帝三年，毕岚创造翻车、渴乌。就像现在的人造喷泉和洒水车一样，对家庭、城市卫生颇多贡献。

6. 防止传染

防止传染是“治未病”的重要内容之一。《素问·刺法论》载：“黄帝曰：余闻五疫之至，皆相染易，无问大小，病状相似，不施救疗，如何可得不相移易者？岐伯曰：不相染者，正气存内，邪不可干。避其毒气，天牝从来。”指出人体正气是抵御疫气的力量。孙思邈云“常习不唾地”，提倡不随地吐痰以防止疾病传染。《本草纲目》中亦有用脐带粉预防痘疹等记载，值得我们借鉴。

二、名医善养生

根据中医学理论，以研究衰老的发生发展，老年病的防治与增强健康、延缓衰老、求得延年益寿具体措施的一门学科，称为养生学。养生学说与“治未病”实际上是一回事，只是“治未病”多在医学领域做探索，而养生学说则涉及中华文化的其他典籍，不仅限于医学方面。

何任认为，养生应该从中医的“三因学说”全面考虑而来，即内因（精神、情志等）、外因（环境、气候等）、不内外因（饮食、起居、工作、劳动、锻炼等）。具体可分为精神、气候、饮食、起居、服药等几个方面。

1. 精神养生

《素问·阴阳应象大论》云“怒伤肝”“喜伤心”“思伤脾”“悲伤肺”“恐伤肾”，说明精神状态会影响人的健康。健康的人，情绪要安定，也就是《素问》所说的“精神内守，病安从来”。精神的波动、刺激，可以影响内脏和全身，所以古人说“养生莫如养心”。何任认为，养心宜以“诚”为第一，养生的第一步是心诚。有了诚的心态，待人接物唯诚，心无挂碍，身体自然平安健康。养生还需要节制欲念。何任早年求学于“上海新中国医学院”，住在十里洋场的上海滩，年轻气盛，诱惑自是很多。但他知道国家危难，举家供学不易，一直以学业为重，不为声色所累。相反，何任还经常借“声色所用”。他爱听《春江花月夜》，会弹钢琴，擅长书画。何任认为，艺术的修养有益于养生。中国的传统音乐、绘画等都可以给人以美的享受，还能平和心境，舒缓情绪，有利于身体健康。

2. 气候养生

《灵枢·本神》云：“智者之养生也，必顺四时而适寒暑……如是则僻邪不至，长生久视”，可见养生必须顺应自然气候。《素问·阴阳应象大论》

云“寒伤形，热伤气”“寒暑过度，生乃不固”，说明过冷过热都会使人受影响，甚或感而成病。因此，必须尽量避免直接受到剧烈的气候变化。平时应当及时地关开门窗，调节气温；严寒时以炉火、空调加温；酷暑时避烈日暴晒、暑气中行走。时序转换时的衣物增减等也是不可缺少的，所谓“虚邪贼风，避之有时”。此外，因“土地温凉、高下不同”，如西北的严寒霜雪、江南的时令梅雨、东南的土地卑湿等，这些都对身体健康有影响，需要尽可能地了解避走。

3. 饮食养生

扁鹊云：“安身之本，必资于食。救疾之速，必凭于药。不知食宜者，不足以存生也。”可见饮食对养生来说尤为重要。何任认为，饮食养生包括饮食的选择、饮食的宜忌、饮食的节制等方面。

（1）饮食的选择《素问·脏气法时论》云：“毒药攻邪，五谷为养，五果为助，五畜为益，五菜为充。气味合而服之，以补益精气。”明确说明毒药主要是为了治病祛邪。祛邪的东西对身体是不利的，必须利用五谷、五果、五畜、五菜等对人体有益的东西来补益精气。俗话说“病从口入”，不加选择的饮食是不适宜的。首要选择新鲜、清洁的食物，任何破损变质的食物都不可食用。患有疾病的人，更要注意按营养的需求，在专业人员的指导下选食。

（2）饮食的宜忌《灵枢·五味》云：“肝病禁辛，心病禁咸，脾病禁酸，肾病禁甘，肺病禁苦。”这种说法在养生方面虽非绝对，但也应当参酌而行。此外，某些疾病必须要禁忌某些食物，如患疔疮忌食荤腥发物，肺痨病宜忌辛辣，水肿病禁食盐，黄疸和泄泻病人禁食油腻，温热时病患者忌食辛辣热性食物，寒性病人忌食瓜果生冷等。从养生角度来说，根据个人性格、体态肥瘦等，总以使营养匀称为宜，不宜偏食，亦不可近烟酒。

（3）饮食的节制《养生要集》引青牛道士封君达之语云：“食不欲过饱，故道士先饥而食也。饮不欲过多，故道士先渴而饮也。”可见饮食须有节度，不能多食过饱，也不能过饥不食。何任还非常注意“非时不食”。他起居规律，每天都在 7 点左右进食，过早过晚都不进食。如果上午门诊，则在 10 点左右再次进食一些牛奶等流食作为补充。“非时不食”还有另外一层含义，即不食反季节食物。何任喜欢吃当季的蔬菜、水果，很少食用反季节食物。

此外值得一提的是，何任每天早餐一般都是薏苡仁煮熟，代粥食用。他认为薏苡仁不仅能够补益中气、健脾利湿，而且具有美颜的功效。现代药理研究更加证实薏苡仁有效提取物具有抗肿瘤的特性，作为肿瘤患者而言，更是不可多得的药食两用之品。

4. 起居养生

《素问·上古天真论》云："食饮有节，起居有常，不妄作劳，故以形与神俱，而尽终其天年，度百岁乃去。"可见起居作息须有规律。《素问·生气通天论》云"起居苦惊，神气乃浮"，《素问·举痛论》云"劳则气耗"，则说明起居操劳必须适度，否则心神浮越，不利于养生。适当的运动锻炼，有助于气血的运行，华佗云："人体欲得劳动，但不当使极尔……是以古之仙者为导引之事，熊经鸱顾，引挽腰体，动诸关节，以求难老。"做一些轻微的运动锻炼，如五禽戏、八段锦、太极拳、广播操等，只要持之以恒，都有利于健康。但万不可先定下高标准的指标，定一些体力不能负荷的长跑、久走等。锻炼是渐进的，不可能几下子就锻炼成一个健康的人。总之，工作、学习、休息、锻炼都宜相对平衡，平时玩乐过度，睡眠不足，均非养生之道。

此外，养生应注意生活环境。特别是在现代，高楼密集，远不如傍山临水的空气恬适。噪音辐射，如市街鸣笛、耳机不停，终非好事。即使不能避免，也当减少接触时间，求得间息。起居环境还有一个不利健康的，就是房屋的装修。如果在装修新居时用了不利健康的材料（如含有放射性的材料，含有毒物质的油漆，以及易燃的有毒涂料、室内吊顶等），轻则患病，重则伤生，不可不注意。

5. 药物养生

何任认为，养生之道，不排除适当的进补。但人的体质不完全相同，所宜进的补品也不尽相同。需要根据年龄、性别、节令、体质状况等的不同，分别选择进补。必须注意的是，补品不是多多益善。这样做会导致药物相互作用，很难说对健康没有损害。总之，"补什么""补多少""怎么补"，都是需要专业人士指导的，并不是"越贵越好""越多越好"。

除服用补品以外，平时亦可适当饮用药茶。何任认为，雨前茶（例如龙井）对老年人最为适宜，因为它甘寒无毒，香味鲜醇，"得先春之气，寒而不烈，消而不峻"。若有规律地适量饮用，可治疗不少虚热病证，对祛病延年也起到一定的作用。以下介绍何任常用的 9 款养生祛病药茶，可根据各自的需求选择饮用。

（1）醋茶：茶叶 5 克，用开水冲泡 5 分钟后，滴入陈醋 1 毫升。可和胃止痢、活血化瘀，治牙痛、伤痛等症。

（2）糖茶：茶叶 2 克，红糖 10 克，用开水冲泡 5 分钟，饭后饮。有补中益气、和胃消食之功效，也可治大便不通、小腹冷痛、痛经等。

（3）盐茶：茶叶 3 克，食盐 1 克，用开水冲泡 7 分钟后饮。有明目消炎、化痰降火、利咽等功效，可治伤风微咳、咽喉肿痛、牙龈发炎、双目红肿等。

（4）蜜茶：茶叶 3 克，用开水冲泡 5 分钟，待水微温时冲蜂蜜 5 毫升，饭后饮。具有止渴养血、润肺益肾之功效，也可治虚弱、精神差、脾胃功能差及便秘等。

（5）奶茶：在煮沸的牛奶中加入少许白糖，按 1 勺牛奶、2 勺茶汁比例饮用。能健脾和胃、明目提神，适宜体弱、消化不良、久病者饮用。

（6）菊茶：茶叶、杭菊各 2 克，以沸水冲泡。具有清肝明目、清热解毒之功效，久服可耳聪目明、抗衰老，能治干咳、咽痛。

（7）枣茶：茶叶 5 克，沸水冲泡 7 分钟后，加入枣泥（10 枚红枣为宜）。有健脾补虚的作用，尤其适用于小儿夜尿、不思饮食。

（8）金银花茶：茶叶 2 克，金银花 1 克，沸水冲泡后饮用。可清热解毒、防暑止渴，对暑天发热、疖肿、肠炎有效。

（9）橘红茶：橘红 3 ～ 6 克，绿茶 5 克，开水冲泡后，放锅内隔水蒸 2 分钟后服用。每日 1 剂，随时饮用。有润肺消痰、理气止咳之功，适用于咳嗽痰多之症。

自古名医多长寿，何任通过自身实践，证明养生不仅可以延年，而且能够治病。他反对刻意养生，认为只有将养生的理念和做法融入生活，融入工作，才是真正的养生之道。

第四节　传道授业泽杏林

中医是一门伟大的学术，它需要中华民族的世代传承与创新。为了让中医学术发扬光大，何任一生热衷于兴学办教，为中医界培养了大批人才。

何任在教学过程中非常注意传授学习方法。在《和青年中医谈治学》一文中，他将治学的方法概括为“五宜三忌”。

一、治学之“五宜”

一宜坚实基础。就是要对中医重要的文献著作有较深刻的理解，做到程国彭所主张的：“凡书理有未贯彻者，则昼夜追思，恍然有悟则援笔而识之……此道精微，思贵专一，不容浅尝者问津。学贵沉潜，不容浮躁者涉猎。”钻研一个问题，要融会贯通，要专心致志地深入探讨，如若浅薄浮躁地一目十行，不求甚解，则华而不实，并无益处。

二宜博采精思。这既是治学方法，又是治学态度。张仲景的治学方法是“勤求古训，博采众方”，除了勤求《素问》《九卷》《八十一难》《阴阳大论》《胎胪药录》等“古训”外，还“博采众方”。他广泛搜集古今治病效方、民间验方和针刺、灸烙、温熨、膏摩等多种治法。不仅如此，他还对以往和当时的各种资料，加以精密思考。张仲景既博采，又精思，所以有所创造。他的《伤寒杂病论》成为中医最早的理论联系实际的临床诊疗专书，它的治法方剂，至今还为人们所采用。可见广博地采集资料、精细地分析思考而取得的学术成果是何等巨大。

三宜熟读背诵。我国传统的学习方法叫作“三到”，这是根据朱熹的话“读书有三到，心到、眼到、口到”而来的。学文、学医，无不以此为收效速、易记忆的好方法。“心到”当然是第一重要，“眼到”是直接观察，而“口到”即达到熟读背诵的程度，十分有益于领会。元遗山诗云：“文须字字作，亦要字字读。咀嚼有余味，百过良味足。”这是从实践中得来的治学经验。“百过”是一百遍，当然是指读得纯熟才有效益的意思。要读得熟，即大体能成诵，才能使丰富的知识为我所用，这是一个学医的传统好方法。比如老中医收徒，一般在学《黄帝内经》《伤寒论》《本草纲目》之外，多先指定几本易于背诵的书，如《医学三字经》《汤头歌诀》《脉诀》《药性赋》《内经知要》等。熟读背诵似乎是一种机械的记忆方式，但它不像“眼到”那样容易把文字忽略过去，而必须字字句句，上下连贯，寻求语气语调，这样就包含了理解的成分。在熟读背诵了较多医书后，遇到临诊、写作、讲学时，很自然地能唤起记忆，引出联想，理、法、方、药也能涌现于脑海。熟读背诵得越多，应用时受益也越多，有这种体会的人是很多的。

四宜兼及他学。何任在《和青年中医谈治学》一文里讲道：“对一个中医学术问题，往往要从中医理论、临床实践，甚至从古代的文、集、经、史，或其他自然科学、哲学等方面去搜集资料，加以深透研讨，才能说明问题。”

拿药物知识来说，我们既应该掌握药物的性味归经、升降沉浮、功能主治，又要对药材辨认、药物的加工炮制等知识有所了解，才能有利于临诊运用。如果研讨中医古籍，还应该大致懂一点古书出版的常识，了解版本正讹的辨别方法是非常有益的。我们中医工作者，仅仅懂中医药固然可以临诊治病，但若能广泛学一些与中医直接或间接有关的其他知识，则更有助于钻研中医。

五宜珍惜寸阴。凡是读过徐灵胎《洄溪道情》的人都知道那首《题山庄讲读图》所描述的情景："终日遑遑，总没有一时闲荡。严冬雪夜，拥被驼绵，直读到鸡声三唱。到夏月蚊多，还要隔帐停灯映末光。只今日，目暗神衰，还不肯把笔儿轻放。"这位名医洄溪老人是一个珍惜光阴的人，正是有了这种孜孜研读，锲而不舍的治学精神，才使他为医学作出了不小的贡献。时间就是生命，"韶光易逝，青春不再""似水流年"等话，都是痛惜浪费时间的可悲。做学问要珍惜时间，除了必要的休息外，应该利用一切可以利用的时间，认真读书，认真工作，认真实践。

二、治学之"三忌"

一忌道听途说。即对事情没有亲自看见，没有调查分析，就随声附和，人云亦云。孙思邈明确指出："学者必须博极医源，精勤不倦，不得道听途说，而言医道已了，深自误哉！"假如我们引证医书上的一部分或一句话，就必须亲自找到这本书，甚至要找到同一本书的不同版本进行核对。总之要取得第一手材料，切忌听人一说就不加分析地采用，或在转载、转引时不加复核就用。中医治学还有一种情况，即当我们看到别人用某法、某方、某药治好某病时，应该认真总结别人的成功经验，搞清他是在何种情况下，以何种辨证方法针对病人具体病情进行辨证施治的，切忌邯郸学步、生搬硬套。

二忌浅尝辄止。对于中医书籍，要有一定的理解，不能浮光掠影，一知半解。做学问要踏实、持之以恒。"不入虎穴，焉得虎子"，如果对某一个问题，只是肤浅地了解一下，那所得的知识必定不多。浅尝辄止的原因，一是对治学缺乏决心，没有恒心，懒散随便；二是盲目自满，以为对什么都知道，无需再学了。古语云"学然后知不足"，学的越多越觉得知识不够用。懒散、自满、浅尝辄止，都是治学的大忌。

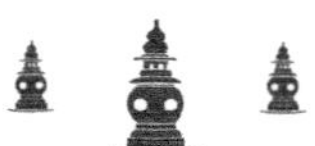

三忌贪多务得。这一点看起来似乎与博采有矛盾，其实不然。博采各家学说并兼及医学以外的知识，都是长久积累的治学方法。这里指的是一时期望学到很多，结果却是走马观花，不深不透，甚至会像“广原搏兔”那样，设网罗多而弋获少。例如学《金匮要略》应当对注本有所选择，先读徐彬的《金匮要略论注》、沈明宗的《金匮要论编注》、尤怡的《金匮要略心典》、魏荔彤的《金匮要略方论本义》四种大体已够，不宜一下看得过多，否则各书的特点不易深刻了解，收获就有限了。

“五宜三忌”启发了无数中医学子，为他们的成才之路打下了坚实的基础。

第六章

桃李天下

何任作为首批全国老中医药专家学术经验工作指导老师，对弟子倾囊相授，毫无保留。如今，弟子们已颇具声望，依学校老师、众多患者的评价，即“嫡传弟子，名不虚传”。

第一节　杂病证治心法存

何若苹，出生中医世家，作为何任的女儿和学术经验继承人，可谓深得薪传。何若苹幼承家学，弱冠之年，随父襄诊，耳濡目染，克绍箕裘，而今已独步杏林40余载。父亲常教诲其心诚行正，思贵专一，学贵沉潜，常读书且多临床。何若苹诚恐无以踵承遗泽，数十年来恪守教诲，孜孜矻矻，亦步亦趋，丝毫不曾怠慢。今口碑传颂，誉满江南，求诊者众，门庭若市，仍日日灯窗雨夕，探微索源，笔耕不辍。在承其家业基础上，通过长期医疗实践和体悟，形成了自身鲜明的学术特点。尊经典，博众长，融时论。肿瘤证治，倡导“不断扶正，适时祛邪，随证治之”的扶正祛邪思想，强调治疗肿瘤过程中把握扶正与祛邪的先后缓急关系，重视随症加减，并进一步细化出“分阶段，补脾肾，固气阴，祛邪浊”的具体治法。内科证治，善“理脾胃而助后天，调肝肾而资先天”，首肯《金匮要略》方论，善用金匮方，兼采各家时方，认为经方时方均为流传千古的中医经典方药，其法井然，疗效非临时组方可比，医者当熟稔于心，治病之时方如探囊取物。妇科证治，重视调气和血、疏肝健脾、补益奇经，主张“妇人诸症，总以调经为第一，必通晓奇经之理”，并在其父益冲任治崩漏经验基础上，提出“调周复旧以通奇经”。

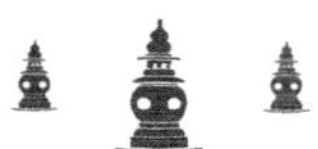

今以杂病传承为例，择其要旨，以飨同道。

一、中医肿瘤诊治特色

肿瘤的发生，符合《黄帝内经》提出的“外内合邪”的发病观，其病机主要为正虚邪实。

正气能防御外邪、祛除病邪、修复调节机体，维持脏腑经络功能，正气内守，病安从来，正气亏虚，百病丛生，即所谓“正气存内，邪不可干”。《医宗必读·总论证治》中亦云：“积之成者，正气不足，而后邪气踞之。”可知发病根本在于正气亏虚。

邪实，包括六淫、疫疠、七情、饮食、劳倦、痰饮、瘀血等病理产物，是致病的重要条件，正气亏虚在先，加之邪气搏于脏腑，阴阳失和，气血凝结，聚湿生痰，热毒内蕴致发肿瘤。现代医学背景下，一旦发现肿瘤，常经手术、放化疗等治疗，有形癌肿虽可去其大半，但正气重伤，此时若不及时培补元气，则残余癌毒仍会蔓延流注，继续攻伐正气，击垮人体。因此，治疗上坚持何任提出的“不断扶正，适时祛邪，随证治之”十二字原则，强调治疗肿瘤过程中把握扶正与祛邪的先后缓急关系，重视随症加减，以达到减轻放化疗毒副作用，改善病人生活质量，延长生存期的目的。

（一）“不断扶正”乃久安之谋

根据肿瘤病因病机，应将扶正贯穿治疗始终。扶正一方面是为了扶益本源，调动人体自身抗病能力，另一方面也是为了祛邪，正气足则可以抗邪外出，即所谓“养正则邪自安”。扶正培本应从补益脾肾、固护气阴入手。

1. 补益脾肾

《景岳全书·传忠录》云：“命门为精血之海，脾胃为水谷之海，均为五脏六腑之本。”故培本主要为培脾肾二脏。

《难经本义》曰：“生气之原者，谓十二经之根本也，谓肾间动气也，此五脏六腑之本，十二经脉之根，呼吸之门，三焦之原。”指出肾为五脏六腑之本。肾藏精，“精者，身之本也”，精为人体生命之本原。若先天之本亏虚，五脏阴阳难充，脏腑气化功能难以正常进行，则进而影响人体防御、应激等活动，因此补肾对培本有重要意义。常用杜仲、槲寄生、续断、炙龟甲等药，方用六味地黄丸。

李中梓在《医宗必读·肾为先天本脾为后天本论》指出："水谷入胃，洒陈于六腑而气至焉，和调于五脏而血生焉。行于百脉，畅于四肢，充于肌肉，而资之以为生者也。"人体摄取的水谷精微依赖脾胃的受纳和运化功能，故脾胃乃仓廪之官，气血生化之源。若脾胃功能受损，气血生化乏源，日久大肉陷下，形体枯槁，胃气衰败，更是百药难施，如癌症晚期患者的恶病质。"安谷则昌，绝谷则亡"，因此扶正之中健脾是重中之重，需时刻注意健脾护胃，常用沉香曲、麦稻芽、神曲、鸡内金、山药、薏苡仁，重者用香砂六君子汤健脾益气。

2. 固护气阴

"阴平阳秘，精神乃治"，阴阳和谐，才能化为生生之气，使五脏得养，生化无穷。然《素问·阴阳应象大论》指出"年四十而阴气自半也，起居衰也"，朱震亨亦在《格致余论·养老论》提及"人身之阴，难成而易亏，六七十后，阴不足以配阳，孤阳几欲飞跃"，人体阴液本难成易亏，加之癌症患者又经手术、放疗等，更伤气阴，使阴阳失和，五脏失荣，元气失继。"存得一分津液，便有一份生机"，因此治疗中常用益气养阴之品，常用黄芪、党参、太子参、北沙参、西洋参、生晒参、绞股蓝、灵芝、天冬、枸杞子、女贞子、增液汤、沙参麦冬汤。

（二）"适时祛邪"是权衡之计

1. 有度祛邪

常言道"邪去正自安"，但随着对肿瘤发病机制认识的不断深入，在治疗上不再过分追求"杀灭癌细胞"而达到治愈目的，越来越多的人接受了"带瘤生存""带病延年"的观念，故不能过分攻邪，否则正气受挫，失去了免疫抵抗能力，反而适得其反，加速疾病进展。

2. 分期祛邪

如《医宗必读》曰："初者，病邪初起，正气尚强，邪气尚浅，则任受攻；中者，受病渐之，邪气较深，正气较弱，任受且攻且补；末者，病魔久，邪气侵凌，正气消残，则任受补。"在癌症的早期，患者体质尚可，可耐攻伐，同时邪实又为主要矛盾，此时可加大祛邪力度，兼顾扶正。而在疾病中期，正气渐损，虚象已现，邪气仍继续壮大，此时应扶正祛邪并用。至于疾病晚期，由于邪气持续的销蚀耗损，人体正气极为虚弱，此时即应以扶正为主，略加祛邪，甚则全投补剂，关键是保证患者的生活质量，

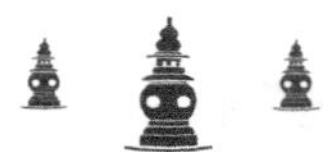

减轻痛苦。

3. 审因祛邪

针对肿瘤邪实的病机而确立祛邪方法。肿瘤常因气、血、湿、痰、火、毒等致病因素所致，故常立清热解毒、疏肝解郁、利水祛湿、软坚散结、活血化瘀等法。因肿瘤病机复杂，常合用。

清热解毒法在临床最为常用，常用重楼、三叶青、猫人参、白花蛇舌草、蒲公英等。同时特别指出，三叶青已入“新浙八味”，作为道地药材，如有条件，应尽量配合使用，增强抗癌功效。因三叶青传统加工方法为切片烘烤，而烘烤易使三叶青的精华物质流失或遭到破坏，从而降低药效。至于水煎三叶青的方式，研究发现，只能溶解 3% ～ 5% 的活性成分，因此常建议病人服用三叶青冻干粉。服用时应注意水温，温度应以可入口为宜，不可过烫。用水调匀后的三叶青粉，若为黏液、拉丝状，且不易发生分层现象者，为品质较好的，以此可用于伪劣粉剂的鉴别。

疏肝解郁常用甘麦大枣汤、郁金、柴胡、枳实等。但何若苹认为，患者常有恐癌心理，患病后感觉自我价值降低，终日郁郁寡欢，心病仍需心药医，作为医生应该给予安慰，如《黄帝内经》所述“告之以其败，语之以其善，导之以其便，开之以其所苦”，帮助病人树立生活信心。

利水祛湿可分七法：①泻肺利水，用葶苈子、桑白皮；②燥湿利水，用苍术、白术；③清热利水，用泽泻、淡竹叶、滑石、白茅根；④淡渗利水，用车前子、冬葵子、玉米须、猪苓；⑤活血利水，用益母草、泽兰；⑥解毒利水，用半枝莲、半边莲、车前草；⑦健脾利水，用黄芪、茯苓、薏苡仁。

软坚散结法，包括化痰散结、清热散结、解毒散结、理气散结之法，常用浙贝母、玄参、羊乳、夏枯草、瓜蒌子、鳖甲、牡蛎、藤梨根等药，可用于癌细胞淋巴结或远处转移、癌肿过大不能彻底清除等情况。但何任指出，对一些根治性手术及充足疗程放化疗的患者，不应在处方中不断使用大量软坚散结药，不可犯“粗工凶凶，以为可攻”之诫。

活血化瘀药一般慎用，因其在活血之时加速血液流动有使癌细胞扩散传播之嫌。而气为血帅，气行则血行，可以理气佐活血法，以达化瘀之功，常用丹参、莪术、石见穿、延胡索、川楝子。此法多用于肝癌或有肝转移者，因其会出现胁下痞块坚硬，疼痛固定不移，面色黧黑、肌肤甲错、红丝赤缕等瘀血征象。

（三）“随证治之”是应变之策

1. 按肿瘤的不同部位随证治疗

不同部位的恶性肿瘤，所属的脏腑经络不一，对药物的亲和度也有区别，只有选择合适的药物，才能使药物直达病所，发挥最佳的疗效。脑瘤可加入天麻息风平肝，甲状腺癌可加入浙贝母、夏枯草软坚散结，喉癌可加入桔梗、生甘草宣肺利咽，肺癌可加金荞麦、冬凌草清肺化痰，食管癌可加威灵仙、冬凌草利咽通络，乳腺癌可加入蒲公英、天冬疏肝散结，胆囊癌可加入金钱草、郁金疏肝利胆，肝癌可加入石见穿、莪术活血消坚，肾癌可加入杜仲、川续断益肾壮腰，膀胱癌可加入淡竹叶、滑石清热渗湿，直肠癌可加入炒苍术、山药健脾燥湿。

2. 结合西医不同治疗手段随证治疗

现代医学的手术、放化疗等，对于恶性肿瘤虽有明显疗效，但往往会带来一系列毒副作用。使用中药可减轻毒副作用，改善患者生活质量，使其更好地恢复。围手术期应使用黄芪、党参、制黄精、制何首乌、平地木等补益气血；化疗易出现消化道反应，可使用姜半夏、姜竹茹和胃止呕；肝功能损害也较为常见，故可酌加茵陈、黄毛耳草等预培其损；骨髓抑制，常用熟地、当归、阿胶珠、仙茅、仙灵脾等补益精血；放疗属热毒为患，易耗气伤阴，期间可使用北沙参、石斛、麦冬等滋补气阴；内分泌治疗时易潮热汗出，可使用青蒿、地骨皮、浮小麦、穞豆衣清热止汗；使用靶向药常见手足综合征，重者可使用徐长卿、薏苡仁等祛风除湿。

3. 恶性肿瘤的主症兼病随证治疗

不同的恶性肿瘤以及处在不同阶段的恶性肿瘤临床上会有不同症状。脑瘤易出现癫痫抽搐，可用全蝎粉息风止痉，头面部放疗后易出现黏膜干燥，常需应用沙参麦冬汤；肺癌易咳嗽气急胸痛，常用老鹤草、佛耳草、瘪桃干益肺止咳平喘，白英为胸痛用药；乳腺癌术后淋巴回流障碍，手臂肿胀可用桑枝、豨莶草、宣木瓜、丝瓜络；肠道肿瘤术后易出现大便次频急迫，可用香连丸、马齿苋等清热燥湿解毒止泻；肝癌常出现腹胀腹水，常用大腹皮、楮实子、枳实、槟榔；胆管癌容易出现黄疸，常用“五金方”清热利湿；胰腺癌容易出现糖代谢紊乱，血糖高者，用何若苹创制的“滋阴降糖方”（天花粉、枸杞、党参、生地、山药、山茱萸）；妇科肿瘤容易出现阴道分泌物增多，常用四妙丸燥湿止带；肾癌术后肌酐常有波动或肾功能失常，可用大黄、

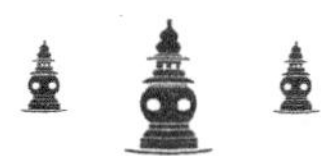

积雪草、海藻分利二便，解毒祛浊；膀胱肿瘤术后容易出现尿频、尿急症状，常用金钱草、蒲公英、金银花等清热通淋。

（四）肿瘤患者生活宜忌

何若苹指出，医生的处方用药影响疗效，然而生活中诸多细节亦有影响，故常嘱病人注意以下几点：

1. 服药方法

服药当选择固定时间，多为上午 9 点半，下午 3 点半。该时间多为两餐饭之后，此时服药既不伤胃，又不致饱胀而影响进食。形成固定时间服药，有利于人体形成生物节律，在特定时间形成反馈，以增强药物吸收。常规服药 200ml，一天两次。对于晚期胃气损伤者，可减少药量，浓缩为 100 ～ 150ml，可分 3 次温服。对于湿热偏胜的病证，如肝功能异常的患者，建议日服 3 剂，甚至煎汤代水饮用以取得更好的疗效。

2. 药物煎煮

如李时珍所述，“凡服汤药，虽品物专精，修治如法，而煎药者鲁莽造次，水火不良，火候失度，则药亦无功”。这方面常不被重视，煎药不得法，可直接降低疗效，浪费药材。患者若时间允许，可在家中煎药，汤剂水量、煎煮时间、火候等均有讲究，应引起重视。

3. 饮食起居

饮食应清淡，忌辛辣、生冷、油腻，根据胃口大小适量饮食，不可急于进补而服用多种补药，以免增加肠胃负担，于虚损之体无益。可吃清蒸鱼、水蒸蛋、河虾、泥鳅、甲鱼、海参，亦可吃鸭子、排骨，食前撇去浮油，少吃蟹、鸡肉、羊肉、狗肉等。或谓香菇抗癌，而何若苹指出香菇抗癌系提取物香菇多糖作用，单独大量食用会适得其反，临床曾有病人盲目食用大量香菇而致数月之内复发案例。根据中医以类比象之说，香菇等菌类生长快速，当属发物，不可过食。过犹不及，饮食不可偏嗜，食谱当广而适量，此为饮食首要原则。另外，作息应规律，不可熬夜，运动当适量，不可激烈，心情当愉悦，不可惆怅。

二、中医内科诊治特色

何若苹引刘河间“方不对证，非方也，剂不蠲疾，非剂也”一话，指出是否能“蠲疾”，全在于“对证”。要治好病，准确辨证是前提。辨证是决定治疗方法的前提和依据，定什么治则，处什么方，用什么药，这是论治，是治疗疾病的方法和手段。而论治所用之方，意遵仲景，喜用《金匮要略》方，如百合地黄汤之于情志病，半夏厚朴汤之于梅核气，半夏泻心汤之于胃脘胀痛等，均为常见。又不拘一家之言，融会时方，逍遥散、六一散、补中益气汤等后世名方无不信手拈来。何若苹认为，经方时方之所以沿用至今，均有其独到疗效，更是经过长期的临床实践检验而经久不衰。其方精深，非临时拼凑之方所能比，医者应了然于心，融会贯通。可见精辨证，巧用方，为杂病诊治见实效之不二法门。

（一）详审病因，祛风治咳

《素问·咳论》曰：“皮毛者，肺之合也，皮毛先受邪气，邪气以从其合也。其寒饮食入胃，从肺脉上至于肺，则肺寒，肺寒则外内合邪，因而客之，则为肺咳。”外感风邪，肺失宣降，发为咳嗽，宜急祛风邪以防入里。若粗工治不得法，妄用清凉酸涩，难免闭门留寇，外风可成内伏肺络之风，或夹痰湿、瘀血，或再感邪风，如此则顽咳难愈。故何若苹认为无论外感或内伤，咳嗽皆由风邪作祟，遵《素问·至真要大论》“必伏其所主，先其所因”旨意，治咳总需疏风散邪。肺为娇脏，不耐寒热燥湿诸邪之侵，治疗应取“治上焦如羽，非轻不举”为法则，用药当轻清质润，无伤肺体。临床多以《医学心悟》之止嗽散为基础方，此方“温润和平，不寒不热，既无攻击过当之虞，大有启门驱贼之势。是以客邪易散，肺气安宁”，能“治诸般咳嗽”。

1. 外感宜透

外感者，多为新发，病程短，伴发热咽痒等症。此时病邪在表，用药应轻灵宣透，微微出汗给邪以出路，忌凉遏邪伏。风热多合桑菊饮疏散风热，风寒宜用桂枝汤解肌疏表。

2. 痰瘀宜化

病情迁延，风邪伏肺，虽无外感之象，仍用金银花、连翘转透伏邪。遇冷、闻味或其他刺激则咽痒而咳，符合风邪多行善变的特性。可加僵蚕、蝉蜕剔络搜风，现代药理亦证明这两味药有抗过敏的功效。痰湿型用小青龙汤温肺蠲饮；痰热型用何若苹创制的清气化痰方（瓜蒌皮、苦杏仁、浙贝母、黄芩、半夏），痰黄黏稠再加鱼腥草、金荞麦清热化痰。气急喘憋，多为肺络瘀阻，常用穿山龙、佛耳草、老鹳草益气豁痰。

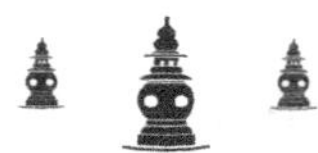

3. 肺脾善后

凡邪盛咳频，断不可补虚扶正，若咳久势衰，邪风渐息，其势不锐，病情向愈，则应调补脏腑。肺为娇脏，喜润恶燥，久咳不愈易致肺阴耗伤，常加天冬、麦冬、川贝、南北沙参、生脉饮养阴。肺为清虚之脏，故治咳化痰务尽，以复肺脏清肃功能。脾为生痰之源，可用六君子汤培土生金，以杜痰湿之源。

4. 他病致咳

何若苹辨治咳嗽，非见咳治咳，而是溯本求源，探求病因。如《素问·咳论》所说“五脏六腑皆令人咳，非独肺也”。如遇咳嗽从肺论治其效不显，则另辟蹊径。

（1）心肺不分家：肺朝百脉，主治节，若心主血脉功能失常可影响肺的宣通，清气不得输送，血液运行瘀滞，可致咳嗽、胸闷，此时可选用炙甘草汤、生脉饮等益心助运。

（2）肝木侮肺金：临床曾有患者无故咳嗽，遍查全身未明原因，后发现夜间咳嗽明显加重，缘其忧虑自身已患重病，思此则咳，后予逍遥散疏肝解郁，症状得愈。

（3）鼻窍不通治肺：《医学心悟》曾提及“肺有两窍，一在鼻，一在喉，鼻窍贵开而不闭，喉窍宜闭而不开，今鼻窍不通，则喉窍将启，能无虑乎。”风邪侵袭，鼻窍不通，津液化涕倒流而影响肺之门户，肺失宣发而为咳嗽。故鼻窍不通的咳嗽既要清宣肺气以治肺，又要祛风通窍以治鼻，常用何若苹创制的鼻炎方（苍耳子、白芷、辛夷、僵蚕、蝉蜕、柴胡、黄芩）。此方亦可治过敏性鼻炎，可合用玉屏风散益气固表。

（二）合方复法，和络治心

心血管疾病大多属于中医“心悸”“怔忡”“胸痹”“真心痛”“眩晕”“头痛”等范畴，其病位主要在心与脉。张仲景曾在《金匮要略》中将胸痹、心痛连为一体，系统立论，以脉象言病机——“阳微阴弦”。“阳微”为上焦阳气不足，胸阳不振；“阴弦”为阴寒太盛，水饮上犯。历代医家对此有不同的认识。大多数医家认为，“阳微阴弦”指本虚标实之意。何若苹治疗疾病源于经典理论，更源于长期实践，师古而不泥古，将胸痹病机推而广之，指出心病病机同出一源，亦为本虚标实之候。本虚为气血阴阳亏虚，标实为痰浊、瘀血、寒饮及气滞。有因年过半百，阴气自半，或七情内伤，劳逸失度，心气不足，暗耗阴血，日久伤阳，心络失养。气血阴阳不足，无以鼓动脉道，血行失于流利，加之嗜食醇酒厚味，煎炸炙煿，聚湿生痰，病久成瘀而心络不通。《类经图翼·针刺灸法》云：“凡病之作，皆由血气壅滞，不得宣通。”痰瘀交痹，心用受困，心体失养，神不守舍，则胸痹、怔忡、不寐等诸恙蜂起。虚实夹杂，病机诸端，非一方所能胜任，故在临证中确立以病机为核心的“活法合方”。

所谓“活法合方”，即灵活合用古方与时药，集益气养阴、活血化瘀、化痰降浊等诸法于一体，熔攻补于一炉，合寒热于一方。此非药物堆砌，而是在深明病机基础上，秉承《黄帝内经》所说“间者并行，甚者独行”之法，根据病情使诸法各行其道。

虚则补之，多用古方。如叶天士所说“大凡络虚，通补最宜”。虚乏无力，气阴亏虚者，常用生脉散合黄芪益气养阴；心动过缓，血压偏低，脉搏难测，则取补中益气汤益气升阳；若气血阴阳皆虚，心动悸，脉结代，以炙甘草汤益气复脉，养阴温阳。

实则泻之，常合对药。如喻嘉言所言：“胸中阳气，如离照当空，旷然无外，设地气一上，则窒塞有加，故知胸痹者，阴气上逆之候也。”胸阳不展，痰饮上犯，出现胸闷心悸者，以瓜蒌薤白半夏汤通阳化浊。痰分有形无形，既可因证通阳化痰，又可据症科学选药。血脂属有形之痰，是心血管重要致病因素，降脂是治疗心血管疾病较重要环节，常根据药理研究使用对药。轻者以决明子、生山楂降浊化痰，重者可用三七粉、姜黄降浊活血。痰瘀乃渐进之变，如朱震亨指出“痰夹瘀血，遂成窠囊”。痰瘀结聚，可取桃仁、红花活血化瘀；久病入络，取红景天、丹参活血通络。王清任常在运用活血化瘀法时配伍大量补气药，扶气通阳以活络血脉，曾在《医林改错》中提及“元气既虚，必不能达于血管”，血管无气，血液在血管中运行势必迟缓乃至瘀阻，故化瘀与通补之法相得益彰。心络成积，脉失柔韧，若兼内风煽动，常有破络之险，宜用夏枯草、钩藤平息内风。

根据症状，心痛者取丹参饮之芳香通络，心悸出汗多梦者，加煅龙骨、煅牡蛎安神定志。苦参“专治心经之火”（出自《神农本草经百种录》），药理研究表明，苦参中的苦参碱及司巴丁具有抑制异位起搏点和直接快速折断心肌微型折返的作用，故常用于心悸。情绪焦虑不安，取甘麦大枣汤安神养心。大便难解，若如厕用力，亦有心疾卒发、爆发风险，故取五仁丸润肠通便。或谓血压高者当忌参、芪，其实不然，如《黄帝内经》所说“调其气，

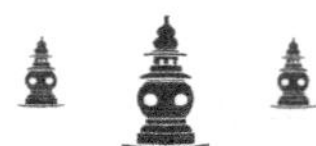

使其平也”，二者具有双向调节作用，辨证得当即可用之。

（三）肾病本虚，六味建功

肾为先天之本，生命之源，人体生命活动、生长壮老与肾气的盛衰均密切相关。《素问·六节藏象论》曰：“肾者，主蜇，封藏之本，精之处也。”肾中内寄元阴元阳，阴阳相互滋生消长形成生命活动动力。肾精是构成人体、维持人体生命活动必不可少的基本物质，尤其是生殖之精，由父母先天之精相合，经后天水谷之精不断充养而成，是生命的本元。如《格致余论》曰：“夫以阴气之成，止供得三十年之视听言动矣。”随年龄的增长肾精存在自身衰减的过程，加之劳伤过度，则加速衰减。一旦耗泻，又不易培补。肾精难成易亏，如钱乙在《小儿药证直诀》中提及“肾主虚，无实也”，虽不绝对，但肾病无论病证何如，确有肾虚一面。

遵朱震亨的“阳常有余，阴常不足”之说，肾虚多偏阴虚，首选六味地黄丸益肾养阴。六味地黄丸首见于钱乙的《小儿药证直诀》，其中地黄味苦入肾，固封蛰之本，泽泻味咸入膀胱，开气化之源，二者补少阴、太阳之精；山萸肉味酸入肝，补罢极之劳，丹皮味辛入胆，清中正之气，二者补厥阴、少阳之精；山药味甘入脾，健消之机，茯苓味淡入胃，利出入之器，二者补太阴、阳明之精。六味药，苦、酸、甘、咸、辛、淡，《素问·阴阳应象大论》谓“精不足者，补之以味”，故六味益肾固精确为临床所宜。常易熟地为生地，因熟地大补精血，然滋腻碍脾运，如无纯虚之邪，常以生地清热凉血取平补之效。又合炙龟甲，如《本草纲目》所指：“补心、补肾、补血，皆以养阴也……观龟甲所主诸病，皆属阴虚血弱也”，其能加强填精养阴之功。或阴虚而相火偏亢，可合用大补阴丸滋阴清火。阴损及阳者，不可峻补元阳，以防燥烈，常用平和之炒杜仲、槲寄生、川断，平补肾阳。

何若苹常以六味地黄丸随证化裁治疗各种肾病。治疗淋证，不拘泥古人“淋无补法”之说，认为淋证其本在肾虚，而夹湿热，故在六味地黄丸基础上合用八正散利尿通淋；泌尿道结石属湿热燔灼阴液，炼尿为石，其本亦在肾气开阖蒸化失序，故以六味地黄丸合五金方清利消石；水肿者，为肾虚气化失司，津液不循常道溢于皮肤，在六味地黄丸基础上加冬瓜皮、车前子、玉米须利尿消肿；蛋白尿，为肾失封藏，精微流失，常合水陆二仙丹益精固涩；血尿者，为虚火灼络，常合白茅根、地榆炭、大蓟、小蓟等凉血止血；高血压者，属肝肾不足，内风上扰，常合天麻钩藤饮益肾平肝；尿酸高者，痰浊瘀血沉积肾络，可加陈皮、威灵仙、萆薢化痰降浊；慢性肾衰属肾元已惫，湿浊瘀毒蓄积，结合实验室检查，常表现为肌酐偏高，可用积雪草、海藻解毒降浊，以金钱草、金银花、淡竹叶、滑石等清热通淋。大便不畅者更当注意通便，从肠道排泄代谢废物，故常用大黄清热除湿，活血祛瘀，通腑泄浊。

遵先贤治内伤杂病，“忌大汗吐下，宜平和药调制”之诫，认为肾病当用药平和，虽有邪实不可攻伐过甚，即使本虚也要慎用温补。妄投温补，初服或有效，日久则渐露内热劫阴之端倪，于病无益，非长久之计。六味地黄丸为平补肾阴之剂，滋而不寒，温而不燥，缓缓扶持，自能积渐而成。三分靠治，七分靠养，肾病非一朝一夕可愈，稍劳累或感染则病情又易反复，患者应慎起居、避寒温、节饮食，以待病愈。

（四）郁辨轻重，从肝而治

郁病之始，始于气郁。正如张景岳说：“百病皆生于气，正以气之为用，无所不至，一有不调，则无所不病。”气为一身之主，升降出入，周流全身，以温煦内外，使脏腑经络、四肢百骸得以正常活动。气机郁滞，则阴阳失调，气血乖违，血淤、痰生、风动、火起，诸病丛生。而气郁之因，主要在肝。因肝主疏泄，能调畅情志，畅达气机。肝气条达，则心情舒畅，而七情内伤，情志怫郁，或郁怒焦虑，肝失条达，疏泄失常，则气机郁滞。治病欲求其本，郁病治宜求气。盖气有不调之处，即病本所在之处。清代费伯雄的《医方论》认为：“凡郁病必先气病，气得流通，郁于何有？”解郁者，当调畅气机。调气者，又当疏调肝气。何若苹按病之浅深、轻重、病邪兼夹的不同，创立三步阶梯从肝解郁法。

第一步，疏肝调气以开郁。初起病情轻浅，仅气机郁结，未化痰成瘀。患者看似与常人无异，自述心境有恙，烦恚焦虑，但可控制，神志清晰，对答如流，人际交往、工作、生活仍正常进行，或因脾虚而食不知味，纳少，妇女或有月经不调、乳癖病史。常用逍遥散疏肝解郁，又兼健脾养血之功，兼调他症。

第二步，理气活血以达郁。病及此，气机郁滞较重，“气有余便是火”，而有化热并碍血运之象。患者症状较前加重，常过度关注自身，忧虑焦躁，已影响正常生活工作，或喜悲伤欲哭，或喋喋不休然思维混乱，表述不清，或已服精神类药物，但控制欠佳。此时常用四逆散，因方中有枳实，破气力强，与柴胡一升一降加强舒畅气机之功，与白芍相伍又兼理气活血之功，宗成无己的《注解伤寒论》所说："枳实、甘草之甘苦，以泻里热；芍药之酸，以收阴气；柴胡之苦，以发表热……四逆散以散传阴之热也"，可知四逆散有泻热之功。故与逍遥散相较，四逆散针对的症状更为严重，解郁之力更强，且当有四肢冰冷、手足厥逆之症，此为气血郁闭于里之明证，可资鉴别。

第三步，豁痰化瘀以解郁。《类证治裁·郁证》曰："七情内起之郁，始而伤气，继必及血，终乃成劳。"病情日久，化痰成瘀，蒙蔽神机，或妄见妄闻，妄思离奇，或厌世倦世，或喜怒无常，嬉笑怒骂，或喃喃自语，神志不清等诸多匪思之状，或有挤眉眨眼、手抖、震颤、肢麻的全身症状，多有两眦血丝，舌下纹暗或舌质紫暗有瘀斑瘀点，脉涩等客观征象。病及至此，多属疑难，或已遍寻诊治之法而无计可施。此时痰瘀已入经隧，心神蒙蔽，即《素问·灵兰秘典论》所谓"主不明则十二官危，使道闭塞而不通，形乃大伤"，是故非单纯行气活血之力能及，唯豁痰化瘀方可祛邪却病，常用癫狂梦醒汤。

（1）善合仲景方：仲景治郁已初步形成了较完整的辨证论治体系，在治疗上树立了处方用药的典范，所用方药亦有经久不衰之效。《金匮要略》指出百合病"意欲食复不能食，常默默，欲卧不能卧，欲行不能行；饮食或有美时，或有不用闻食臭时；如寒无寒，如热无热，口苦，小便赤，诸药不能治，得药则剧吐利。如有神灵者，而身形如和，其脉微数"，均为恍惚来去不可为凭之象。其病机为神志郁结，久而化火，内灼阴液，阴液有损不能濡养脏腑，神无所归。所用百合地黄汤中百合有安心、定胆、益志、养五脏之效，而生地黄能益心营、清血热，合用共奏养心安神、益阴清热之功。至于妇人脏躁，症为"喜悲伤欲哭，像如神灵所作，数欠伸"，多因忧思过度而心阴受损，脏阴不足，神不守舍而起，所用甘麦大枣汤，起养心疏肝、和中缓急之效。临床常见两者往往同时兼而有之，故常在辨证基础上合用百合地黄汤与甘麦大枣汤以治多种郁病。叶天士指出"肝为刚脏，必柔以济之，至臻效验耳"。疏肝之品多香燥，易耗伤阴血，疏肝之际常予此质润平和之药，既能养心安神而解郁，又添柔肝缓急之力，于病大有裨益。

（2）辨证之阴阳：《素问·阴阳应象大论》认为，"善诊者，察色按脉，先别阴阳"。郁证发病症状，亦有阴阳之别。所谓"阴静阳躁"，言简意赅，可资参考。阳证者常面红目赤，目光有神，精神兴奋，急躁易怒，心烦不宁，语急声粗，喋喋不休，符合"火性急迫"特点，常以栀子豉汤清热宣解。阴证者性格内向，身静少语，精神萎靡，忧郁寡欢，胆怯易惊，声低言缓，思维迟钝，动作迟缓，为气郁痰阻之象，常合越鞠丸理气化痰。

（3）安神以解郁：心藏神，为五脏六腑之大主，肝失疏泄，情志内伤必应于心。《景岳全书·不寐》云："盖寐本乎阴，神其主也，神安则寐，神不安则不寐。"嵇康《养生论》亦载："内怀殷忧，则达旦不瞑。"失眠难寐，则夜卧时精神兴奋，思绪万千，或忆往事纷迭，或思近事纠结，翌日又精神疲惫，烦恚焦虑，如此循环，不利于病情瘥解。针对因郁证所起之不寐，郁去寐可安，寐安郁常解。就方药治疗作用而言，疏泄解郁即可以安神促寐，安神促寐即所以疏肝怡心，药性有相通之处。故常加助眠安神之药，以枣仁、丹参、五味子养心安神，或以合欢皮、郁金解郁安神。

（五）脾胃所病，通降为和

何若苹治病首重脾胃。临床常及三点：①诊察疾病必问脾胃，包括饮食、二便；②辨证立法不忘脾胃，病证纷繁，问诊知其脾胃伤，或饱胀，或疼痛，必先调脾胃；③遣方组药兼顾脾胃，无论治疗何疾，必置药物固护脾胃，或用平和之药少伤脾胃。

因脾胃为人体气血生化之源，为后天之本。《素问·经脉别论》曰："食气入胃，散精于肝，淫气于筋；食气入胃，浊气归心，淫精于脉……饮入于胃，游溢精气，上输于脾，脾气散精，上归于肺，通调水道，下输膀胱，水精四布，五经并行。合于四时，五脏阴阳，揆度以为常也。"脾胃健运，水谷得化，精微得布，方可转运生机，荣养气血，灌溉四旁，病无由生；脾胃不衰，药食可运，药力得助，方使良药得受，助正祛邪。故脾胃充盛，则五脏安和；脾胃受损，则诸症迭起。如《脾胃论》曰："脾胃之气既伤，而元气亦不能充，而诸病之所由生也。"因此，治病当善调脾胃。而调理之法，当以通降为和。

胃为水谷之海，主受纳腐熟。如《素问·五脏别论》曰："六腑者，传化物而不藏，故实而不能满。所以然者，水谷入口，则胃实而肠虚，食下，则肠实而胃虚，故曰实而不满，满而不实也。"可知肠胃为市，无物不受而虚实相传，靠的便是胃气之通降。胃气只有保持舒畅通降之性，方能奏其纳食传道之功。胃又与脾共居中州，饮食物的消化吸收亦在脾与胃的纳运互助、升降相因、燥湿相济的协调配合中完成。脾主升，胃主降，是气机升降的枢纽，但胃的通降是脾主升清的前提和基础。寒温不适，饮食劳倦，喜怒不节而伤脾胃，中焦气机斡旋失司，传导失常，致使寒热错杂于中，或痰湿困阻于中，或饮食积滞于中，气机窒塞，胃失和降，脾失升清，病由之而生。禀脾胃升降之性，治疗常以通祛疾，以降为顺。所谓“通降”，当调其气血，疏其壅塞，消其郁积，补其虚滞，常有寒热虚实之别，温清补泻之分，非单纯理气通降，而是在整体上恢复脾胃的通降之性。诚如《医学心传》所云：“但通之法，各有不同，调气以和血通也；上逆者使之下行，中结者使之旁达，亦通也；虚者助之使通，寒者温之使通，无非通之法也。”而通降之法，常用有五：

（1）枢机不利，当辛开苦降：胃气失降，气机壅塞，胃脘痞塞胀满，胃气上逆可有恶心、嗳气、泛酸、呕逆，浊阴不降可有大便难解，若胃气不降影响脾气升清，又生飧泻。常用辛开苦降法，方选舒胃饮。舒胃饮为半夏泻心汤化裁，在其基础上加蒲公英和胃消痞，加厚朴下气除满，再加沉香曲下气宽中，调诸般气郁。此方寒热平调，升降相因，虚实兼顾，应用甚广。常加佛手，此药质润，能疏肝理气，和胃止痛。泛酸加煅瓦楞子、海螵蛸制酸止痛。

（2）气血瘀滞，当理气活血：胃为多气多血之腑，《临证指南医案》曰：“初病在气，久必入血。”气病及血，血络有瘀，常有胃痛，痛处固定，舌暗而紫，常用何任创制的脘腹蠲痛汤（炒白芍、炙甘草、香附、乌药、海螵蛸、延胡索、川楝子）。此方以金铃子散泻肝热气滞兼活血止痛，香附行气止痛，乌药温散寒痛，海螵蛸制酸止痛，芍药甘草汤酸甘化阴，和阴血而通胃络，柔肝阴而缓急痛，能治气、血、寒、热诸般疼痛。疼痛较甚，常加九香虫、刺猬皮。九香虫能通滞气，壮元阳，对肝胃气滞疼痛及痞满胀痛均有成效；刺猬皮能祛瘀止痛，活血止血，《本草纲目》记载其能治胃脘痛、肠风下血、痔瘘下血等症。二者合用，能加强通络祛瘀之功。

（3）饮食积滞，当消导和胃：暴饮暴食，受纳过度，胃失通降，积滞于胃，可有饱胀、泛酸、矢气秽味、大便溏臭、苔白厚腻，常用保和丸消积导滞。可加莱菔子，《滇南本草》言其能“下气宽中，消膨胀，降痰，定吼喘，攻肠胃积滞，治痞块、单腹疼”，其下气消食除胀力较强，待积食得消，胀满得舒，应中病即止。

（4）胃阴不足，当养阴益胃：阳明燥土，得阴自安，胃阴不足，燥热偏盛，失于濡润，而失通降。宗叶天士胃阴学说，宜凉而通降。用“甘平或甘凉濡润以养胃阴”，待“津液来复使之通降”，常用于虚痞不食，或隐隐灼痛，泛酸嘈杂，烦渴便干，舌绛脉细等症，常用增液汤合沙参麦冬汤滋润胃阴。若兼胁肋疼痛者，为肝阴亏虚克伐胃土，常用一贯煎。

（5）中阳不运，当健脾和胃：胃病日久，由胃及脾，由实转虚。太阴湿土，得阳始运，今脾阳受损，则寒湿内生，虚而夹滞，可有纳少、口淡、泛酸、倦怠、便溏、肠鸣、苔白脉弦等症。当健脾和胃，常用香砂养胃丸。进食油腻生冷易泻，可加山药、鸡内金、生谷芽健脾止泻；大便次频量少或饮食不洁致大便稀溏，属湿热为患，可加香连丸清热燥湿。

（六）疑难怪病，挈领两端

所谓疑难怪病，常为症状纷杂、辨证不易、诊断难明、久治少效之病，《黄帝内经》《伤寒论》等经典多断以“难治”“不可治”。《灵枢·九针十二原》曰：“疾虽久尤可毕也，言不可治者，未得其术也。”张景岳亦曾论述：“医不贵于能愈病，而贵于能愈难病……病之难也，非常医所能疗。”治疗疑难怪病，当执简驭繁，探其所因，“本源洞悉，而后所生之病，千条万绪，可以知其所起”，重在分虚实，明脏腑，辨病因。虚实、脏腑为医者辨证所必须，今试从湿热、瘀血两端论之。

1. 湿热缠绵

“吾吴湿邪害人最广”，江浙地区气候潮湿，雾露氤氲，夜卧星月，沐浴当风，劳伤汗出，衣里冷湿，湿从外生；饮酒过多，嗜食膏粱，过饮汤液，积滞于中，湿从内作。内外合邪，而怯者为病。如《仁斋直指方论》所述：“滞而为喘嗽，渍而为呕吐，渗而为泄泻，溢而为浮肿。湿于热则发黄，湿遍体则重着，湿入关节则一身尽痛，湿聚痰涎则昏不知人。至于为身热，为鼻塞，为直视，为郑声，为虚汗，为脚气，为腹中胀，脐下坚，为小便难，大便自利，皆其证也。”湿邪为患，为证颇多，湿无定体，上下内外，无处不到。湿性缠绵，无似风邪散之即去，寒邪温之可消，本已难除，非一夕之功，再与热合，如油入面，更黏滞不爽，胶结难解。故湿热为患，随处可至，随症可见，若不加分析而孤立治之，头痛医头，脚痛医脚，不知挈领，治不得法，则热更炽，湿更重，或伤阴耗阳，或内陷而迭起他病。唯识得湿热之机，诸症方可消。因其症变化多端，何若苹辨湿热，辨舌象为其主要依据，多为舌质红苔白或黄而必厚腻，符合秽浊之性。

治湿热之法，徒清热而热愈炽，徒利湿则湿愈留，旨在运气，给邪出路。运气之法，分三焦三法，为宣、畅、导。上焦宜宣，开肺气，疏腠理；中焦宜运，可燥湿，化湿，健脾；下焦宜导，渗湿、利湿，旨在分利小便。合其意者，当属甘露消毒丹，组方颇为精妙。方用连翘、浙贝母、射干、薄荷宣上焦，寓“启南敞北”之意，宣发腠理给湿邪出路；藿香、石菖蒲、白蔻仁畅中焦，芳香醒脾，行气化湿，茵陈、滑石、木通清热利湿，导湿邪从小便而去。全方宣上、畅中、渗下，气机流通，湿邪得化，热邪得散，而湿热可消。正如柳宝诒所说："治湿热两感之病，必先通利气机，使气水两畅，则湿从水化，热从气化，庶几湿热无所凝结。"然因关木通属马兜铃科，服用不当可引起急性肾衰，常去之，用淡竹叶代之。因脾居中焦，脾阳不足，水湿可留。"病痰饮者，当以温药和之"，健运脾阳，如离照当空，阴霾消散，湿祛热孤，常加半夏、厚朴、生姜辛温运脾，温散水湿。此方临床应用甚广，如急慢性肝炎、发热、病毒感染、尿路感染、口疮、湿疹、糖尿病、高脂血症、精神病等。

2. 久病瘀血

《素问·至真要大论》言："血气不和，百病变化而生。"《证治准绳》亦言："人知百病生于气，而不知血为百病之胎也。"瘀血为患，或痛，或胀，或麻木，或瘙痒，或肿块，或出血，或其他闻所未闻、莫可名状之症。王清任在《医林改错》中即提出"诸病之因，皆由血瘀"，记载有50余种血瘀病证。遵先贤之训，每于临证迷惘之时，或遇顽疾无策之际，投以化瘀之法而获桴鼓之效。

辨瘀血，典型者可有癥瘕积聚，面色黧黑，肌肤甲错，舌质紫暗，有瘀斑，舌下脉络迂曲怒张，脉涩，然顽疾怪病并非皆是如此。何故得知为瘀血，何若苹认为有三方面值得留意：①无论外感六淫、七情内伤，就疾病发展、演变规律而言，遵叶天士"久病入络"之说。傅青主则进一步指出："久病不用活血化瘀，何除陈年深固之沉疾，破日久闭塞之瘀滞。"病程日久，由浅入深，由气及血，当考虑有瘀血可能。②患沉疴怪疾，多半已遍寻名医，而未获良效。失治误治不可再犯，前车之鉴仍当明鉴，可仔细分析其得失，明辨是非。前医用何法何方，有无从瘀血辨治，若未使用或可取之。③虽舌脉无明显的瘀血征象，应该参考现代实验室指标，如胆固醇增高、血液黏稠度高、微循环障碍等，可从瘀血考虑。

（1）理气化瘀：《医林绳墨》曰："血者依附气之所行也，气行则血行，气止则血止"，气为血之帅，气行不畅，血行瘀滞，方用血府逐瘀汤。此方运用较广，何若苹曾用治失眠、牛皮癣、舌麻、不孕不育等。

（2）益气化瘀：《医林改错·论抽风不是风》言："元气既虚，必不能达于血管，血虚无气，必停留而瘀。"气虚无力推动血行，日久成瘀，方用补阳还五汤，并常用于中风后遗症，有不对称症状，如半身不遂、走路偏移、伸舌歪斜、面瘫等。

（3）温阳化瘀："血气者，喜温而恶寒，寒则泣不能流，温则消而去之。"

寒气入经而稽迟，寒性收引，血脉凝滞，方可用桂枝茯苓丸、温经汤、少腹逐瘀汤，多用于少腹冷痛、恶寒怕冷、经期愆后、经色紫暗有块等症。

（4）凉血化瘀：《医林改错·积块》言："血受热则煎熬成块。"火热熏蒸，血液煎熬，浓缩黏稠，血行减缓，日久成瘀，方用犀角地黄汤，多用于顽固性面疹、红斑、过敏性疾病等。

（5）豁痰化瘀："百病多由痰作祟。"痰浊停滞于体内，特别是无形之痰，其病变的发展，可伤阳化寒，可郁而发热，可化燥伤阴，可挟风、挟热，可上犯清窍，下注足膝，蒙蔽心神，使病证错综复杂、变幻多端。朱丹溪指出："痰和瘀均为阴邪，同气相求，既可因痰生瘀，亦可因瘀生痰，形成痰瘀同病"，唐容川在《血证论》中也谈道："血积既久，亦能化为痰水"。痰瘀胶结，黏滞难去，蒙蔽心神，出现精神症状，方用癫狂梦醒汤。若为高脂血症、全身多处癥瘕积聚结节，常以桃红四物汤合二陈汤等理气化痰之品。

三、中医妇科诊治特色

（一）月经诸疾，五法治肝

何若苹临床诊治妇人诸疾，服膺傅青主与陈素庵治疗经验，认为其立论定方，均不落古人窠臼。用药纯和，无一峻品，辨证详明，易于了解，如完带汤治诸带下、定经汤瘥月经后期、黑蒲黄散疗崩漏等。《陈素庵妇科补解》中写道："女子经血宜行，一毫不可壅滞。既名月经，自应三旬一下。多则病，少则亦病。先期则病，后期则病，淋漓不止则病，瘀滞不通则病。故治妇人之病，总以调经为第一""凡治妇女之疾，先须调经"。验诸实践，凡月经不调者，则癥瘕痃癖，带下不孕，杂症蜂起。故于诊断时常问月经，于治疗常重调经。而治疗月经，首重调肝。

肝脉绕阴器，抵少腹，过乳房，布胁肋，与冲任督三脉相通，而与女子月经相关。正如《圣济总录》所说："矧妇人纯阴，以血为本，以气为用，在上为乳液，在下为月事。"气血是人体一切生命活动的物质基础，经孕产乳无不以血为本，以气为用。肝为血海，主藏血，能储藏血液和调节血量，故阴血有赖肝所藏之血充实，方能下注冲任，使血海盈溢，月事如潮。若肝血不足，肝血不藏，可致月经过少、崩漏等病。肝又主疏泄，能调畅气机，使之疏通畅达，通而不滞。肝之疏泄有常，则血行畅通，经脉流利，若失疏泄，气郁则血滞，可致经行不畅，经后淋漓不尽等。常言"女子以肝为先天"，肝之疏泄与藏血功能正常，月经方可行之有源，泄而通畅，故何若苹从肝论治月经病。调肝常有五法：

（1）理气疏肝：妇女多思善虑，心有隐曲，常有怫郁，气机不畅，肝失疏泄，则肝经循行所过皆可出现症状。上有乳癖乳核，乳房胀痛，下有少腹不适，经行不畅，或月经量少，或经行后期。“血气冲和，万病不生，一有抑郁，诸病生焉”，故妇女月经疾，首重调气，逍遥散为何若苹调经第一主方。叶天士曾指出：“《局方》逍遥散固女科圣药，大意重在肝脾二经，以引少阳生气，上中二焦之郁可使条畅”。常合梅花、玫瑰花质润解郁，宣通气血。经行不畅，常用益母草、泽兰。益母草经前一般用 20 克以活血调经，经行之际用至 30g 以畅通血行。香附谓其能“利三焦、解六郁”，为“气病之总司，女科之主帅”，多配伍使用。月经后期，常为气滞血阻，可加生山楂、王不留行子、川牛膝活血通经；乳癖乳核，加蜂房、鹿角片温阳散结；乳胀，加青皮、陈皮；乳痛，加丹参、郁金解郁止痛；少腹疼痛，加金铃子散理气止痛；月经量少者，常合四物汤补血养肝；血块多者，加桃仁、红花活血祛瘀。

（2）逐瘀清肝：不洁房事，或半产药流，伤及正气，余血未净，湿热邪毒内犯，致肝经胞脉瘀滞，反复进退，迁延日久，缠绵难愈，时有带下，少腹疼痛，腰酸，经行痛甚，经后淋漓不净，当活血化瘀、清热利湿。轻者用桃红四物汤，重者用少腹逐瘀汤。因湿热久羁，常加忍冬藤、大血藤、败酱草清热解毒，活血止痛。有青皮一药，林羲桐谓：“胁痛必用青皮（醋炒），煎服、末服并效。以青皮乃肝胆二经之药，多怒、胁有郁积以此解之”，故肝经循行所过之下腹疼痛，可投以青皮，与丹参合用并调气血。又有血竭一药，《本草备要》言之“和血敛疮，专除血痛，散瘀生新，为和血圣药”，其止痛力较强，疼痛较重者可用。

（3）温经暖肝：衣着不当，冒雨涉水，暑天贪凉，恣食生冷，使寒邪内袭，或曾有半产漏下，伤阴损阳，阴寒内生。寒客肝脉，冲任失调，胞宫失煦，经脉拘挛，不通则痛，而畏寒怕冷，少腹冷痛。寒搏血脉，血为寒凝，运行滞涩，血海不能如期满溢，则经行不畅或经期延后。《诸病源候论》有云：“妇人经水来腹痛者，由劳伤血气，以致体虚，受风冷之气客于胞络，损冲任之脉。”方用温经汤散寒止痛，温经暖宫。

（4）益肾疏肝：肝郁本乎气郁，此为实，然气郁日久，克伐肝阴，致肾水不足，肾失封藏，胞宫难以溢泻，故有月经后期或闭经，或月经先后不定期。《傅青主女科》指出：“夫经水出诸肾，而肝为肾之子，肝郁则肾亦郁。

肾郁而气必不宣，前后之或断或续，正肾之或通或闭耳。”此时当为血海空虚，无血可下，常有虚象，或面色不华，腰酸乏力，或结合B超示子宫内膜偏薄，故疏肝解郁常罔效，如张景岳述：“若谓肝补法，见肝之病者，以伐肝为事，愈疏而愈虚，病有不可胜言矣”，故应滋水涵木。肾水得滋，肝阴得养，肝郁得疏，经水自调，方用定经汤。若渠枯泽竭，血海乏源，则当填补肾精，常用紫河车、葛根、菟丝子。

（5）滋阴养肝：肝肾阴虚，水不制火，热扰胞宫，周期缩短，甚则一月两行，阴虚血少，经量不多，如傅青主所述：“又有先期经来只一二点者，人以为血热之极也，谁知肾中火旺而阴水亏乎”。肾失封藏，肝失疏泄，故可有经后淋漓，经期延长。方用何若苹之滋阴清经汤。方中以六味滋肾养肝，龟甲养阴止血，黄芪益气固摄，黄芩清泻火热，续断、桑寄生益肾止血。全方稍清火而火不伤，滋肾养肝而火不亢，育阴潜阳，补阴配阳，使月经定时而下，及时摄止。

（二）癥瘕积聚，结者散之

妇女癥瘕，多指子宫肌瘤、卵巢囊肿，是积聚之有形者，其病因各异，历代医家均有论述。凡六淫之邪侵袭、七情不畅、饮食内伤、脏腑功能失调、冲任亏损等，均可致本病发生。发病因素虽多，但主要是寒凝、气滞、痰湿、血瘀为患。寒凝：盖寒为阴邪，其性凝滞，侵袭机体易遏阳气升发及气血运行。妇人在经期或产后外受风寒，或过食生冷，中寒内生，寒气客于胞脉，内著气血。《灵枢·水胀》便述：“石瘕生于胞中，寒气客于子门，子门闭塞，气不得通，恶血当泻不泻，衃以留止，日以益大，状如怀子，月事不以时下。”气滞：肝主疏泄，体阴用阳，脏腑的气机无一不需要肝气的疏泄调达。然女子属于阴类，稍有怨尤，则介介入怀，情志不遂，使肝失调达，疏泄不利，气机闭阻。气为血帅，气行则血行，气滞则血滞。正如《妇人规》记载：“瘀血留滞作癥，惟妇人有之……或恚怒伤肝，气逆而血留，一有所逆，则留滞日积，而所以成癥矣。”痰湿：素体脾虚，水湿积聚，凝而为痰，痰与气血搏结。《灵枢·百病始生》云：“汁末与血相搏，则并合凝聚不得散，而积成矣。”积聚留滞，而成有形之邪。血瘀：《妇科玉尺》之“妇人积聚之病，虽属多端，而究其实，皆血之所为。”《血证论》更明确指出：“瘀血在经络脏腑之间，则结为瘕。”因癥瘕为实质性病变，寒凝、气滞为无形之因，终因痰湿凝滞、血瘀胞宫，渐成斯疾。

何若苹善用桂枝茯苓丸化裁治疗癥瘕。桂枝茯苓丸为缓消癥块之剂，出自《金匮要略·妇人妊娠病脉》，原文述："妇人宿有癥病，经断未及三月，而得漏下不止，胎动在脐上者，为癥痼害。妊娠六月动者，前三月经水利时，胎也。下血者，后断三月也。所以血不止者，其癥不去故也。当下其癥，桂枝茯苓丸主之。"方中桂枝温通经脉消其本寒，化气通阳行其瘀滞；桃仁味苦甘平，活血祛瘀，助君药以化瘀消癥；丹皮、芍药味苦而微寒，既可活血散瘀，又能凉血以退瘀热；茯苓甘淡平，渗湿祛痰，以助消癥之功。寒、气、湿、瘀并治，温、清、消、通共施，为何若苹治疗癥瘕主方。若大便不通，反生瘀热毒邪，故应保持大便通畅，导瘀积从大便而去。便坚者常加大桃仁用量，或再加瓜蒌子。气滞者常情志怫郁，或因发现罹患癥瘕而忧虑更甚，可用甘麦大枣汤调畅情志。若有少腹胀滞不舒，加预知子疏肝解郁，活血止痛。痰湿阻滞，常用炙鳖甲、浙贝、生牡蛎、皂角刺、海藻、昆布软坚散结。血瘀为患，非破血不可消其瘀滞，常用三棱、莪术。瘀久化热，可加藤梨根、夏枯草、玄参清热散结。或有因经期产后，不知谨避，房事不当，湿热毒邪入侵，而出现盆腔积液，少腹疼痛，痛引腰骶，常加忍冬藤、大血藤、败酱草活血祛瘀、清热解毒。

（1）中西医结合：因B超检查无创方便，为发现、检查子宫肌瘤、卵巢囊肿的重要手段，常结合以指导治疗。子宫肌瘤多为良性，恶变可能性较低，结合B超可了解大小、位置。对于肌瘤，因生长位置不同，治疗原则有所不同。黏膜下、肌壁间单个肌瘤瘤体大于5cm，且影响月经，出现经量过多，继发性贫血，影响生活者，可考虑手术。但对于多发性、复发性，瘤体较小、惧怕手术者，或如肌瘤生于浆膜下、子宫颈等位置，或无症状，则可暂不予手术，服用中药，定期复查。卵巢囊肿，需结合B超检查，了解位置、大小、血流信号、内液性质、边界情况，判断良恶性质，良性囊肿中药疗效较好，恶性则需手术介入。

（2）顺周期用药：活血化瘀法贯穿于治疗各期。瘀血不去，新血不生，而经期为排瘀血重要时期，当使经行通畅，排除旧血，而使癥瘕有转化之机，故常加益母草、泽兰、香附调经。经期因气血充盛，阴阳转化剧烈，或有疲劳、纳差、周身不适，皂角刺为搜风消肿、排脓散结之佳品，《本草汇言》言之"拔毒祛风，凡痈疽未成者，能引之以消散，将破者，能引之以出头，已溃者能引之以行脓。于疡毒药中为第一要剂。又泻血中风热风毒，故厉风药中亦推此药为开导前锋也"，然其气锐利燥烈，服用后或有胃肠道反应，故经期常不用。非经期，则重用消癥散结之品。

（3）据年龄施治：根据发病年龄，可分为虚实两端。青壮年气血尚盛，肾气未衰，刘完素提出“天癸既行，皆从厥阴论之”，此时瘀结胞中，又有肝失疏泄，月事不利，宜攻为主，可活血消癥，兼疏肝调经。围绝经期前后，肾气渐衰，遵“五旬经水未断者，应断其经水，癥结自缩”的原则，绝经后癥瘕常有自然缩小之势，或可期待治疗，而此时常出现烘热汗出、烦躁失眠等围绝经期症状，可攻补兼施，治以益肾消癥。

或谓活血化瘀之品攻逐克伐正气，然《素问·热论》指出“营卫不行，五脏不通”，气血瘀滞，癥瘕为患，则脾之运化、胃之消磨、血之统摄、水湿化泄均失其常。《儒门事亲》说，“癥瘕尽而营卫昌”“凡在下者皆可下”，一切邪实当用下法者，不可迟疑而贻误治疗时机。逐去留于腹内之癥瘕病害，则脾胃渐复，气血还元，营卫昌盛，病患向愈，此即“邪去正自安”，有故而无殒也。

（三）崩中漏下，通补奇经

何若苹治疗崩漏，临床验用，见诸实效，认为当从奇经论之。如医不明奇经，则难探病机，如徐灵胎在《医学源流论》中所谓：“血之所从生，胎之所由系，明于冲任之故，则本源洞悉，而后其所生之病，千条万绪，可以知其所从也”，悉从其源探其致病机理。

冲任：冲为血海，任主胞胎，冲任为月经之本，如《素问·上古天真论》所谓：“任脉通，太冲脉盛，月事以时下。”冲任受损，可有崩中漏下，一如《诸病源候论》所述：“漏下者，由劳伤血气，冲任之脉虚损故也”。

督脉：督脉为阳脉之海，总督一身之阳，与冲任同起胞中，一源三歧。《女科要旨·调经》论述：“冲、任、督三脉俱为血海，为月信之原。”故督脉受损，可致月事紊乱，发为崩漏。带脉：

带脉：带脉总束诸脉，《黄帝内经明堂》言：“带脉二穴，主腰腹纵……月事不调，赤白带下。”故带脉失约，亦致崩漏。

跷脉：《灵枢·脉度》有谓：“跷脉者，少阴之别直上循阴股入阴”。跷脉为肾经之别，连通生殖系统，故跷脉也与女性月经生理有着一定程度的关联，如《奇经八脉考》中载：“二跷为病，苦癫痫寒热……男子阴疝，女子漏下不止”。

维脉：阴维合于任脉，阳维合于督脉，总系全身经脉，为一身之纲维。

故维脉为病，亦可致崩漏。叶天士在《临证指南医案·崩漏》中概括道：“思经水必诸路之血，贮于血海而下。其不致崩决淋漓者，任脉为之担任，带脉为之约束，刚维跷脉为之拥护，督脉以总督其统摄。今者但以冲脉之动而血下，诸脉皆失其司，症固是虚。”

治疗崩漏应根据“急则治标，缓则治本”的原则，灵活运用塞流、澄源、复旧三法。塞流指在暴崩之际，急当止血防脱，用塞流止血法。澄源指在血减后进一步求因治本，标本同治，止血与调理同时进行。复旧包括善后调理和调整月经周期。何若苹不落古人窠臼，认为在临床运用时三法不应截然分开，若仅塞流而不澄源，则病因不明，邪患不除，若仅澄源而不复旧，则正气不复，必将再崩，而澄源贯穿始终。再者，不同年龄妇女患病病机略有不同，所用方药亦有所不同。

（1）塞流：已婚妇女因房劳过度，或产育不节，或经期行房等耗伤肝肾精血，病程日久，缠绵不愈，初则局部经脉受累，日久八脉俱病而发崩漏。因“精血皆有形，以草木无情之物以补益，声气必不相应”，治疗奇经多用血肉有情之品，栽培身内之精血，方用吴鞠通之通补奇经汤。李时珍述：“八脉散在群书，略而不悉。”奇经主药，亦散在论述。如龚商年评述《临证指南医案》：“冲脉为病，用紫石英以为镇逆；任脉为病，用龟板以为静摄；督脉为病，用鹿角以为温煦；带脉为病，用当归以为补宣。”再参《得配本草》《奇经八脉考》之说，阿胶主入阴维，补血止血。枸杞子益冲督，肉苁蓉、补骨脂补奇经之虚，沙苑子补肾固摄，小茴香辛温入冲脉，通奇经而不滞，使温养之中有行血之功，再加地榆炭以收涩止血。全方通补八脉，奇脉阴阳调和，则崩漏自止。亦加淡竹茹，陈修园谓：出血证用新刮青竹茹一捻，随宜佐以寒、热、补、泻之品，一服即效。”竹茹本为和胃止呕、清热化痰之药，然何若苹用于崩漏屡用屡验。而青春期少女之崩漏，因其未经人事，一般不考虑房劳致病，无八脉俱惫之说。其天癸初至，肾气未充，冲任未盛，或逢考试，曲运神机，劳脑萦心，耗损心脾，冲任失固，胞中之血遂走而崩，宜益冲任二脉。如徐灵胎所说：“治冲任之法，全在养血，故古人立方无不以血药为主。”故常用黑蒲黄散益摄。方中四物益冲任，辅以多种收涩止血炭药，焉能不获佳效。

（2）澄源：崩止之后，已婚妇女在用通补奇经汤基础上，易方为补益冲任汤。该方为何任所制，即去阿胶珠、地榆炭、补骨脂等止血之品，而加二至丸组成。常言“八脉隶属肝肾”“阴虚阳搏谓之崩”，二至丸滋补肝肾、清热止血，而起溯本澄源之功。至于室女，如张景岳在《景岳全书·妇人规》中论道："崩淋之病……未有不由忧思郁怒，先损脾胃，次及冲任而然者"，提出："用参、地、归、术甘温之属，以峻培本源"的治法。室女崩止之后，多撤去收涩炭药，以四物为底合四君成八珍汤，健脾益气、补血复旧。

（3）复旧：塞流、澄源皆因证选方，澄源之际已寓复旧之意。塞流之方服至血止，澄源之药用至经前，而复旧则始于经前。据何若苹之意，复旧更多是指复月经周期的规律性以通奇经胞脉。正常月经如"月之盈亏，潮之有汛"，月月如期，藏泻定时，应时而下。经行前后胞宫气血壅盛，变化急骤，欲泻不藏，此时当和调气血，因势利导，引血畅行，除旧生新，方用逍遥散加味。经行畅通，无余血残留，方可冀经后期崩漏自止。若不止，则再复塞流、澄源、复旧之法。如此几个周期，重新建立肾-天癸-冲任-胞宫轴之规律，则经水自来，自断其漏。

需指出的是，崩漏为经量、经期、周期的严重混乱，或有患者难以明确处于经期或经后期，可据其症状佐以参考。若其经行量大夹有血块，伴腹痛乳胀，多为行经之时，断不可行治崩之法，否则固涩成瘀，留有后患，而滴沥不尽。当待其症状减轻、经量减少后再行摄止。但若势如血崩，量大如注，应急行固脱之法。崩止之后需连服一段时间，方可巩固。调冲任益奇经之法，不仅用于崩漏，凡符合证情，月经过多，经期过长，均可用之。

作为何任的女儿和学术经验继承人，何若苹如今亦是声名远扬。2007年被评为"浙江省优秀医师"，2010年被卫生部、国家中医药管理局授予"全国医药卫生系统先进个人"荣誉称号，2016年获浙江省人民政府科学技术嘉奖。现为浙江省名中医，浙江中医药大学兼职教授、传承型博士生导师，第五、六批全国老中医药专家学术经验继承工作指导老师，建有全国名老中医药专家传承工作室。已发表学术论文四十余篇，整理出版《何任医论选》《何任医学经验集》《何任医学全集》等著作9部，主持完成多项课题，荣获浙江省人民政府颁发的浙江省科技进步一等奖、二等奖，并多次获得浙江省中医药科技进步奖。

第二节 《金匮》研究旨趣新

范永升教授是何任的传人之一。1977～1978年，他作为学校指派的助手在何任身边工作了一年。1978～1981年，他作为浙江中医药大学首届硕士研究生，在何任导师组长的指导下，围绕中医古典医著学习研究了3年。

留校工作以后，一直得到何任的关心与指导。范永升教授在何任的指导与影响下，围绕《金匮要略》开展了一系列研究，在传承何任研究《金匮要略》学术成就基础上，守正出新，又取得了一系列丰硕成果。

一、界定学科内涵，深入探讨《金匮要略》学术思想

20世纪末，为改变研究生招生专业目录过细的弊端，教育部将《伤寒论》《金匮要略》《温病学》三个学科合并成为“中医临床基础学科”。对此，范永升教授对学科性质、内涵、外延，与相关学科的关系，进行了深入的研究，提出这三门课程既有基础理论的内容，又有临床学科的性质，是一门基础到临床的桥梁学科。对中医临床基础学科提出了五大发展任务，即加强诊断方法的研究，重视辨证方法及其规律的研究，注重论治方法与规律的研究，把握证治统一规律的研究以及充分发挥仲景理论与温病学说在临床中作用的研究。

范永升教授系统研读了中医经典著作，特别是《金匮要略》。认为《金匮要略》建立了以病为纲、病证结合、辨证论治的杂病诊疗体系，现代很多病证论治都未脱离《金匮要略》之窠臼，其治法方药都是金匮方或由金匮方所衍化而来。他重视《金匮要略》学术思想的研究。1981年，范永升教授根据《金匮要略·黄疸病》，旁证《伤寒论》，将张仲景治疗黄疸病的主要治则治法进行整理，提出了“《金匮》治疗黄疸的八法”。例如以茵陈蒿汤为代表的清热解毒法适用于热重于湿的黄疸；以大黄硝石汤为代表的攻下实热法适用于热结成实的黄疸；利水消瘀法则包括以茵陈五苓散为代表的利水渗湿以及以硝石矾石散为代表的消瘀润燥法，分别适用于湿重于热和女劳疸挟瘀；以大柴胡汤为代表的调和肝脾法用治土壅木郁的黄疸；以茵陈四逆汤为代表的温阳退疸法适用于寒湿黄疸；以小建中汤为代表的补脾健中法适用于久病虚证黄疸；以桂枝加黄芪汤、麻黄连翘赤小豆汤等为代表的和卫达邪法适用于黄疸有表证者；吐法适用于黄疸邪在膈上者。这些对于指导临床具有重要意义。范永升教授还对《金匮要略》痰饮病的证因方治进行了归纳总结，认为痰饮重在饮，饮与水同类；总结了“二饮”“四饮”“五饮”与脏腑的关系及其主证；阐发“温药”与“和之”的寓意；从水液输布最主要的肺脾肾三脏及其主要方剂如小青龙汤、苓桂术甘汤、肾气丸，总结痰饮病的证治；以仲景的小青龙汤治例得到的启示等几个方面系统论述了《金匮要略·痰饮咳嗽病》的特点。深入阐发《金匮要略》的学术内涵。

二、主编《金匮要略文摘》，为学习提供方便

1982年初，范永升教授硕士毕业不久，就萌发了编写《金匮要略文摘》的想法，因为研究《金匮要略》的论文多而杂，也没有进行整理，这让大部分的人很难知道自己的课题之前是否被研究过，于是组织了一批青年教师和在读研究生一起将1949年至1981年间发表在全国各中医药刊物上几千篇有关《金匮要略》的学术论文摘录成文摘。然而在如何分类的问题上遇到了困难，例如像金匮肾气丸，它的内容是跨篇的，在中风历节、虚劳、痰饮、消渴、妇人杂病等篇都有涉及，还有一些综合性的内容简单地按篇分类也是不合适的。经过认真思考，《金匮要略文摘》一书的结构分为正篇与附篇两部分，正篇就是按照《金匮要略》篇目划分，附篇以综述、学术讨论、生平考证等内容分类。该书得到了南京中医药大学孟景春教授等全国知名老专家的好评。在此之后，范永升教授又组织青年教师不断加入新的研究论文文摘，十五年后，由浙江大学出版社出版了《金匮要略现代研究文摘》。该书的问世，为从事《金匮要略》的教学、科研等中医药人员提供方便，对推动《金匮要略》的研究，指导临床应用《金匮要略》方药大有裨益。

三、主编《金匮要略》教材，专列“辨治思路与要领”栏目

范永升教授一直从事《金匮要略》的教学，自2002年至2017年，主编了国家中医药行业《金匮要略》7～10版的本科教材，以及成人教育和自学考试的教材。《金匮要略》作为中医临床基础的主体课程，是连接基础学科与临床学科的桥梁，其中包含诊法学、辨证学、治疗学等多方面的内容，考虑到中医院校课堂教学与临床教学存在脱节的现状，他创新编写体例，首次增设“辨证要领与思路”栏目，在每一段原文后，都加入了这一板块，重点提炼张仲景临床辨治思维，有利于学生掌握张仲景辨治疾病的规律与要领，有助于学生临床能力的培养。比如百合病第一条关于脉证病机的条文，“辨证要领与思路”指出，辨别百合病的主要临床依据是心肺阴虚内热引起的心神不宁及饮食失调等症状，其次是阴虚内热所致的口苦、小便不利、脉微数。百合病的基本治则是养心润肺、滋阴清热，但需要因人而异，随证治之。这些思路、要领，提纲挈领，使学生更好地透过条文，理解仲景的深意。范永

升教授指出："辨证治疗要四诊合参，这是它的核心。我们可以将原文背诵，将其与临床挂钩。但更重要的是抓住它的辨证要领、病机以及病变的本质。将这些辨证要领提炼出来，学生们才能更好、更快地掌握要点的内容。"对于该教材的创新也得到了全国同行专家的认可与好评。

四、主编《金匮要略百家集注》，成研究《金匮要略》之大观

《金匮要略》被古今医家称为方书之祖、医方之经，治疗杂病的典范。但自汉代《伤寒杂病论》问世后，因为战乱等原因，一度散失不全。晋代王叔和《脉经》、巢元方《诸病源候论》、孙思邈《千金要方》等都载录了部分原著的条文，直到宋代林亿对《金匮玉函要略方》进行校订编次而成《金匮要略方论》，明代赵开美寻获校刻，流传至今。1985 年，首届国医大师何任承担了卫生部中医司下达的任务，即主编《金匮要略校注》。范永升教授有幸加入了由中青年骨干教师组成的项目研究组。经过 5 年的辛勤工作，1990 年《金匮要略校注》由人民卫生出版社正式出版，1992 年该项目获国家中医药管理局科技进步二等奖。此后，范永升教授的主要研究领域都聚焦于《金匮要略》，研读《金匮要略》各家注本，收集现代研究《金匮要略》的文献，例如 1340 年元代仿宋刻本《新编金匮方论》、1956 年中国中医研究院的内部教材《金匮语释》、1984 年中华中医药学会上海分会编写的《金匮要略讲座资料选编》等资料。另一方面，在《金匮要略》方药的现代研究方面取得了不少成绩，如大黄附子汤治疗慢性肾功能衰竭，桂枝茯苓丸治疗子宫肌瘤等，这些都值得扩充到新的《金匮要略》的研究著作中。20 世纪 30 年代的吴考槃的《金匮要略五十家注》以及 20 世纪 50 年代黄竹斋的《金匮要略方论集注》都是《金匮要略》研究的集大成者，有感于此，范永升教授一方面希望更加系统地梳理古今中外对《金匮要略》条文的注解，使后来者对《金匮要略》原文有更加全面的了解，另一方面希望全面反映《金匮要略》研究的动态，他多年来一直专注于《金匮要略百家集注》编写，现已进入收尾阶段，相信《金匮要略百家集注》的出版，会成为研究《金匮要略》之大观。

五、经方与时方相结合，治系统性红斑狼疮等难治病

范永升教授临床功底扎实，在 40 余年的实践中积累了大量的临床经

验，特别是对金匮方药的临床应用方面，颇多心得。例如根据阴阳毒“面赤斑斑如锦文”等症状描述，结合阴阳毒的病机，认为阴阳毒与现代医学的系统性红斑狼疮相似，首次提出了从毒瘀虚论治系统性红斑狼疮的中医基本治法——解毒祛瘀滋肾法，并将经方升麻鳖甲汤与时方犀角地黄汤相结合，创立了解毒祛瘀滋肾的基本方及其治疗方案，用于治疗系统性红斑狼疮，取得了较好的临床疗效。经过多中心、大样本、随机双盲对照研究证实，解毒祛瘀滋肾方结合西药治疗 SLE 具有提高疗效，减少激素用量，减轻激素不良反应，提高生活质量等效果。该成果获得 2011 年国家科技进步二等奖。范永升教授临床还常用白虎加桂枝汤、乌头汤、桂枝芍药知母汤分别治疗热痹、寒痹、寒热错杂的痹证，用甘草泻心汤治疗复发性口腔溃疡，用黄芪桂枝五物汤治疗雷诺综合征，临床疗效均明显。这些都与范永升教授几十年的《金匮要略》教学与基础研究密不可分。

六、医教研协同，推动学科进步

1990 年，范永升教授从日本留学回国后，就开设了浙江省内首家中医风湿病专科门诊。由于范永升教授熟悉中西医两套方法，从而使其两者有机结合，取得了较好的临床疗效，患者逐渐增多。两年后，当时已经是浙江中医学院基础部主任的范永升，抓住国家重视中医药事业发展的契机，在当时的浙江中医学院的西医教学楼创建了专科门诊部。该门诊部的创立，进一步扩大了中医风湿病专科的影响。到 2004 年，浙江中医药大学附属第二医院成立了风湿科病房，2007 年获建国家中医药管理局“十一五”重点专科，2011 年获建卫生部临床重点专科，2014 年获建国家中医药管理局中医风湿病协同创新中心，2018 年牵头系统性红斑狼疮中西医临床协作试点项目，还作为医院的重点病种成为国家第二批中医临床研究基地。在范永升教授的引领下，浙江中医药大学附属第二医院风湿科成为在全国具有较大影响的风湿病专科。同样，《金匮要略》学科作为浙江中医药大学的传统优势学科。在范永升教授的带领下，该学科于 1994 年成为浙江省重点学科，学校于 2001 年成为国家中医药管理局重点学科建设单位，该学科于 2005 年成为浙江省政府“重中之重”学科，2007 年以《金匮要略》为主的中医临床基础学科成为国家重点学科，这也是浙江省属高校中首个国家重点学科，极大地推动了该学科的发展。

作为何任的弟子，范永升教授一直非常努力，在医、教、研等方面都取得了一系列成就。范永升教授于 2001 年被评为浙江省名中医，2008 ～ 2016 年先后被确定为第四～六批全国老中医药专家学术经验继承工作指导老师。2009 年的“中医经典课程传承与创新培养体系的构建与应用”获得国家教学成果二等奖，2011 年的“从毒瘀虚论治系统性红斑狼疮的增效减毒方案构建与应用”成果获国家科技进步二等奖。2013 年作为首席科学家承担了国家重点基础研究计划——973 项目“‘上火’的机理与防治研究”，通过五年的协同攻关研究，基本阐明了上火发生的生物学基础、中医药治疗的基本机理，提出了上火的诊断和防治方案并成为中医行业标准。2016 年获得首届中医药高等学校教学名师称号，2017 年被评为首届全国名中医，同时又被教育部授予黄大年式教师团队，2018 年被国家中医药管理局评为首届岐黄学者。

第三节　肿瘤顽疾正邪治

金国樑自 1987 年始跟随何任侍诊学习，于 1990 年有幸正式拜师入门成为何任的学术经验继承人，从事临诊和学术经验的继承与整理研究。金国樑从师学习多年，深得何任的悉心传授，在学术和医术上大有长进，受益终身！为医数十年，但凡在学术和医术上能取得一些成就，无不与何任的精心培养和无私的传授有关，这已深深地烙入了金国樑的心灵。

数十年来，金国樑在临床实践中，传承和发扬何任的学术经验与临证特色，尤其在对肿瘤病的诊治方面，运用何任倡导的“不断扶正，适时攻邪，随证治之”的中医治疗癌症十二字法则，临床效果良好，使广大患者获益。

恶性肿瘤是严重危害人类健康的一类常见病，它不仅危及患者生命，而且给家庭和社会生活带来很大影响。防治肿瘤已成为当今医学领域中的重要研究课题和迫切任务。为此，各国的医药学家们正在从各个方面积极探索防治肿瘤的方法，并取得了不少进展。而我国在癌症的治疗中，目前正在走独特的中西医结合治疗的路子，既充分发挥现代肿瘤治疗的作用，同时又运用中医中药之特长，互相配合，发挥两者优势，使癌症的近期与远期治疗效果都有了进一步提高。

“不断扶正，适时攻邪，随证治之”系何任倡导的治疗肿瘤的十二字法则，这是何任数十年临床经验与不断探索之总结。多年来，金国樑在对肿瘤病防治的临床研究与实践中，传承此“十二字”法则，并精于此法则的运用与发挥，对法则的要义有独到的领悟，其认为但凡癌症的发生、发展及其整个病变过程，无不与人体正气的内虚及抗病能力的不足等密切相关。而以扶正为大法，适时配用攻邪抗癌和随症加减的法则治疗，对于提高患者的抗病能力，控制病情的发展，延长生存期，乃至痊愈康复，均有较好的治疗效果。对于癌症，首先应争取综合治疗，适宜手术者应尽早手术，适宜放化疗的要及时放化疗等。但就中医治疗而言，则宜此十二字法则。故每于临证善用此十二字法则治疗各类癌症病人，尤其经手术或放化疗等治疗后的病人，有的是晚期病人，常能获得良好的临床效果。有的患者经治疗后，病情得到明显的改善或控制，有的则延长了生存期，有的则恢复了健康。因此，求治者众多。金国樑曾多次受邀到印度尼西亚、马来西亚、美国等国为当地华侨会诊治疗。2011 年 6 月，应邀在由世界中医药学会主办的首届大洋洲中医药论坛上作题为“中医治疗癌症十二字原则”的主题演讲，受到与会各国学者和同行的一致好评。

一、 阐发治癌“十二字”法则之要义与运用

1.“不断扶正”，乃治本之法

对于癌症的治疗应自始至终以调整正气，培益本元，使病人提高抗病能力为大法，即“不断扶正”。而视不同的阶段，在用药程度上略有轻重而已。此乃治疗癌症“十二字”法则的主导思想和运用之基本法度。

盖“正气内存，邪不可干”“邪之所凑，其气必虚”，这是祖国医学对于人体疾病发生之认识的基本理论。它强调了人的正气对于维持机体的正常生理功能和抗病能力、防止疾病的发生有着极为重要的作用。正气内存，机体的正常生理功能运行有序，抗病能力健全，能有效防御病邪，疾病不易发生。反之，正气内虚而容易遭受病邪的侵袭，引起疾病的发生。而癌症的发生与发展，求其根本原因，亦是“正虚”“邪凑”所致，即由于机体内部的正气不足，抗病能力的下降，不能有效地抵御致癌物质即“病邪”的侵袭，使之乘虚而入，最后导致癌症的发生。此说亦可以从以下几个方面得到佐证。

（1）从现代医学对癌症的形成、发展之认识来看现代医学认为，环境中的致癌物质进入人体后，并不能直接使人体患癌。这主要取决于机体防御能力（如代谢功能、免疫功能等）的正常与否。防御能力强，致癌物质进入人体后，即能被及时消除、排泄；如防御能力失常（弱），则不能消除致癌物质的入侵，使之在机体细胞内生长、发展，最后形成癌症。因此，许多癌症

研究人员指出，每个人都有可能在某个时间在体内产生癌细胞，重要的问题在于人体的免疫系统能不能消除诱发因素或产生的癌变细胞，不使其发展为肿瘤。如果得癌症，意味着机体的防御系统可能在某些方面出现故障。医生的任务是尽一切力量来增强人体的抗癌能力。不难看出，现代医学所说的“免疫功能”“防御能力”等，与祖国医学之“正气”的内涵和所起的作用，是一致的。

（2）从发病年龄来看癌症多发于中老年者，尤以老年人居多。何也？夫“男子五八肾气衰……”“女子七七任脉虚”，说明人到40岁以后，肾气开始虚衰，正气逐渐不足，并可随着年龄的增高，其虚益甚，机体的正常生理功能和抗病能力下降减弱。因此，容易受致癌物质即“病邪”的侵袭而发病。如明代申斗垣谓：“癌发四十岁以上，血亏气衰，厚味过多所生……”

（3）从临床所见来看由于种种原因，癌症从形成到被确诊，往往是一个较长的过程。其一经确诊，多数病人已属中晚期。而到中医就诊者，又多是已经过他法（如手术、化疗、放疗等）治疗，此时已多属久病而虚。凡此等等，均说明癌症的发生、发展及其整个癌变过程，与机体内正气的虚有着重要关系。正胜则邪退（癌细胞得到抑制或消除，病情控制或减轻乃至康复），正虚则邪进（癌细胞生长、转移，病情进一步发展）。因此，对于癌症的治疗应自始至终以调整正气、培益本元，提高病人的抗病能力，即“不断扶正”为基准，此乃治本之法也。

2.“扶正”当以补脾益肾为重

“补脾益肾”，这是临床用来扶正培本的具体措施。此宗明代李中梓的“善为医者，必责根本，而本有先天后天之辨，先天之本在肾，后天之本在脾”之意。脾肾的功能在人的生命活动中起着十分重要的作用，它们是人体正气之所系，生命之根本，故“肾为先天之本”“脾为后天之本”。就肾的功能而言，《难经·三十六难》曰：“肾两者，非皆肾也，其左者为肾，右者为命门。命门者，诸神精之所舍，原气之所系也”以此指出肾中阳气之重要。明代张介宾谓：“命门为精血之海，脾胃为元气之根，水火之宅，五脏之阴气非此不能滋，五脏之阳气，非此不能发。命门有火候，即元阳之谓也，即生物之火也。”这都说明肾（命门）是先天之气蕴藏所在，人体生化之来源，是生命的根本。从整个肾的功能来看，它还具有“藏精”“主水”“纳气”“主骨”“生髓”“开窍于耳及二阴”的广泛功能。而肾精肾气又包含了“元阴”“元阳”“真阴”“真阳”等。这都提示肾具有调节人体生长、成熟、防御、应激、平衡、代谢等各重大作用。而脾之功能，《黄帝内经》曰："脾为仓廪之官，五味出焉，能化糟粕，转味，而出入者也。"说明它是机体正常生理活动所需要的营养物质的来源。其"主运化"，能将水谷之精微输养全身而把湿浊之气排泄。"主统血"，能使血液在经脉内正常循行。"主四肢、肌肉"，能使全身肌肉及四肢得到濡养和活动。从脾的整个功能来看，足以说明它对全身的协调活动，特别是对于饮食的消化、吸收、代谢及化生全身气血等方面，都有着非常重要的作用。

从上可见，脾与肾对于人体的正气，以及整个生命活动，有着至关重要的影响，故被视为"先天之本"和"后天之本"。因而，以补脾益肾来"扶正""培本"，是切实可行的。在具体应用补脾益肾时，尤需注重扶脾。如果脾胃这个后天之本的生化之源不能好好运化，那么任何补养都不能起到应有的作用，故扶正亦应以扶脾胃为首要。当然应视病情需要，或以补脾为主，或以补肾为主，或脾肾双补。临床上常选用的补脾益气药有党参、生晒参、太子参、白术、黄芪、茯苓、薏苡仁、红枣、炙甘草等，补肾类药有干地黄、制黄精、制何首乌、六味地黄丸等，补血养阴药有当归、鸡血藤、女贞子、枸杞子、麦冬、北沙参、西洋参等。这些药物经临床和药理实验证明，不但具有良好的补益扶正的功效，而且还具有较好的抗突变、抗癌的作用。

3. 审度病势，"适时攻邪"

"适时攻邪"，即在扶正的基础上适时地用具有解毒消肿、祛瘀散结等作用的中药抗癌。选用中药中具有较好解毒消肿、祛瘀散结等功效的攻邪抗癌药治疗癌症，是中医临床常用的方法之一，用之适当则效果较好。但切忌"粗工凶凶，以为可攻"的蛮干，应根据病情的需要，适时用之。所谓适时，即凡早期患者或未做过手术和放化疗，体力尚可的，可以多用些抗癌中药。如果已在化疗或放疗或靶向治疗中，则中药就不一定再用攻邪抗癌药等。总之，用攻邪抗癌药，应根据病人的体质、病情和病变的不同阶段，适时地应用。在临床上常选用的攻邪抗癌中药有：七叶一枝花、白花蛇舌草、石见穿、半枝莲、半边莲、山慈菇、猪苓、猫人参、藤梨根、蒲公英、威灵仙等。

4. "随证治之"，标本兼顾

癌症的病变是个慢性发展的过程。在这个过程中，每个病人由于不同的体质、年龄，性别的差异，病程的长短，病情的轻重，饮食、环境等的不同，而其所表现出来的症情亦不尽相同。因此，在治疗过程中须视症情而进出。如出现疼痛、发热、出血、水肿等症状，这就需随时加减药物，如用解热、镇痛、止血、利尿消肿药等。有些轻的合并症状，如化疗后的胃纳差或呕吐等，就应针对症状而用药。具体可根据“急则治其标，缓则治其本”或“标本兼治”进行。在临床上还可加用宁神安脏之品，如淮小麦、炙甘草、百合等。临证中，癌症患者烦躁失眠者不少，此时亦应注意安宁病人的情志，使其保持较好心理状态，除加用宁心安神药外，还应耐心做病人的思想工作，鼓励他（她）们树立战胜疾病的信念，这亦有益于治疗和康复。

综上所述，“不断扶正，适时攻邪，随证治之”是治疗肿瘤行之有效的重要法则，有极高的临床指导意义。

二、治癌痛，视轻重各有所施

疼痛是癌症的一个症状，尤其是癌症发展到晚期，由于癌肿的增大，使包膜绷紧，或压迫、侵犯组织器官，或刺激神经，通过中枢神经系统的反射，产生痛感较为明显。此时，疼痛可作为一个主要症状而折磨病人，有的患者常因疼痛而纳食无味，寐不能安；有的甚至因之而对生活失去了信心。因此，有效地制止癌痛，这对减少病人的痛苦，乃至控制病情的发展，在癌症的治疗中有着积极的临床意义。

1. 用芍药甘草汤治疗轻度癌痛

所谓癌痛轻者，指癌痛隐作，疼痛尚能忍受，或按压后疼痛有所缓解，或癌症早期疼痛初见者等。对此类癌痛，以《伤寒论》的芍药甘草汤加延胡索等止痛收效。芍药甘草汤功能和血养阴，缓急止痛，原系仲景治疗伤寒因误用汗法伤及阴血而致“脚挛急”之方。然从本方之功能与临床应用而言，实是治疗多种痛症之效方。不但内科之急性胃炎、慢性胃炎、肠炎、肝炎、胆囊炎、蛔虫病等所致的痛症，妇科之痛经及伤科之腓肠肌痉挛等痛症用之有效，而且用于治疗癌症疼痛，亦同样有效。白芍性味寒酸，既能养血柔肝，缓急止痛，敛阴收汗，治胸腹胁肋疼痛，阴虚发热等，又能“除血痹，破坚积”“通顺血脉，散恶血”，而消痈肿，治疗中恶腹痛。甘草性味甘平，既能益气健脾，调和营卫，又能利血脉，解诸毒，消痈肿，而缓急止痛。二药配用，则虚者可补，瘀者可散，急者可缓，痛者可止。药理实验表明，芍药甘草汤对中枢神经或末梢神经均有明显的镇静、镇痛作用，不论是对躯干或四肢等表面肌肉，还是对体内深在之平滑肌脏器挛急时用之均有卓效。其中甘草又有抗变态反应和抗肿瘤的作用。本方加延胡索，旨在增强止痛作用。夫延胡索之功以活血散瘀、理气止痛见长，是临床上常用之止痛要药，对中枢神经系统有良好的止痛、催眠、镇静与安定作用，可治多种痛症。以此三味配用治疗癌痛，凡疼之不甚者，多能获效。

举例：黄某，男，58岁，某公司经理。2001年9月初诊。肝癌伴腹腔淋巴累及，近日来腹部疼痛不已，苔白、脉弦。治宜蠲痛为主，并扶正祛邪。以芍药甘草汤加味：太子参15克，炙黄芪15克，白芍18克，炙甘草9克，延胡索9克，川楝子9克，蒲公英30克，绵茵陈30克。服上药7剂，疼痛止。辍药二天后又作，续予原方21剂，疼痛得到控制。

按：本例转移性肝癌，近以疼痛为主要症状，故以芍药甘草汤加延胡索、川楝子（金铃子散）养血柔肝，行气活血，缓急止痛。患者年事已高，又系二次手术后复发，属正虚邪实，而佐太子参、黄芪以益气扶正，佐绵茵陈、蒲公英解毒祛邪。

2. 用仙鹤草、白英合失笑散治中度疼痛

随着癌症病情的发展，疼痛可逐渐加重。对此类癌痛，若以芍药甘草汤不效者，重用仙鹤草30～120克，白英（即白毛藤）15～30克与失笑散（生蒲黄9克，五灵脂9克）等配伍取效。一般认为，仙鹤草是凉血止血药，白英是清热解毒药，于止痛时则鲜有人用。其实此二味不但善于凉血止血及清热解毒，而于止痛亦有良效，并有一定的抗癌消肿作用，其止痛效果尤因剂量增大而明显。《闽东本草》《药材学》等，亦记载仙鹤草、白英有止痛消炎作用及活血逐风，治恶疮、除风湿骨痛等效用。失笑散则善以活血行瘀、散结止痛取胜，是临床上治疗瘀痛之效方。癌痛多由邪气恶血瘀结脏腑、经络而致“不通则痛”，故重用仙鹤草、白英与失笑散配用，治疗癌痛之较甚者，具有祛风活血，行瘀散结，抗癌消肿，制止疼痛的效用。

举例：陆某，女，72岁。1998年11月初诊。肺癌晚期。近半年来右胸及背部时有疼痛，并逐渐加重。气急，面浮，溲少，大便干燥，苔白满，脉弦。蠲痛为主，佐以清消。处方：黄芪20克，枸杞子30克，生地30克，仙鹤草40克，白英20克，生蒲黄9克，五灵脂9克，全瓜蒌12克，鱼腥草20克，冬瓜子30克，冬瓜皮30克，野葡萄根15克。服上药10剂后，胸痛明显减轻，气急、面浮、溲少、便干等症亦渐解。续服至稳定。

3. 以鼠妇合六神丸缓解剧烈疼痛

癌症发展到晚期，尤其是肺、肝、胰等部位癌症患者，有时其疼痛是剧烈的，西医常用阿片类药物止痛。对此类癌痛，拟用鼠妇与六神丸等配用治之，效果较好。鼠妇又名湿生虫，为鼠妇科动物平甲虫的干燥全体，性味酸凉，无毒。功能破血利水，解毒止痛。鼠妇是一种良好的定痛镇静药，曾有报道用鼠妇研末装胶丸吞服用于手术后疼痛，效果明显。而六神丸功能清热解毒，消肿止痛。一般常用于咽喉痹痛、痈疽疮疖之症。临诊中以本品与鼠妇配用，抑制癌症疼痛之作用远比常用的犀黄丸（出自《外科全生集》，由牛黄、麝香、乳香、没药组成）、醒消丸（出自《外科全生集》，由乳香、没药、雄黄、麝香组成）效果要好。但六神丸有小毒，不宜久服，须中病即止。鼠妇与六神丸的用量，一般为鼠妇 9 ～ 12 克，六神丸 20 小粒（上、下午分服）。

举例：蒋某，男，69 岁，退休教师。1991 年 9 月初诊。左肺肺癌晚期。左胸部疼痛剧烈，牵及左上肢。起初注杜冷丁（哌替啶）止痛有效，后无用。疼痛难忍，冷汗，不能平卧，苔略腻，舌质暗，脉弦数。予蠲痛为先。处方：黄芪 20 克，川石斛 12 克，百合 15 克，鼠妇 9 克，六神丸 20 小粒，仙鹤草 60 克，白英 30 克，七叶一枝花 30 克。上方除六神丸另行吞服外，其余四药煎汤，将头次煎汁与二次煎汁混合，一日分 4 ～ 5 次服。服上药 3 剂后疼痛缓解。再予 7 剂，疼痛明显减轻，续服 21 剂，症状基本控制。

按：本例患者癌痛剧烈，用杜冷丁（哌替啶）亦未减，可见用一般止痛药难以奏效。以鼠妇与六神丸合用，并佐较大剂量仙鹤草、白英共伍，投之获效，足见其药止痛之功确非一般。

三、倡导中医药“靶向”疗法，提高中医治疗效果

靶向治疗，是近十余年来现代治疗肿瘤继手术、放疗、化疗、免疫治疗后，又一热门的、飞速发展的重要治疗手段。靶向治疗是指通过干扰（抑制）肿瘤生长与进展（扩散）的治疗手段。顾名思义，靶向药物就像打靶一样，使药物直接击中体内（肿瘤）病灶（或作用于癌细胞膜、细胞质、细胞核或细胞外环境），起到抑制肿瘤乃至痊愈。针对不同癌症患者基因的筛选，美国等国家的肿瘤及生物学科学家已研制出多种靶向药物应用于临床，取得可喜的疗效。经过长期的临床探索与实践，在传承何任学术经验基础上，运用中医病因、脏象学说、中药归经理论与现代中药药理研究之成果，探索总结出中医药治疗肿瘤的“靶向”中药，并倡导中医药靶向治疗。临床应用，如脑部肿瘤用金剪刀草、露蜂房、蜈蚣等；乳腺癌用山慈菇、皂角刺、天冬等；

食道癌用冬凌草、斑蝥、守宫等；胰腺癌用蜀葵、藤梨根、苦参等。临床效果良好。

金国樑作为何任的学术继承人，在中医学术上取得了不错的成绩。现为浙江中医药大学教授，主任中医师，博士生导师。曾任浙江中医药大学科研处副处长，浙江中医药大学药学院党总支书记、副院长，基础医学院党总支书记、副院长。1994 年名字被收录于《中国当代中西医名医大辞典》。多次应邀参加国际学术会议，其中，2011 年 6 月在首届大洋洲中医药论坛上，应邀作题为“中医治疗癌症十二字原则”的主题演讲，受到与会各国学者和同行的一致好评。曾应邀到美国、新西兰、马来西亚、印度尼西亚等国为当地华侨名人会诊治疗。分享“中医药也有靶向治疗”和“运用中医扶正祛邪法则治疗妇科肿瘤、消化系统及甲状腺肿瘤”的经验与体会，多次被今日早报、今日商报、杭州日报等主流媒体专题报道，并被授予 2003 ～ 2004 年度“杭城最受关注的十位医师”。主编出版《防癌抗癌中药》《中医临床概论》《养生治病茶疗方》《中医食疗学》《药海冲浪丛书》著作 5 部，发表《中医治疗癌症十二字法则》《菱角防治胃癌前病变》《抗癌中药——猕猴桃》《子宫肌瘤与冲任亏损及防治》等学术论文 40 余篇。主持浙江省科技厅、教育厅、卫生厅及中医药管理局等相关课题 5 项，获浙江省中医药科技进步三等奖。

第四节　经带癥瘕机法圆

徐光星，自 2003 年开始跟随何任学习，一直到何任去世，前后达 8 年之久，无论是医术、医德、治学等方面，均深得其传。从事中医教学、临床工作 20 余年，擅长中医肿瘤科、中医妇科、中医内科等各类疾病的辨证论治，并提出“以病论治”“以症论治”，总以辨证论治为核心的中医临床诊治观念。关于妇科经带癥瘕的治疗方面，在继承何任经验基础之上，多有发挥。

一、月经不调

月经不调，表现为月经周期、经期、经量、经色等的异常。何任治月经不调，有 8 个常用基本方：①四物汤，药用熟地、当归、川芎、芍药，功擅和血调经；②益母胜金丹，药用熟地黄、当归、白芍、川芎、丹参、茺蔚子、香附、白术、益母草，功擅养血活血、理气调经；③逍遥散，药用柴胡、当归、芍药、茯苓、白术、炙甘草、薄荷、煨姜，功擅疏肝健脾、养血调经；④定经汤，药用菟丝子、白芍、当归、熟地、白茯苓、山药、荆芥穗、柴胡，功擅疏肝补肾、养血调经；⑤六味地黄丸，药用熟地、山萸肉、怀山药、泽泻、丹皮、茯苓，功擅益肾阴、养精血；⑥黑蒲黄散，药用炒黑蒲黄、炒阿胶、当归、川芎、炒白芍、炒生地、丹皮、炒黑荆芥、炒黑地榆、醋炒香附、棕榈炭、血余炭，功擅补血止血；⑦通补奇经丸，药用当归、鹿茸、潼蒺藜、小茴香、党参、杜仲、茯苓、鹿角胶、龟板、紫石英、枸杞子、补骨脂，功擅补益奇经；⑧香草汤，药用制香附、益母草、鸡血藤、当归、泽兰、川芎、柏子仁、红糖或赤砂糖，功擅养血活血、行气化滞，使气血充盈，瘀化经通。对于妇人月经不调，徐光星结合何任的经验，拟健脾疏肝益肾之法调经，基本方为柴胡、香附、陈皮、川芎、当归、党参、茯苓、芍药、菟丝子、熟地、白术、甘草。常用药物如党参、太子参、北沙参、黄芪、白术、茯苓、白扁豆等益气健脾；柴胡、香附、橘叶、青皮、八月札、炒荆芥等疏肝理气；熟地、菟丝子、枸杞子、女贞子、续断、桑寄生、杜仲、鹿角霜等益肾调冲任。

验案举例 冯某，女，25 岁，2018 年 12 月 13 日初诊。月经易推迟，2018 年 10 月份行经 20 日方止，后至今未行，易腰酸，白带时偏多，畏冷，胃纳可，大便偏烂，夜寐宁，苔薄有红点，脉弦。治拟健脾益肾调经为先。处方：柴胡 6 克，香附 10 克，当归 15 克，茯苓 15 克，荆芥炭 10 克，菟丝子 20 克，川芎 12 克，益母草 30 克，泽兰 12 克，鸡血藤 30 克，丝瓜络 15 克，路路通 10 克，陈皮 6 克，熟地黄 15 克，山药 30 克。14 剂。

服药第 5 天月经即行，7 日净。

2018 年 12 月 27 日复诊，前方去益母草、泽兰、路路通、丝瓜络，增入党参、白术、甘草等，续以健脾益肾之法调理。

二、痛经

痛经，表现为经期或经前或经后少腹痛，或痛引腰骶，甚者昏厥、呕吐、腹泻、肢冷等。何任治痛经，常用 3 个基本方：①当归芍药散，药用当归、白芍、白术、泽泻、茯苓、川芎，功擅健脾调肝止痛；②少腹逐瘀汤，药用小茴香、干姜、延胡索、没药、当归、川芎、桂心、赤芍、生蒲黄、炒五灵脂，功擅活血祛瘀、温经止痛；③经验方，药用延胡索、白芍、生甘草、蒲公英、沉香曲、乌药、香附，功擅行气活血止痛。徐光星治疗痛经，秉承何任经验，常以《金匮要略》温经汤加减，以吴茱萸、黄连、姜半夏、当归、芍药、川芎、桂枝、麦冬、炒丹皮、生晒参为主。痛甚则加延胡索，疼痛欲呕者合上橘皮竹茹汤，疼痛胀滞则合柴胡疏肝散，月经色暗、夹瘀块则调入失笑散，伴见头昏腰酸者予天麻、杜仲、续断、桑寄生之品，并酌加合欢皮、柏子仁等养心安神。

验案举例 詹某，女，26岁，2018年7月29日初诊。痛经4年，月事前一日开始，持续4日，头痛，经量、经色、经期正常，胃纳可，大便调，夜寐宁，苔薄，舌下紫纹（月经已停6日），脉弦细，治拟温经活血止痛。处方：当归9克，赤芍15克，阿胶（烊化冲服）6克，麦冬10克，黄连3克，炒丹皮6克，党参30克，川芎12克，姜半夏9克，肉桂3克，桃仁12克，红花6克。7剂。

服药7剂，月经于8月15日行，无腹痛、头痛。

三、带下病

带下病，表现为带下绵绵不断，量多而超过正常，伴色泽或气味的异常，并有全身症状。何任治带下有3个常用基本方：①完带汤，药用白术、山药、人参、白芍、车前子、苍术、甘草、陈皮、黑荆芥穗、柴胡，补脾疏肝、化湿止带。②易黄汤，药用山药、芡实、黄柏、车前子、白果，补益脾肾、清热祛湿、收涩止带。③龙胆泻肝汤，药用酒炒龙胆草、酒炒栀子、炒黄芩、泽泻、木通、酒炒当归、酒炒生地、柴胡、生甘草、车前子，清利肝经湿热。带下之病机，与脾有关，脾失健运为内在原因。徐光星谨遵何任之法，宗傅青主以健脾胃稍佐疏肝，常以完带汤加减，以炒荆芥、山药、白术、党参、柴胡、陈皮、车前子（或易为车前草）为主，酌加白槿花、牡蛎、白果等收涩之品。若脾肾俱虚，加菟丝子、鹿角霜、桑寄生等增强益肾调冲任之功；若痰湿俱盛，予以陈胆星、苍术、姜半夏等燥湿化痰之品；若带下色黄则增入黄柏、臭椿皮、白花蛇舌草等清热解毒之药。

验案举例 钱某，女，28岁，2017年6月18日初诊。盆腔积液，白带频，月经易推迟，量多色深，绵延10日方净，痛经，腰酸，胃纳可，曾易便秘，夜寐多梦，苔薄腻，脉弦，治拟健脾止带调经。处方：白术40克，山药30克，陈皮6克，当归9克，炒荆芥10克，柴胡6克，菟丝子20克，半枝莲15克，半边莲15克，太子参30克，茯苓15克，益母草30克，绵萆薢10克，黄连

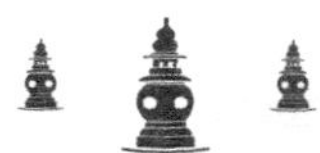

4克，鹿角霜6克。7剂。

服药后带下明显减少，腰酸较前缓解。本案白术用至40克，山药用至30克，均按傅青主原方之意，大补脾胃之气，白术重用亦可通便、祛腰间湿痹，佐柴胡、荆芥等疏肝之味，使风木不闭塞于地中，半枝莲、半边莲、萆薢等利湿祛浊解毒，脾气健、湿气消，则见效颇捷。

四、癥瘕

癥瘕，相当于西医学的子宫肌瘤、卵巢囊肿等疾病。何任辨治癥瘕，先分清气病、血病，再辨脏腑阴阳虚实，视邪正之盛衰，或以祛邪为主，或扶正祛邪并进，以《金匮要略》桂枝茯苓丸为基本方，随证加减。徐光星临证承何任之学，方以桂枝、茯苓、桃仁、赤芍、炒丹皮为主。或行气导滞法，加柴胡、枳实、沉香曲、香附等，或破气活血法，加三棱、莪术、炒土鳖虫等。或化痰散结法，加浙贝、昆布、海藻、化橘红、胆南星等。或软坚散结法，加炙鳖甲、生牡蛎、皂角刺等。或清热解毒法，加藤梨根、山慈菇、白花蛇舌草等。

病案举例　杨某，女，41岁，2018年4月12日初诊。子宫肌瘤大小3.6cm×3.2cm×3.4cm，月经量偏多，今月经适行，易乏倦，面色偏暗，面部红色瘰疹多见，胃纳可，大便调，夜寐宁，苔薄，舌下紫纹，脉稍细，治拟清益疏消。处方：红花6克，桃仁12克，赤芍30克，川牛膝10克，藤梨根30克，香附10克，海藻12克，川芎12克，山慈菇9克，炒丹皮10克，益母草30克，北沙参15克，大枣15克，鸡血藤30克。7剂。

于上方适时调入炒地鳖虫、生牡蛎、皂角刺、炙鳖甲等药。服中药4个月后，2018年8月13日腹部彩超显示子宫肌瘤大小为3.0cm×2.7cm×1.7cm。

五、乳癖

乳癖，相当于西医学的乳腺增生和乳腺纤维腺瘤等乳腺良性肿瘤。多由思虑伤脾，郁怒伤肝，以致气滞痰凝而成，应与乳岩（乳腺癌）作鉴别，以免误诊。乳癖表现为乳房中生肿块，形如梅李鸡卵，或呈结节状，质硬无痛，推之可移，无寒无热，皮色不变，可随喜怒消长。乳腺增生与月经周期有关，而乳腺纤维腺瘤与月经周期无关。对于乳癖，何任从肝从脾调冲任为治，一般常用方为逍遥散，酌加橘叶、路路通、郁金等，共奏疏肝解郁消癖之功。若病日久、增生结块较坚者，则以土贝母、穿山甲、山慈菇、红花、柴胡、法半夏、鹿角霜、蚤休、橘叶、郁金、王不留行、夏枯草加小金丹为治。徐光星谨遵何任从肝从脾调冲任之法。或疏肝健脾，逍遥散主之；或调肝，柴胡疏肝散或四逆散主之；或健脾益气，四君子汤主之；或健脾化痰，六君子汤主之；或调冲任，龟甲、菟丝子、益母草主之。酌入路路通、漏芦、王不留行等引经通乳络，八月札、丹参、橘叶等行气活血消癖，浙贝、炙鳖甲、生牡蛎、猫爪草、皂角刺等化痰软坚散结，蒲公英、山慈菇等解热解毒。

验案举例 何某，女，26岁，2016年10月23日初诊。双乳腺增生伴多发结节，肝囊肿，月经易推迟，今月经适行，腰酸痛，胃纳可，易便秘，夜寐宁，苔薄，脉弦，治拟活血散结，理气通腑。处方：柴胡6克，香附10克，陈皮6克，炒白芍15克，甘草6克，制大黄9克，路路通10克，皂角刺9克，桑寄生12克，神曲10克，浙贝母9克，生晒参5克，枳实10克，当归12克，厚朴10克。7剂。

服药28剂后，月经准期行，腰酸痛、便秘等全身症状改善。以上方适时调以莪术、蒲公英、桃仁、白芷、预知子等药，连续服药以散结。

六、围绝经期综合征

围绝经期综合征，多见于45～55岁的妇女，即《黄帝内经》所谓：“七七任脉虚，太冲脉衰少，天癸竭，地道不通，故形坏而无子。”在绝经的一二年中，一般又称为更年期。于更年期之妇女，有些人并无何种异常；有些人则出现烦躁，易怒，心悸，失眠，自汗，潮热，饮食减少，腰肢酸乏，头眩耳鸣，月经闭止或月经紊乱等症，此为“围绝经期综合征”或称“更年期综合征”“更年期证候群”。可延续数月乃至一二年之久，常影响工作和情绪，或减弱体力。围绝经期综合征的形成，多为阴血亏耗，阴阳失调，总以肾之虚乏或心肝火旺并痰火交织为常见。何任将其大致分为3个证型：①肾阴虚者，以知柏地黄丸合逍遥散主之，以六味地黄丸合甘麦大枣汤巩固疗效；②肾阳虚者，以《金匮要略》肾气丸酌加枸杞子、补骨脂、淡苁蓉等合甘麦大枣汤投治；③心肝火旺，肝血不足，复有痰火交织者，以温胆汤合百合地黄汤加减。至于轻症，且舌脉无明显改变者，常以甘麦大枣汤为主治之，偏阳证郁滞者，合入四逆散。偏阴虚有热者，配以百合地黄汤。以病论治，徐光星承何任之学，并增入气阴不足、气滞血瘀两证。气阴不足者，多见于病久者，方以北沙参、南沙参、红景天、枸杞子、石斛、百合、生地为主；气滞血瘀者，以《医林改错》癫狂梦醒汤加减。以症论治，急则治其标，最大程度解决患者的痛苦。心烦有热，栀子豉汤主之；潮热盗汗，以穞豆衣、浮小麦、糯稻根、煅牡蛎等收涩止汗；夜寐欠宁，茯神、柏子仁、夜交藤、合欢花等随症酌加。

验案举例 寿某，女，49岁，2017年6月29日初诊。更年期综合征，易乏倦，心烦忧郁，强直性脊柱炎，尾骶、腰、背颈疼痛，胃纳旺，大便欠畅易秘结，夜寐不宁，苔薄黄干质红，舌下紫纹，脉弦细，治拟清疏益理、活血止痛。处方：制香附10克，小青皮6克，柴胡6克，大腹皮10克，赤芍20克，紫苏子10克，生甘草6克，桃仁15克，姜半夏9克，焦山栀10，淡豆豉12克，制大黄9克，制乳香6克，络石藤30克，海风藤30克，党参30克。7剂。

服7剂药后，复诊时患者自述身心舒畅。本例患者，有强直性脊柱炎的病史，全身疼痛不适，脾气急躁，心烦易怒，大便秘结，舌下紫纹，一派实证之象，属气滞血瘀证无疑，施以癫狂梦醒汤合栀子豉汤加减，效果明显。待实邪祛，续以常法调治。

作为何任的学术继承人和博士后，徐光星在中医教学、科研、临床方面亦取得了较好的成绩。现为浙江中医药大学教授，博士生导师，浙江中医药大学何任中医研究所副所长，《浙江中医药大学学报》编辑部主任，世界中医药联合会中医药文献与流派研究专业委会第一届理事会副会长，浙江省中医药学会医史文献分会主任委员，浙江省抗癌协会理事，中华中医药学会医古文分会常务理事，中华中医药学会编辑出版分会常务理事。曾荣获浙江省科技进步二等奖、浙江省中医药科技进步一等奖，浙江中医药大学首届教坛新秀，教育部教学成果二等奖等。参与完成国家攻关课题“何任学术思想与临证经验研究”，主持省部级、厅局级课题多项，主编《应用医古文》《医古文》《国医大师何任临床医学丛书》《世医通变要法》等专著10余部，副主编专著6部，发表专业论文20余篇。

第五节　脾胃神志桴鼓效

陈永灿，作为第二批全国优秀中医临床人才研修项目培养对象，于2009年开始跟随何任临证抄方。陈永灿立足中医临床，勤读经典医籍，广取各家之长，基础理论扎实，实践经验丰富，崇尚仲景学说，喜用经典方剂，尤擅经方治病。在内科常见病、多发病以及一些疑难重症方面积累了独特的中医诊疗技术，并形成诊治脾胃病和神志病优势。

一、喜用经方

经方即张仲景的方剂，何任研仲景学说多年，经方已烂熟于心，临证喜用经方，活用经方。治疗痞满等脾胃病，常用枳术汤、栀子豉汤、小建中汤、四逆散、甘麦大枣汤、瓜蒌薤白半夏汤、芍药甘草汤、旋覆代赭汤等，尤善用泻心汤类经方。何任尝谓：“《伤寒论·辨太阳病脉证》中之半夏泻心汤，加生姜名生姜泻心汤，去参名甘草泻心汤，而半夏泻心汤原为治伤寒误下成心下痞者。不仅伤寒误下成痞，即便不由误下而寒热中阻成痞，以及湿热留恋、脾胃虚弱、升降失调之痞满，大便不调等，余常辨证应用以上泻心汤，亦多显效。”陈永灿在临床门诊中，消化系统疾病涉及较多，对于以胃脘痞满为主症的慢性萎缩性胃炎、胃癌前期病理改变、慢性浅表性胃炎、反流性胃炎、糜烂性胃炎、胃十二指肠溃疡、食管炎、消化道肿瘤术后、功能性上腹饱胀综合征等疾病的治疗，陈永灿常效法何任经方辨治痞满的思路，临证确有效验。

验案举例1 陈某，男，58岁，浙江上虞人。胃镜诊断为慢性萎缩性胃炎，病理报告显示胃窦黏膜萎缩伴重度肠上皮化生。反复胃脘有堵塞感3年余，面色不华，纳食尚可，晨起口苦，大便偏软，舌淡胖有齿印，边暗红，苔薄腻，脉弦滑。此为脾虚气滞，寒热错杂于中，治拟半夏泻心汤。处方：太子参30克，炒黄芩10克，炒黄连6克，吴茱萸2克，制半夏10克，干姜6克，焦白术30克，莪术15克，露蜂房5克，八月札15克，炒薏苡仁30克，炒枳壳10克，生甘草6克，大红枣30克，苏木10克。14剂。服药后脘堵觉瘥，口苦消失。后以半夏泻心汤为基本方，间或增损，续服中药4个月。1年后胃镜复查为慢性非萎缩性胃炎，病理显示轻度肠上皮化生。

陈永灿跟随何任临证抄方，并阅读何任的有关医案医话，发现何任治疗神志病的经验非常丰富，重视经方的运用，用药平常，获效甚好。何任治疗神志病，喜用《金匮要略》和《伤寒论》方，如百合地黄汤、甘麦大枣汤、栀子豉汤、四逆散、桂枝龙骨牡蛎汤、小柴胡汤、桃核承气汤、抵当汤、酸枣仁汤、黄连阿胶汤、风引汤等，认为只要证候需要，辨证准确，均可投之。

百合地黄汤针对百合病。百合病载于《金匮要略·百合狐惑阴阳毒病》中，为七情郁结，或热病之后，心肺阴虚而生内热所致。患者阴不足，阳有余，则神情不宁，沉默少言，不出行，不安寐，饮食或有好时或有不欲闻香味者。似热无热，似寒无寒。均为恍惚来去不可为凭之象。而惟口苦，小便赤，脉微数为其可据之征象。此为热病以后，心肺阴伤，亦可因于情志所伤，液耗而热。

甘麦大枣汤针对脏躁。脏躁载于《金匮要略·妇人杂病》中，其云："妇人脏躁，喜悲伤欲哭，象如神灵所作。"患者临床表现为神志不宁，神魂不定，间或出现兴奋、躁动，喜、怒、悲、伤无常。

百合病和脏躁均如有神灵所附的症状，属于神志病，其根本原因是心不能主司神明。何任认为两者往往同时兼而有之，故以百合地黄汤与甘麦大枣汤合用，以治疗多种神志病，目的是滋阴养心宁神。何任还常视证情，在百合地黄汤、甘麦大枣汤两方之外，再合栀子豉汤。栀子豉汤载于《金匮要略·呕吐哕下利病》，原治疗"下利后，更烦"，这种烦是"按之心下濡"，为虚烦。《伤寒论》中也多次提到栀子豉汤的适应证，如"虚烦""下之，而烦热""心愦愦""烦躁不得眠""心中懊憹"，其症状描述类似现代医学的"焦虑症""失眠症"。栀子豉汤中，栀子苦寒泻火、清热除烦，豆豉轻散透热，二药为伍，即达清热除烦之功效。

对于神志病的治疗，宜清润宁神，陈永灿常用经方为主治之。

验案举例2 吴某，男，62岁，浙江诸暨人。患有焦虑症，曾做头颅CT显示腔隙性脑梗死。反复入睡困难，辗转反侧，入夜口干咽燥，夜尿3次，白昼神疲乏力，时觉胸闷、胸痛、背胀，声音高亢，多思多虑，心烦自汗，纳可。舌质偏红，苔少，脉细带数。此为心肾阴亏，虚热内扰，治拟栀子豉汤、百合地黄汤、酸枣仁汤、甘麦大枣汤。处方：大生地30克，百合30克，淡豆豉10克，焦山栀6克，瓜蒌皮15克，炒酸枣仁30克，川芎10克，茯神15克，炒知母10克，生甘草6克，浮小麦30克，女贞子30克，旱莲草30克，五味子6克，大红枣30克。14剂。

服药后入睡时间有所缩短，胸背胀痛缓解，精神为之一振。之后药味稍作调整，服药2个月余，自觉神志较前安定，生活如常。

陈永灿体会，经方既理法有度，又圆通活变。妙用经方，在于用心体悟，在传承中求发展，在用活创新中做文章。

验案举例3 某女，47岁。2011年9月20日就诊。反复咽喉不适1年余。

患者感觉咽部有异物堵塞感，晨起尤甚，但不影响进食。曾在五官科、消化科、精神科等就诊，拟诊为咽异感症、神经官能症，曾做胃镜及肠镜检查，提示为慢性浅表性胃炎伴糜烂、慢性结肠炎，用过抗生素、抗焦虑药、制酸药等多种药物，症状未能缓解。诊见咽喉不适，如有异物堵塞，晨起尤甚，伴咽喉有少量黏痰，咯之不爽。晨起大便1次，质松软溏。时有泛酸，晨起更甚，酸中带苦。神情焦虑，面色不华，反复述说病情，神疲乏力，肢体酸重，偶觉脘腹胀闷不适，夜寐梦多，月经量少，经前乳胀。舌质红，苔薄润，脉弦细。患者先后服用过疏肝解郁、化痰理气、活血化瘀、解毒利咽等中药方剂。综合以上脉症，辨为寒热错杂，阴阳失和，气血怫郁，咽喉不利，法当调寒热，理气血，利咽喉。方拟乌梅丸加减治之。处方：乌梅30克，炙黄芪50克，附片10克，肉桂5克，干姜5克，酒当归12克，酒黄芩10克，黄连9克，盐黄柏10克，细辛3克，乌贼骨30克，煅瓦楞子30克，紫贝齿30克，吴茱萸5克，煨木香10克，炙甘草10克。每日1剂，上午及晚饭后1小时服用。共14剂。

2011年10月4日复诊。患者服上药7剂后，咽喉不适感觉基本消失，晨起大便转实，口中酸苦已失，夜寐亦安，精神振作。

咽异感症一般以成年女性多见，发病与情志因素有关，且反复发作，症状不易消失。从本案有如梅核塞在咽喉的主症看，其病颇似中医梅核气。《金匮要略》即载半夏厚朴汤治“妇人咽中如有炙脔”。但处以理气，或解毒，或化痰，或活血等方药效果不佳。考虑到患者病程较长，服用抗生素较多，药毒可能损及阳气。又患者便溏，且咽喉堵塞、泛酸等亦以晨起为重，联想到寒热错杂的病机环节，取乌梅丸试治。故用乌梅丸调寒热，和阴阳，加乌贼骨、煅瓦楞子、紫贝齿、吴茱萸、木香，理气化痰，制酸和胃。服药1周，收显效。

二、择用时方

经方除外的古代方剂称时方。何任勤读历代医著，熟稔各家学说，对于时方，择善而从，为临床所用。治疗痞满等脾胃病，常用补中益气汤、良附丸、一贯煎、四君子汤、丹参饮、失笑散、半夏秫米汤、越鞠丸、金铃子散、沉香降气散、益胃汤、逍遥丸等。对于阴亏气滞所致胃脘痞满者，陈永灿亦常取柳州一贯煎投之获效。

验案举例1 卢某，女，45岁，浙江东阳人。胃镜诊断为慢性浅表性胃炎伴胃窦糜烂。反复上腹正中胀满不适3月余，饥觉嘈杂，两胁时有牵拉感，纳食不佳，口干咽燥，入夜尤甚，时有嗳气，夜寐不安，心情时烦，大便偏干，月经提前，舌质偏红碎裂，苔薄净，脉弦细。此为肝胃阴液不足，虚热滞中上扰，治拟一贯煎。处方：大生地30克，炒麦冬15克，北沙参15克，炒当归12克，生白芍30克，生甘草6克，炒麦芽30克，枸杞子30克，川楝子6克，广陈皮10克，缩砂仁3克，浙贝母10克，乌贼骨30克，紫贝齿30克，柏子仁30克。7剂。

以上方为主，服药4周后，脘胁觉舒，纳寐如常。

何任治疗神志病，不仅重视经方的灵活运用，还注意博采众长，特别强调化痰祛瘀治法的作用。常用导痰汤、癫狂梦醒汤、血府逐瘀汤等，以化痰祛瘀为主，治疗失眠症、神经官能症、精神分裂症、更年期精神症、癫痫等，取得满意疗效。陈永灿在中医内科门诊中，对于神志病，常受何任辨治经验的影响，化痰祛瘀用时方。

验案举例2 顾某，女，51岁，浙江余杭人。近3年来，自觉健忘，记忆力明显下降，遇事即忘，遇到熟人，费尽思量却不知其名。停经1年，夜寐噩梦纷纷，晨起疲乏，午后心慌，总觉忐忑不安，忧郁不乐，体重减轻5千克。西医诊断为更年期抑郁症、认知损害。面色萎黄，唇色偏紫，咽喉痰滞，偶有咳嗽，胸胁时胀，大便不畅。舌胖大边暗滞，舌下静脉曲张，苔中腻，脉弦。此为痰瘀阻滞，干扰神明，治拟癫狂梦醒汤。处方：炒苏子10克，竹沥半夏10克，北秫米（包）30克，蝉衣6克，桑白皮15克，大腹皮15克，小青皮6克，广陈皮6克，醋柴胡10克，制香附10克，桃仁10克，炒赤芍15克，制远志6克，茯神15克，刘寄奴15克，绿梅花6克。14剂。

服药后大便转畅，夜寐安稳。上方为主，适当加减，续服中药1个月，情绪逐渐好转，记忆力有所改善。

三、仿用验方

何任参照经方、时方，结合自己长期实践得来的用药心得，自拟不少验方，如脘腹蠲痛汤治疗胃痛，疗效肯定。脘腹蠲痛汤药物组成：延胡索9克，川楝子9克，白芍9克，甘草9克，蒲公英15克，沉香曲12克，乌药6克，制香附 9 克，海螵蛸 9 克。兼胃热者，加黄连，重用蒲公英；气滞甚者，加佛手、玫瑰花、越鞠丸；夹瘀者，加丹参、九香虫；夹湿者，加藿香、砂仁、蔻仁；兼不寐者，加半夏、秫米、合欢皮、炒枣仁；腹胀者，加大腹皮。该方由沉香降气散（《医学心悟》）合芍药甘草汤（《伤寒论》）化裁而成。沉香降气散主治“气痛者，气壅攻刺而痛，游走不定也”；芍药甘草汤既能和胃健中，补虚泻实，又能养血益阴，缓急止痛。全方“疏通”为主，功长行气止痛，适用于肝胃不和，气滞胃痛，兼有腹痛。查《辞海》，“蠲”通“捐”，有除去、减免意；“蠲除”，即免除。方名“蠲痛”，即免除疼痛也。对何任 32 则胃痛医案的首诊处方用药作过频次统计，发现排在前十位的药物是：白芍（26 次）、川楝子（26 次）、延胡索（23 次）、沉香曲（22 次）、瓦楞子（19 次）、蒲公英（15 次）、制香附（14 次）、甘草（13 次）、乌药（12 次）、海螵蛸（11 次），几乎正好是一张脘腹蠲痛汤。临床上胃痛患者较多，陈永灿常仿用何任验方，取脘腹蠲痛汤治疗胃痛，时获良效。

验案举例 1 王某，女，43 岁，浙江温州人。原有慢性浅表性胃炎伴糜烂病史，近 1 个月来，反复胃脘胀痛，饱食尤甚，纳食较差，时有嗳气、泛酸，晨起口苦，心烦，善太息，四肢困重，夜寐不安，舌嫩红边暗滞，苔中腻，脉弦。此为气滞湿阻，肝胃失和，治拟脘腹蠲痛汤。处方：蒲公英 30 克，延胡索 10 克，川楝子 6 克，炒白芍 30 克，生甘草 10 克，台乌药 10 克，制香附 10 克，沉香曲 6 克，浙贝母 10 克，海螵蛸 30 克，炒黄连 6 克，吴茱萸 2 克，姜半夏 10 克，北秫米（包）30 克，陈皮 10 克。7 剂。

服药后胃脘胀痛明显缓解，纳食转振，夜寐亦安。再服 7 剂，诸症若失。

临床脾胃病合并神志病患者，往往病情复杂，缠绵难愈，治疗容易顾此失彼，颇为棘手。何任治疗脾胃病和神志病主张调和疏通、清润宁神，善用经方，活用时方。陈永灿在此基础上，对于消化道肿瘤患者并发焦虑、抑郁等精神心理变化时，提出“气血怫郁持续，当取芳化轻宣”的治法理念，并尝试制订效方治之，已取得初步成效。如消化道肿瘤术后病人，气血怫郁在其发病及病情发展变化过程中起着重要作用。从字面上看，“怫郁”可作忧郁解，是情志抑郁不得舒展的意思。朱丹溪的“怫郁致病”之说，除了体现情志致病因素外，尚有气血郁滞而通行不畅的含义。消化道肿瘤患者，原本就有情志怫郁的缘由，手术之后，不良的情绪影响仍将延续，而消化道器官创伤，脾胃功能受损严重，运化乏力，升降失司，生化气血不足，气机紊乱，血行不畅，以致产生湿浊、痰饮、瘀毒、郁火等病理产物，形成虚实兼具、寒热并存的夹杂局面，出现涉及心身的系列症状。此时，通过培补脾胃、扶阳滋阴、疏肝理气、活血化瘀、清解郁火、化痰渗湿等治法治疗，可取得较好的临床疗效。但仍有部分病人疗效不够理想，临床表现为形体偏瘦，面色萎黄，精神萎靡，情绪低落，哭笑不得，肢倦乏力，夜寐不安，眠浅易醒，胃纳呆滞，饮食不香，口中黏腻，时觉微苦，口干咽燥，脘腹隐痛，全身酸楚等，症状反复，迁延不愈，病程超过 3 个月者。进补则碍胃，温阳易上火，消导则伤正，即使阴阳并调，诸法同进，还是诸症蜂起，顾此失彼，治疗颇为棘手。对于这种病程较长，病情缠绵，经多学科诊治，中西药物用遍的消化道肿瘤术后病人，陈永灿经过反复实践摸索提出，尽管患者虚实夹杂，病情复杂，但辨证要抓住气血郁滞这一病机关键。治疗借用清代医家王孟英“轻可去实”原则，不用重剂破气逐瘀，而以芳化轻宣为主，流通气血，使之条达。王氏在《温热经纬》中强调“重病有轻取之法”，指出：“气贵流通，而邪气挠之则周行窒滞，失其清虚灵动之机，反觉实矣。惟剂以清轻，则正气宣布，邪气潜消，而窒滞自通。误投重药，不但已过病所，病不能去，而无病之地，反先遭克伐。”又说：“惟五气外侵，或七情内扰，气机窒塞，疾病乃生。故虽对极虚之人，既病即为虚中有实，总宜按证而施宣通清解之法，一味蛮补，愈阂气机，重者即危，轻者成锢。”组方当以芳香平和之品为主，如百合、小麦、陈皮之类，以及花类中药。取时方百合汤，经方芍药甘草汤和甘麦大枣汤，陈永灿自拟“三花百草饮”，药用绿梅花、玫瑰花、代代花、野百合、台乌药、广陈皮、缩砂仁、白芍药、淮小麦、大红枣和生甘草，意在芳香悦神，清润宣通，疏和气血，甦脾开胃。看似平常之物，然患者服后舒坦，常收意外之效。

验案举例 2 倪某，女，68 岁，浙江东阳人。2015 年 9 月 5 日就诊。胃间质瘤术后 5 月余。反复胃脘隐隐作痛，腹部平软、无压痛，不思饮食，食则饱胀，嗳气时作，晨起口微苦，咽喉觉燥，大便量少，形体偏瘦，面色不华，神疲力乏，顾虑重重，夜半早醒。舌瘦小边暗红，苔薄净而微糙，脉细涩。患者用过多种中西药物，症状未见改善。此乃情志抑郁，脾胃受损，气血滞而不畅，形神失调。考虑应针对患者气血怫郁持续时间较长这一情况，治以芳化轻宣，用“三花百草饮”加味。处方：绿梅花 5 克，玫瑰花 5 克，代代花 5 克，合欢花 10 克，扁豆花 10 克，野百合 30 克，台乌药 10 克，广陈皮 10 克，砂仁（后下）5 克，炒白芍 30 克，生甘草 10 克，淮小麦 30 克，焦鸡内金20克，干荷叶10克，红枣30克。每日1剂，水煎温服，日服2次。

服药1周，脘痛几失，胃纳渐开，精神大为振作。效不更方，上方再进2周，诸症消失。之后以“三花百草饮”为基础，间用紫苏梗、佛手花、怀山药、炒麦冬等，共服药6周，自觉并无不适，寐食如常。

陈永灿体会，治疗此类消化道肿瘤术后患者，以芳化轻宣立法，旨在疏和清润，使气血灵动起来，唤醒困滞之脾胃，并增强其运化活力。脾运复，胃口开，痛楚遁，神志安，形神自调矣。

作为何任的学术继承人，陈永灿取得了不错的成绩。现为全国老中医药专家学术经验继承工作指导老师，全国优秀中医临床人才，浙江省名中医，中华中医药学会内经学分会常务委员、仲景学说分会委员，浙江省中医药学会中医经典与传承研究分会主任委员、中医诊断与方剂学分会副主任委员，浙江省中西医结合学会消化专业委员会委员。主编有《简易名方临证备要》《胃脘痛医案专辑》《中医治疗健忘理法方药精要》等专著，发表学术论文70余篇。“中医益智学术的文献研究”等获省部级科学技术奖励4项次。曾获全国中医药文化建设先进个人、全国中医药科学普及金话筒奖。现为《浙江中医杂志》和《养生月刊》常务副主编，浙江中医药大学兼职教授、博士研究生导师。系国家中医药管理局中医药文化科普巡讲团巡讲专家，国家中医药管理局重点学科中医心理学学术带头人，浙江省中医药重点学科中医医案学学科带头人。出任图书《脉学类聚》和《医案类聚》副主编，校注出版《证治要义》等中医临床古籍多种。

第六节　乳腺疾病妙手回

顾锡冬，浙江省中医院乳腺科副主任医师，医学博士。2008年毕业于浙江中医药大学中医学七年制专业，同年开始跟师何任，2010年开始作为学术继承人参与全国名老中医药专家传承工作室建设。跟师期间，每周跟师出诊，一方面作为助手，协助何任门诊，另一方面得以耳濡目染，系统学习何任的临床经验。除了发表一系列关于恶性肿瘤的治疗经验总结论文外，还结合本身的专业特点，重点钻研何任对中医乳房病的学术经验，并在临床上能够领会要旨，发扬光大，对于乳腺癌患者内分泌治疗期间的潮热盗汗、子宫内膜增厚以及哺乳期乳腺炎症引起的脓肿治疗，深得要旨。

一、乳腺辨证多综合，发皇古义融新知

何任在乳腺疾病的治疗方面，依然坚持中医的整体观念和辨证论治。尤其是中医辨证，认为这是所有中医人的基本功，只有辨证精准，才能论治恰当，药到病除。乳房疾病既是局部疾病，也有全身反应，甚至是身心共病，所以辨证也必须局部与整体相结合，抓住四诊所得的信息，依据八纲辨证、脏腑经络学说、气血津液学说等中医理论，进行分析，把握疾病的发生、发展、转归以及预后，从而得出正确的疾病和证候诊断，施以治疗，使重症转轻，轻症向愈。

传统的中医八纲辨证，八纲者，阴、阳、表、里、寒、热、虚、实是也。八纲辨证是所有中医辨证的基本方法。它把四诊所得的资料，按照病变的部位，性质，严重程度，疾病发展和转归，以及患者本身的身体素质等，概括为以上八纲，并以此来指导治疗。清代外科名家顾世澄在《疡医大全》中论述："凡诊视痈疽，施治，必先审阴阳，乃医道之纲领。阴阳无谬，治焉有差！医道虽繁，可以一言蔽之，曰阴阳而已。"乳房病的辨证同样如此。顾锡冬在临床辨证上，首先明辨阴阳，只要抓住了这个纲领，在治疗上就不会发生或者少发生原则性的错误。乳房是人体最大的腺体，疾病发生的时候往往局部和全身都会有表现，因此需要局部辨证和全身辨证相结合，首先是局部辨证，然后是结合全身状况做出全面的八纲辨证。

乳房病的阳证，往往指发病迅速的一类疾病，比如哺乳期急性乳腺炎。这类疾病的患者乳房有皮色发红发亮，局部肤温高，疼痛剧烈等特点，而且易脓易溃。出脓则见脓液稠厚，脓色明黄或者淡黄，或间杂鲜血；溃后肉芽鲜红，触之出血，可伴有全身高热、烦躁、便干、溺赤等阳热表现。阴证表现正好与阳证相反。各种无名肿块或者慢性感染性疾病等可以归入阴证，表现为局部皮色不变或者暗淡，肿胀而胀不剧，根脚散漫而无界限，疼痛或者不痛，痛亦不剧，结块而质硬如岩或质软如棉，脓成而脓液清稀或夹有败絮样物，溃后肉芽暗淡，迁延不愈。一般无全身症状，可以身热不显，精神委顿，便溏溺清。

另外，乳腺疾病病因复杂，可以内伤，也可以外感，而表里就是指疾病辨证时刻的病变部位而言。顾锡冬认为急性乳腺炎初期，往往有恶寒发热等症状，但是随后恶寒消退，脓肿形成，往往提示疾病向里。当然表证不一定都是外感，也可以是内生病理状态导致卫表温煦失司，治疗上也不能单独强

调解表。寒热是指病邪病性而言。感染热毒之邪，比如乳腺癌术后乳房局部的放疗，或者感染寒邪日久，郁而发热，都会导致病性转热。由于热邪伤阴，阴损及阳，有些疾病最后又会出现病性转寒的特点。虚实是指人体正气与邪气的盛衰关系。疾病初期，正气不虚，邪气也不虚，因此更多地表现为热证、表证和实证。疾病后期，或者正不虚，邪退而正安，或者正虚而邪不虚，疾病转寒，转里，并成虚证，是为难治。

除了八纲辨证，何任也推崇脏腑经络辨证。清代名医余听鸿在《外证医案汇编》论述乳房脏腑经络病机说："乳症，皆云肝脾郁结，则为癖核，胃气壅滞，则为痈疽。乳头属肝，乳房属胃，男子乳房属肾，此乃先哲大概言也。大匠诲人，与规矩而已。况乳疡证名甚多，有群书可考，然治法之巧在临证施治之人。余细思之，胸中所过经络甚众，其症之始，各有其源，若不知经络病因虚实，如治伤寒不辨六经，茫无头绪。"这一段话概况了经络脏腑在乳房疾病辨证中的重要意义。

顾锡冬认为乳房疾病的经络辨证与脏腑辨证的实质是一样的，经络是联通乳房与相应脏腑的通道。乳头属于足厥阴肝经，女子乳房属足阳明胃经，男子乳房属足少阴肾经。另外冲任二脉起于胞中，任脉循腹里上关元至咽喉，冲脉夹脐上行，至胸中而散。因此乳房与肝、脾、肾、胃及冲任二脉关系密切。冲任失调是乳房疾病最重要的病机。冲为血海，任为阴脉之汇。下司月水主胞胎，上散胸中主乳房生发。冲任本无脏，乃受盛肝、脾、肾三脏而灌养乳房和胞宫。肝阴不足，脾失运化，肾精不足等都可以导致冲任失调，或一脏病，或二脏、三脏同病。

正如《外证医案汇编·乳胁腋肋部》云："治乳症，不出一气字定之矣。"此"气"字概言肝气，因此肝在乳房疾病的辨证中具有重要的地位。不管是八纲辨证还是经络脏腑辨证，目的在于了然病机，指导治疗。很多乳房疾病的证候不会单一出现，往往互相间杂，也会出现一些病理产物，比如瘀血、凝痰，这些都可以在各种证型中间杂。

二、乳腺癌治重气阴，随证加减用意真

乳腺癌是女性最常见的恶性肿瘤之一，与祖国医学中的"乳岩病"相似，按辨证分型可分为肝郁气滞型、冲任失调型、热毒蕴结型，病至后期正虚邪盛、本虚标实、虚实夹杂。何任提出"扶正祛邪"的治疗大法，扶正贯穿始终，

适时地使用对抗肿瘤的专药以祛邪。

向中医求诊的乳腺癌患者多为放化疗或手术后的患者。而手术直接损伤人体正气，放化疗多为热毒之邪，易耗气伤津，故患者临床上多见气阴两亏证。顾锡冬常用党参、黄芪补气健脾，女贞子、枸杞子滋补肝肾，猪苓、茯苓泻实邪而利尿消肿，并使滋阴之药补而不滞，全方共奏益气养阴、滋补肝肾、利水渗湿之效。耗气伤阴者，津伤则血枯，血枯则滞而不行，血滞津阻则痰瘀易结，是导致肿瘤生长、转移、复发的重要原因之一。日久因实致虚，耗损正气，两方面因素相互作用，形成恶性循环。因此适时以三叶青、猫人参、白花蛇舌草三味抗癌专药对抗肿瘤，祛除邪气。放化疗或手术耗阴甚者，累及肾阴，临床亦会出现肾阴亏虚证或阴虚火旺证。肾阴亏虚，予六味地黄丸，补肾养阴。阴虚益甚，阴虚火旺，发为骨蒸潮热，午后面颊潮红，再予以清骨散治之，意在清虚热，退骨蒸，养阴液。

针对基本病机，随证加减也很重要。盖乳腺癌患者本邪气内蕴，耗气伤阴，经放化疗或手术后，重伤气阴，常有气阴两伤之证，表现为虚弱、疲乏、体力下降等。对此，顾锡冬总仿何任以芪、参、贞、杞主之，补气养阴。肺气耗伤，失其宣肃，肺气虚而上逆，发为咳嗽，予止嗽散主之，润肺止咳。肺主皮毛，卫气不固，易感外邪，玉屏风散主之，益气固表。肺与大肠相表里，肺气不降，腑气不通，发为大便艰涩，腹胀气滞，小承气汤主之，泻热通便，下气除满。气虚汗出，汗为心之液，汗出则心神不附，夜寐欠安，常予夜交藤、酸枣仁、淮小麦养心安神，同时淮小麦亦有补气固表止汗之功。肺气不利，气虚气滞，脾气不健，胃纳不佳，则脘腹不舒，属于气滞者，延胡索、白芍行气止痛；属于食积者，鸡内金、神曲消食健脾；或有气虚胃气上逆，泛吐酸水者，姜半夏、姜竹茹降逆止呕；或便溏者，白术、山药健脾止泻。素有肾阳亏虚者，腿膝酸甚，关节不利者，予木瓜、伸筋草、络石藤祛风通络、通利关节，桑寄生、川牛膝补肝肾、强筋骨、祛风湿，川断、杜仲补肾壮阳。放化疗或手术后，仍有肿块未消者，予以皂角刺、炮山甲消肿排脓，蒲公英消痈排脓。炮山甲具有通经下乳、透脓托毒、祛瘀散结、直达病所的作用，在乳腺癌的治疗当中使用较多。何任强调炮山甲的使用需要选择适当的时机，对于肿块未消者应当选用此药，不仅可以起消肿排脓的作用，还可以引其余药物直达病所，增强疗效；对肿块已消者，当慎用，因该药咸寒，有活血化瘀之功，瘀血消散的同时可能导致其他变证。

三、乳癖辨治调冲任，逍遥解郁散积聚

何任认为，对于乳癌与乳癖二类病，首先需要分辨，区别治疗，不可含糊。前人曾告诫谆谆："乳核按之坚硬，不移不动，时时隐痛，或不痛，皮色如常，形势虽小，不可轻忽。若沉延日久不消，轻则成乳痨，重则成乳岩，慎之慎之。"可见在未明确诊断之前，绝不可轻率对待。乳癖主要指乳腺增生病或者乳腺纤维瘤，都是乳腺间质或腺体的增生性疾病，属于良性病变的范畴。冲任二脉起于胞中，任脉循腹里上关元至咽喉，冲脉夹脐上行，至胸中而散。冲任失调是乳房疾病最重要的病机。冲为血海，任为阴脉之汇。下司月水主胞胎，上散胸中主乳房生发，因此临证多见乳癖患者经前乳房疼痛。

乳癖的诊治，常见辨证分型很多。"治乳症，不出一气字定之矣。"乳癖病因病机为肝郁气滞、痰凝、血瘀、冲任不调等，故总从肝从脾调冲任为主，一般选择逍遥散加青橘叶、娑罗子、郁金、路路通等均能见效。

逍遥散出自《太平惠民和剂局方》，由柴胡、当归、白芍、白术、茯苓、生姜、薄荷、炙甘草组成，为肝郁血虚、脾失健运之证而设，主疏肝解郁，养血健脾。肝为藏血之脏，主疏泄，喜条达，体阴用阳。若七情郁结，肝失条达，或阴血暗耗，或生化之源不足，肝体失养，皆可使肝气横逆，胁痛，纳差，寒热等证随之而起。神疲食少，是脾虚运化无力之故。脾虚气弱则统血无权，肝郁血虚则疏泄不利，所以月经不调，乳房胀痛。本方柴胡疏肝解郁，使肝气得以调达，为君药；当归甘辛苦温，养血和血，白芍酸苦微寒，养血敛阴，柔肝缓急，为臣药；白术、茯苓健脾去湿，使运化有权，气血有源，炙甘草益气补中，缓肝之急，为佐药；薄荷少许，疏散郁遏之气，透达肝经郁热，生姜温胃和中，为使药。为增加疏肝的作用，可以加入青橘叶之类。

当时日较久，增生结块较坚硬者，则常以土贝母、炮穿山甲、山慈菇、红花、柴胡、法半夏、蚤休、鹿角霜、青橘叶、郁金、王不留行、夏枯草，甚至加用小金丹，也多能见效。

四、通化并施解缺乳，清热消散治乳痈

产妇在产后哺乳期乳汁量少甚至没有，不够甚至不能喂养婴儿者，称为产后缺乳。缺乳的时间和程度各不相同。有的刚刚开始就缺少，后来虽然

有所增加但是不足以喂养；有的哺乳到一定时期才出现缺少，原因则是因为大病或者大怒等因素造成，当然也有乳母自始至终无乳汁而不能够实现母乳喂养。

中医认为产后乳汁少或全无，称为缺乳。何任提出不仅在产后，在哺乳期，如因气血虚弱者亦有之。《傅青主女科》曰："妇人产后绝无点滴之乳，人以为乳管之闭也，谁知是气与血之两涸乎！夫乳乃气血之所化而成也，无血固不能生乳汁，无气亦不能生乳汁。然二者之中，血之化乳，又不若气之所化为尤速。"又有云："乳全赖气之力，以行血而化之也。"乳汁为气血所化，来源于水谷精微。脾胃虚弱，化源不足，可以影响乳汁的生化。

乳乃气血之所化而成，乳汁缺乏有虚实之分。虚则气血虚弱，乳房无胀满感；若气血停滞，气脉壅阻，乳房必有胀满。顾锡冬在临床上常用穿山甲、通草、王不留行通经络以行乳。若乳汁仍少，胸乳无胀感，舌质淡，脉细弱，当辨其为气血虚弱，乳汁无从生化，则用党参、黄芪以补气，当归、白芍、麦冬养阴补血，通草、穿山甲、王不留行通络行乳，通补兼施，使气血充旺，自能化生乳汁。此外，何任尚有一张自拟验方，名为"乳汁通化方"，取其通乳化乳之义，方药为通草 4.5g、甲片 9 克、当归 6g、王不留行 9g，顾锡冬常通过通化之义而随证加减，临床获得满意疗效。

关于产后急性乳腺炎，属于中医乳痈范畴。在《诸病源候论》中认为："此由新产后儿未能饮之，及饮不泻，或断儿乳，捻其乳汁不尽，皆令乳汁蓄积，与气血相搏，即壮热大渴引饮，牵强掣痛，手不得近也。"现代医学认为，乳痈多由乳头破裂，乳汁淤积，继发感染而成。内因在于情志刺激导致肝气不疏，肝郁气滞，乳头为厥阴所属，肝郁气滞则乳空郁闭，堵塞不通，发而为痈；外因在于热食汗出，露乳当风，或小儿口气焮热，外吹入里成痈。在温通不能速效的情况下，顾锡冬根据何任教诲，不论何种成因，本病初期皆以红肿焮痛为特点，邪热炽盛，治当清消，选用连翘金贝煎加减，取效甚速。

连翘金贝煎为张景岳方，出自《景岳全书》，具有清热解毒、消肿排脓之功效，主治阳分痈毒，或在脏腑肺膈胸乳之间者。《胎产心法》谓："连翘金贝煎治阳分痈毒，乳痈乳妒，结于胸膈之间者，此方捷效，初起服之必散。金银花、土贝母、蒲公英、夏枯草、连翘、钩藤。烦渴者，加花粉；便闭胸闷者，加蒌仁、荆竹汤。"临床再加制香附 9g、川楝子 6g 等以畅胸怀，效果更好。

作为何任最年轻的学术继承人，顾锡冬亦是非常勤奋，并取得不错的成绩。顾锡冬现为中国抗癌协会中西医整合肿瘤专业委员会委员，中国抗癌协会中西医整合肿瘤专业委员会青委副秘书长，浙江省中医药学会外科分会秘书，第六批全国名老中医药专家学术经验继承人，国际泌乳协会会员，*Integrative Cancer Therapies*，*Chinese Journal of Integrative Medicine*审稿人。

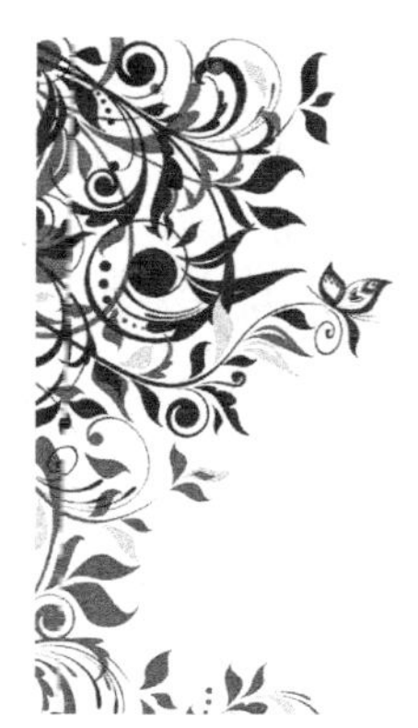

附录一

大事概览

1921 年 1 月 11 日（农历庚申年十二月初三）

出生于杭州世医之家。

1924 年 1 月～ 1937 年 6 月

在家庭教师教导下学习古文，包括四书五经、诗词等；上小学、中学；随父亲何公旦学习中医。

1937 年 7 月～ 1938 年 6 月

“七七事变”，日军侵华战争全面爆发，举家南迁缙云；随父行医。

1938 年 7 月～ 1941 年 7 月

于“上海新中国医学院”学习。

1941 年 8 月～ 1949 年 4 月

于“上海新中国医学院”毕业；任盐局中医师；1947 年举办杭州中国医学函授社，开始从事中医教学；编写《实用中医学》一、二、三集；行医。

1949 年 5 月～ 1955 年

创办庆春中医联合诊所；兼在卫生人员训练所中医课程授课；1953 年 4 月获卫生部颁发的中医师证书（中字 06437 号）；任杭州市中医协会主任，杭州市人民代表会议代表；负责浙江中医进修学校教学工作。

1955 年～ 1956 年

参与浙江省卫生厅、浙江省中医进修学校等购置大学路老浙江大学校址后，浙江省中医进修学校与省卫生干校分开，单独建校；1956 年 7 月加入中国共产党。

1957 年～ 1958 年

任浙江省中医进修学校副校长，兼中医授课并门诊；举办中医师资班；筹办浙江省第一期西医离职学习中医班（学制三年），编写教材兼授课。

1958 年～ 1959 年 5 月

整风运动开始，为领导小组成员；筹建浙江中医学院。

1959 年 6 月～ 1960 年 3 月

浙江中医学院成立，任副院长；招收首届六年制中医专业本科生；《金匮要略通俗讲话》出版；被评为浙江省文教系统社会主义建设先进工作者，获奖章、证书；筹建浙江中医学院函授部，编写出版《函授通讯》，并代厦门大学筹编海外中医函授讲义。

1960 年 4 月～ 1963 年 8 月

浙江中医学院并入浙江医科大学；撰写《谈治学》一文；《金匮要略归纳表》出版；组织教师编写《温病条辨白话解》《中医内科手册》《中医儿科手册》《中医妇科手册》《中医针灸手册》《医宗金鉴杂病心法白话解》等，并先后在浙江、北京等地出版发行。

1963 年 9 月～ 1966 年 5 月

恢复浙江中医学院；在第一次中共浙江中医学院党员大会上被选为党委委员；回顾过去四年办学经验，组织教师编写《中医学院各课教案与教学经验集》；《医宗金鉴四诊心法白话解》由人民卫生出版社出版。

1966 年 6 月～ 1970 年 6 月

“文化大革命”中受批判；去嵊县三界、华堂等地劳动，前后共 3 年。

1970 年 7 月～ 1973 年 10 月

浙江中医学院第二次并入浙江医科大学；担任浙江医科大学中医学院副院长。

1973 年 11 月～ 1977 年 7 月

浙江中医学院第二次从浙江医科大学划出，单独成立；恢复工作后，筹建《浙江中医学院通讯》。

1977 年 8 月～ 1979 年 1 月

担任党委委员、院革委会副主任，以后改为副院长；任第四届浙江省政协委员；首批评定为教授；任学院学术委员会主任、《浙江中医学院学报》编委会主任；《何任医案》编印成册；组织全院老中医编成《老中医医案选》（第一辑）。

1979年2月～1983年12月

担任浙江中医学院院长；为浙江省第六次党代会代表；1981年赴北京参加首届中日《伤寒论》学术讨论会，代表中方作学术讲演；1982年10月在全国第四版中医教材编审会上被推选为副主任委员；任全国中医学会常务理事、浙江中医学会会长；为浙江省第五届人大常委；《何任医案选》由浙江科学技术出版社出版。

1983年12月～1988年1月

改任浙江中医学院顾问；浙江省第六届人大常委；《何任医论选》《金匮要略提要便读》分别由人民卫生出版社、北京科学技术出版社出版；1985年底赴日本访问讲学；《金匮要略讲义》由湖南科学技术出版社出版。

1988年2月～1991年5月

任第七届全国人大代表；《湛园医话》由上海科学技术出版社出版；主编《金匮要略校注》《金匮要略语译》，由人民卫生出版社出版；《金匮要略解说》日文版由日本东洋学术出版社出版。

1991年6月～1992年12月

作为国家级名老中医带徒；获首批国务院特殊津贴；主编的《金匮要略校注》获国家中医药管理局科技进步二等奖；《金匮要略百家医案评议》由浙江科学技术出版社出版。

1993年1月～1997年12月

何任中医基金会成立；业绩载录于英国剑桥名人录；经人事部批准暂缓离退休，继续从事研究、著述工作；参加全国《金匮要略》学术研讨会，做学术讲演；应香港医学会邀请，赴香港访问讲学；何任中医基金会两次向在中医领域作出贡献人员和品学兼优学生颁奖；进修中国画；担任浙江省名中医馆馆长。

1998年1月～2000年12月

《何任临床经验辑要》由中国医药科技出版社出版；从事中医医疗、讲座等工作；被评为浙江中医学院优秀共产党员；被中华中医药学会授予“国医楷模”匾额；应国家中医药管理局及黑龙江、江苏、吉林、上海等省市邀请，为讲习班讲课、座谈；浙江卫视拍摄临床工作录像；被《中医杂志》聘为第三届编委会顾问。

2001 年 1 月～ 2002 年 12 月

江苏讲学；天津讲学、义诊；上海讲学；中央电视台《黄帝内经》摄制组拍制写作、科研、临床工作录像片；浙江电视台拍摄“名中医馆”录像片；自传式书稿《诗意流年》由浙江科学技术出版社出版；杭州电视台拍摄“精彩人生”录像片；浙江中医学院第二门诊部成立，应邀门诊；被《中医药学刊》聘为顾问。

2003 年 1 月～ 2006 年 12 月

被中华中医药学会授予“中华中医药学会终身理事”“中华中医药学会成就奖”奖牌；浙江省劳动模范协会颁发“省先进工作者”；被人民卫生出版社全国高等医药教材建设指导委员会聘为理事，参加全国高等医学教育教材编委会；中华中医药学会“中医药文化书画展”优秀奖；第七期全国名中医专家临床经验讲习班授课并招收弟子；被《中医杂志》聘为第四届编委会顾问；被《中华现代中医学杂志》聘为专家编委会常委；《何任医学经验集》由浙江科学技术出版社出版；中华中医药学会授予首届“中医药传承特别贡献奖”；被中国中医科学院聘为首届学术委员会委员；《抚今忆昔说中医》发表，驳斥“取消中医”之谬论；浙江中医药大学何任中医研究所成立；继续从事中医医疗、教学及撰稿等工作。

2007 年 1 月～ 2007 年 12 月

浙江省名中医研究院成立，任名誉院长、专家学术委员会主任委员；被浙江省中医院聘为首席学术顾问；浙江省何任中医药研究院院长；参与人事部、国家中医药管理局组织的“全国名老中医学术思想临床经验传承高级讲习班”北京讲学；浙江中医药大学“远志大讲堂”首场报告会讲学；受国家中医药管理局邀请于北京钓鱼台国宾馆中秋赏月；主编《名医手稿》，由古籍印刷厂印刷装订；继续从事中医医疗、教学及撰稿等工作。

2008 年 1 月～ 2010 年 12 月

被评为全国首届国医大师，浙江省卫生厅、浙江省中医药管理局、浙江中医药大学隆重召开何任教授当选国医大师表彰大会；何任名中医工作室建立；《国医大师何任翰墨文化选集》《国医大师何任医案墨迹》先后由科学出版社出版；为全国《金匮要略》师资进修班等讲课；参加“中医中药中国行”浙江省中医药工作座谈会，提出《中医人要有中医思维》，在《中国中医药报》头版专文刊登；《金匮要略临证发微》由上海科学技术出版社出版；《金匮要略通俗讲话》由中国中医药出版社再版；浙江电视台拍摄“中医故事”

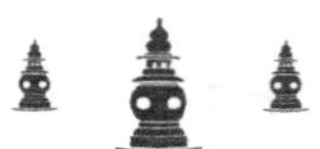

纪录片；继续从事中医医疗、教学及撰稿等工作。

2011 年 1 月～2011 年 12 月

《中华中医昆仑·何任》由中国中医药出版社出版；《中国百年百名中医临床家丛书·何任》由中国中医药出版社再版；继续从事中医医疗、教学、撰稿等工作。

2012 年 2 月 23 日（农历壬辰年二月初二）7 时 38 分

在杭州逝世，享年 93 岁。

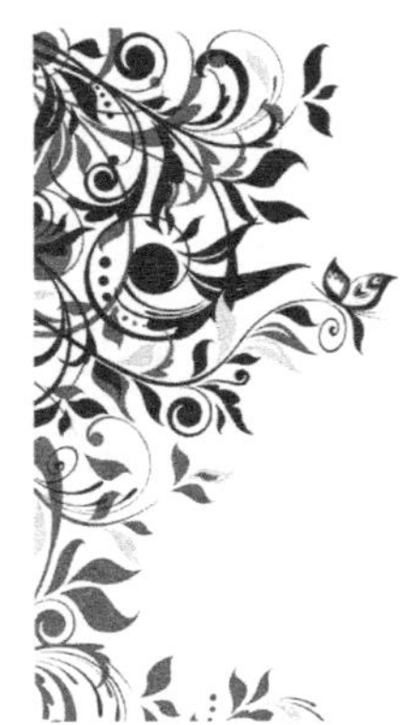

附录二

学术传承脉络

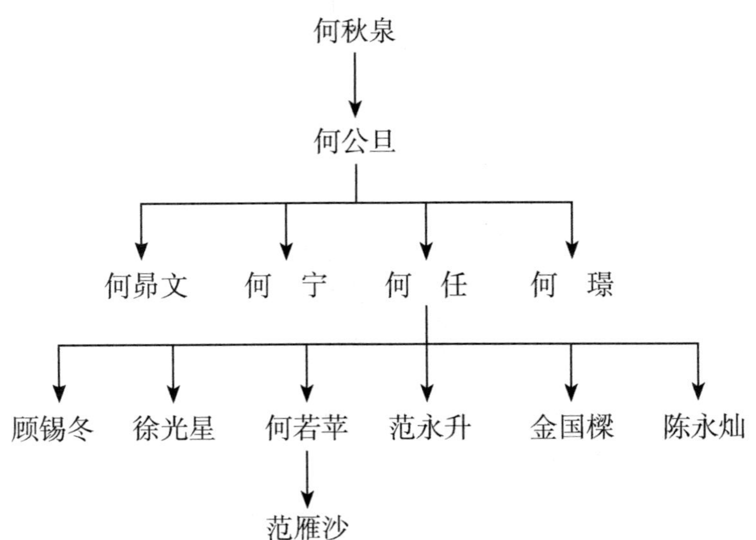